大專用書⑨

漢方生藥學

Episodical Pharmacognosy in Kampo Medicine

日本藥科大學名譽校長 木村孟淳◎著
中國醫藥大學副教授 李昭瑩◎譯

文興出版事業有限公司
Published by Wenhsin Press

作者序

日本不只是漢方藥，大部分的生藥製劑原料九十%都仰賴外國進口，其中的八十%來自中國。在一九八〇年，我們第一次拜訪中國，不但能看到生藥的生產、流通、加工情形，又直接與從事這方面的人們、政府機關人員、大學的研究者等見面，互相交流加深了解。

能有這種中日之間的生藥學術交流，大阪的日中經濟中心貢獻許多心力。每年均有生藥研究者訪華團的組織，事先的勘察，與受訪者等等的交涉聯繫，都有非常周全的準備，讓我們訪華的成果大大提升。這個訪華團是由生藥業界、大學方面組成的混合團隊，偶爾也會有相關的行政人員加入。每次約二星期，由於旅遊期間吃住都在一起，像我一樣的大學人，在參加過幾次後，與業界、行政的技術人員們相處久了，變得十分熟識，覺得與日本同好學習到許多的事。開始至今已三十年，而這訪中團還在持續舉辦中。

當然，和當地的生產者一起爬山、一起在田裡揮著鋤頭，才開始瞭解更多的事，回想筆者參加至二千年的二十年間，在中國的每次經歷都是歷歷在目，覺得受益良多。

在這樣的旅行途中，經同行的小太郎漢方製藥已故鈴木五郎社長幾次的邀約，建議可以將過程輕鬆的寫寫看，從一九八七年的九月開始在該公司發行的雜誌「小太郎漢方新聞」與「協力會」兩邊，寫些相關事項。一共連載二十五年，照片和文章也累積九十五篇，能有這樣的成果，都要歸功於社長和許多讀者的支持，給我很大的信心和鼓勵。這期間，許多讀者對我的誤解、錯誤，提出許多指正，在此深表謝意。

二〇〇一年因該公司五十週年的契機，提出七十篇整理成書，由不知火書房出版了「読みもの漢方生薬学」第一版。二〇〇四年由甘棠社出版了修訂版。因為是自費出版，由紀伊國屋書店等的一些書局平裝出售。

一方面，以山田光胤老師為中心，一九九七年四月，在たにぐち書店出版的「漢方療法」雜誌上的「中國的生藥」系列書寫，隔月直接從敬愛的山田老師告訴我的話中，寫出類似的報導。

這次把兩雜誌的報導合為一〇〇篇，重新改寫不適合現狀的部分，出版改稿增補版。

另外，同時由台中中國醫藥大學李昭瑩博士翻譯成中文版，讓讀者群擴大到世界各地中文圈的人們，感覺責任重大。

今日，醫學、藥學的教育也將漢方併入，一般的開業醫生、專門醫，現在也似乎都理所當然地使用漢方藥。進入二十一世紀，懂得統合醫療的重要性，漢方醫學、中醫學也一口氣開始發展到歐美各國。可是在藥學教育上，增加醫療系統的科目，也就沒有多餘的時間放在傳統醫學和漢方的教育上。目前生藥學的授課中還有保留一些。但在團隊醫療裡，卻沒有自信將漢方藥物的治療當做主要角色。

大學畢業後的藥師持續教育，在這方面的要求非常強烈是全國性趨勢。這時候，生藥學就是能訴諸於視覺的教科書。在藥局、醫院裡工作的閒暇之餘，能稍微翻閱一下。重編本書就是希望在那樣的時候能給予幫助，就覺得非常開心。

日本藥科大學名譽校長　木村孟淳

二〇一二年七月

校長序

中國醫藥大學在醫藥方面，一直以中、西醫學結合的特色為重點發展方向，弘揚中醫藥使之科學化與現代化，並作好承先啟後的工作，來拓展延續維持夙有優良民族傳統的中醫藥命脈的瑰寶，直至今年業已經歷55個年頭。在中醫藥方面的教育與實踐上，本校藥學系在中藥方面也較他校藥學系多了很多相關學科的修習與實驗，以確保中醫藥的知識能夠完整傳承。

本校於2005年與日本藥科大學簽訂學術交流合作協議，結合中日專家學者，共同從事傳統藥物之學術研究，並以此為目標，推動中日雙方藥學領域之教學、研究、交換學生等交流事項，且相互派遣教師進行兩校學術的交流，共同研究中草藥，期望在一起合作下，可以在傳統藥物領域的學術研究發展上更加精進，並藉由實質的交流活動，加速國際化。

本校藥學系副教授李昭瑩博士在生藥上學有專長，於2010年到日本藥科大學研修，於研習期間與日本藥科大學木村孟淳校長互動良好，有感於木村校長的《読みもの漢方生薬学》著作精闢而多彩，在徵得木村校長本人同意後，利用課餘空檔翻譯此一著作，並將書名譯為《漢方生藥學》。

本書內容深入淺出，可能比較偏重植物的基本描述，但仍有許多關於生藥的詳細知識及各地風土民情介紹，可作為在學藥學系學生學習生藥學的藍本，並且能提供執業藥師閒暇之餘的重要參考資訊。本書也是確認藥用植物及開發藥用植物資源的基礎，對於有志於研究生藥、中藥等學科的讀者，應屬入門必讀之佳作。今此書經李副教授昭瑩的準確翻譯，使木村校長之大作能嘉惠國內相關領域讀者，本人看了初稿後，相當感佩木村校長及李副教授昭瑩為台日中醫藥學術交流的努力及付出，譯著即將問世，樂為之序。

中國醫藥大學校長 黃榮村 謹識

二〇一三年五月

譯者序

基於中國醫藥大學與日本藥科大學簽訂學術交流合作協議，譯者以研修生身份於2010年、2011年利用兩次暑假共為期六個月時間，進入日本藥科大學生藥室研習。初訪日本藥科大學，受到本書作者同時也是日本藥科大學校長──木村孟淳教授的盛情接待與指導，於研習期間，親自安排世界知名學者演講，及參訪教學研究、藥園、古代蓮花池、大藥廠等，使譯者得以與日本藥科大學有更深入的學術交流。除了對於日本藥科大學的學術環境有更深一層的認識之外，也對日本當地的傳統藥物、生藥學研究及藥廠、藥園的運作有更進一步的了解。

在世界各地幾乎都有木村校長的足跡，對各地生藥有深入觀察與論述，是一位博學多聞的生藥學家，閱歷豐富。木村校長在日本學術地位十分崇高，學識淵博、風趣而幽默，無論藥學專業知識或一般生活常識有問必答，而且能立刻拿出資料佐證，對學問的鑽研十分深入而專精，實事求是，處處表現出學者的風範，能被安排在生藥研究室研修實在是福氣。木村校長慈祥而和藹、胸襟開闊、具有國際視野。溫文儒雅、又崇尚美學，當木村校長展示既精緻又獨特，每年自己製作、自己套色的賀年卡時，才體會出什麼叫做多才多藝。回到台灣後，在過年前趕緊提前寄出賀年卡，希望能獲得青睞，收到如此精美且獨一無二的卡片，結果得到的回音竟然是由於索取人數眾多，當年改製作成月曆植物圖片刊在日本藥科大學網站首頁提供下載，木村校長的攝影技巧比起專業是有過之而無不及，再次令譯者驚歎連連。

《読みもの漢方生薬学》適合執業藥師作為持續教育，或在茶餘飯後可以稍作翻閱，亦可當做藥學系學生研讀生藥學之課外補充教材。本書內容淺顯易懂，與其說這是研讀生藥學的參考書，倒不如說是木村校長在生藥學上多方面的生活經驗，可給一般莘莘學子多面向的生活觀，及有趣的生藥體驗，進而增加學習生藥

漢方生藥學

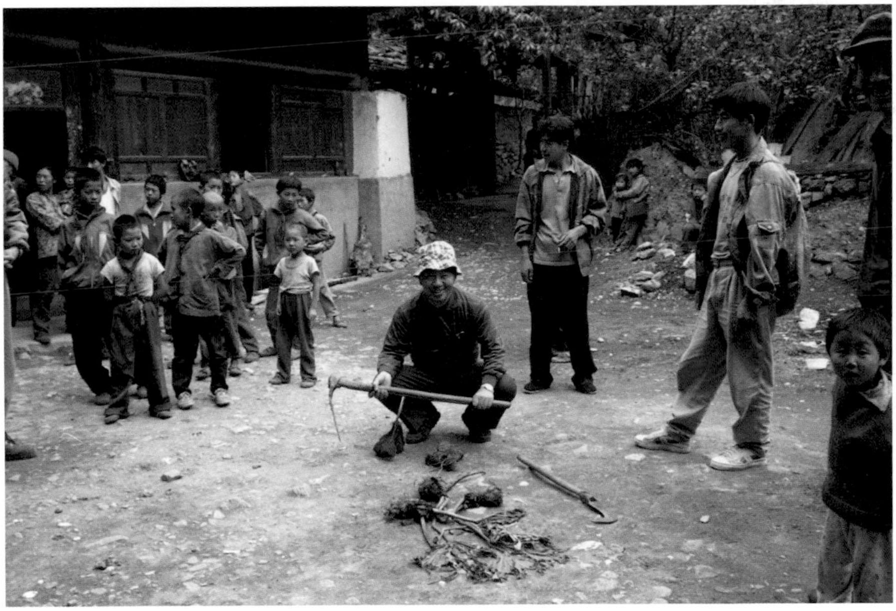

四川省。大黃生產的部落（在第20頁），
左邊是大黃乾燥室 (1996)，中央是筆者。

豬（ちょ）苓（れい）

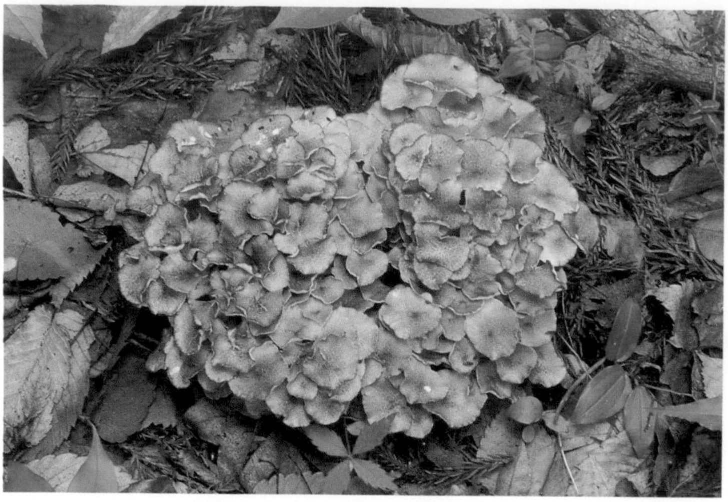

豬苓舞茸 *Polyporus umbellatus*（Pers.）Fr.
（磯田進氏提供）

一九九五年亥年一月、到香港開會。日本因神戶震災之後不久，狀態悽慘，而香港市區遍佈春節燈飾顯得非常熱鬧。這年的干支在日本是野豬，日本之外的國家一般是豬，豬被認為會帶來財富和繁榮。有超大豬的氣球、撲滿等等，整個城鎮都是豬。因為是學生文化節非常熱鬧，在香港中文大學買了很多學生親手做的豬木偶，豬耳朵還附上美元標記。干支通用於全東亞地區，生肖動物也大致一致，在泰國辰年用蟒、巳年到了則是小蛇的年。第十三為象，但不算在其中。

商務旅館房有電腦配備，連結網路可互相傳遞許多訊息，也能預約機票。由港口的訊息得知，等待啟程準備開往神戶的船，無法出港只能在港區滯留，有些船在沖繩附近的太平洋上四處漂流，不能駛進擁擠的香港港口，呈現混亂狀態。因此，在逗留短短三天期間，港元匯率從十三日元狂跌到十日元，震災的影響也波及到香港。被訪問的生藥業者詢問，日本有哪個港口可使用，道路、鐵路、城鎮的狀態何時能修復等等，一連串的問題都無法回答。

關於豬苓的名字，本草綱目記載：「其塊黑似豬糞，故以名之。」教科書等也如此引用。不過，「苓」這個字，根據辭典是耳菜草類的香草，就是類似水芹類草的名字，並沒有表示糞的意思。文字上以苓代替低俗的糞來呈現上等貨，以意味著掉落東西，取零零落落的音。這種說法非常穿鑿附會的聯想到臭，倒不如說是野豬喜歡的香草，來得既直接又淺顯，不是嗎？事實上，聽說豬常吃這真菌的菌核和子實體，故也稱為野豬的食物。

那麼茯苓的「苓」究竟是何含意？由本草綱目看「茯苓乃松之神靈之氣，伏結而成。故謂之伏靈。」豬苓的苓和茯苓的苓，其含意完全不同。不過，在植物學上兩者同屬於多孔菌科蘑菇類的菌核作為藥用部位。

另一種類似物，即寄生在竹類根上的多孔菌科真菌類的菌核，可作為絛蟲驅除藥的雷丸。其別名雖為竹苓，但這種狀況，似乎意味著附著於竹子上的豬苓，苓即表示菌核的意思。漢字雖然方便，但很難理

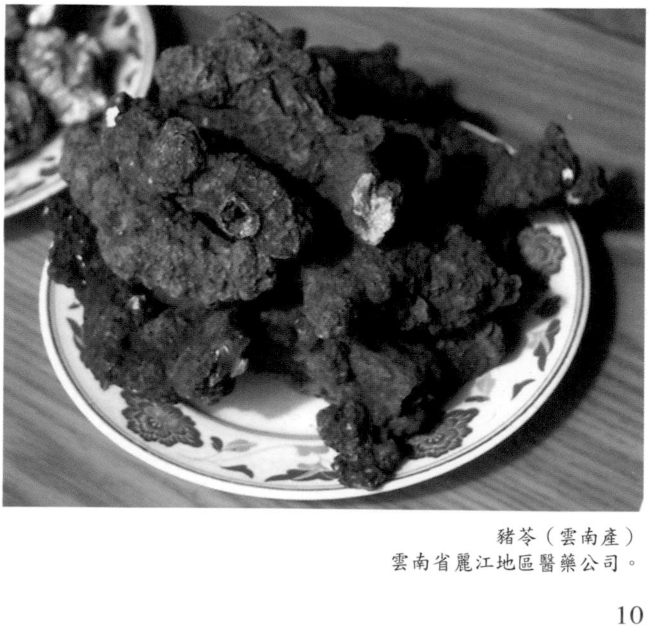

豬苓（雲南產）
雲南省麗江地區醫藥公司。

解。

豬苓的基原植物豬苓舞茸 *Polyporus umbellatus*（Pers.）Fr.（＝*Grifolia umbellata*（Pers.）Pilat）分佈在北半球的寒冷地帶。而日本也分佈在秋田、山形、北海道附近，當採到產量極少的野生品的人也會把那位置視為機密不肯透露。筆者沒有到過該產地、也沒有嚐過這種好吃的蘑菇。最近在山梨縣有人提供這張非常珍貴的照片，不過據說真的像傳言那麼好吃。子實體群聚密生直接長出直徑十五公分烏黑的豬苓。

這些寄生菌的生活史還不太清楚，據說是寄生在溫帶亞高山帶的山毛櫸或水楢、赤楊、槭樹屬或柳屬、岳樺等落葉闊葉樹的根，所引起的白色腐朽病。對活的樹木而言，好像是有害的木材腐朽菌。菌核表面又黑又堅硬、內部白而輕質。比較喜歡排水良好，在緊貼地面處形成菌絲塊的菌核。連續下雨之後，濕氣重，菌核的表面生出淡褐色的子實體，即所謂蘑菇，柄細而分枝，前端中心部附有許多直徑三公分左右管狀的傘，形成一株直徑三十公分左右蘑菇的大集團。

豬苓在中國的產地是甘肅、陝西南部的秦嶺山脈，從四川中西部到雲南西北部一帶，野生品很多，而在山西省或河北省則大規模進行栽培。

在前述的樹林中，挖三十公分正方、深十六公分左右的洞穴，有將夏季採得的子實體陰乾、弄碎，再另外挖十公分左右的小洞，放入二～三公克孢子繁殖的方法；也有切取剛採收無傷痕又新鮮菌核的豬苓，以土包裹放到洞底的方法，全都蓋上落葉或腐葉土，三年後約成長五～十公斤。

以漢方而言，與茯苓、澤瀉等並列為利水滲濕藥，成為使用於水腫的重要中藥。利尿作用比茯苓、澤瀉顯著。可使尿量明顯增加，本來尿量多的人就必須注意脫水的問題。也具有清熱作用，伴隨著發熱的腎炎等引起的浮腫，使用豬苓湯等是典型的用法。但是，不像茯苓對消化系統有補益作用，為了讓腸吸收貯存於消化管的水而排泄，只用豬苓是不夠的。

類似的生藥，使用目的有微妙地不同，在許多的場合，能和茯苓或澤瀉一起配合使用。如豬苓湯、五苓散、分消湯、胃苓湯、柴苓湯、茵陳五苓散等，在日本比較常使用豬苓的配合藥物療法，全都會加入茯苓、澤瀉。豬苓常和其他生藥一起配合使用，例如與治下痢、噁心、中暑和黃疸的藥靈活運用，構成利尿藥的處方用法，看來也是很有意思。

因為豬苓長在地下，所以從地表看不到，而有豬苓的地方排水很好，聽說只要挖乾的地方就好。和利水作用或許有什麼關係吧？

豬苓的成分含有大量的 ergosterol、二十四碳羥基脂肪酸的 α-hydroxytetracosanoic acid、固醇類的 polyporusterone、再加上數種多醣類。其水抽出物具有顯著的尿量增加作用和抗氧化作用，但機轉不明。多醣類和別的菌類相同，具有抑制腫瘤的作用。

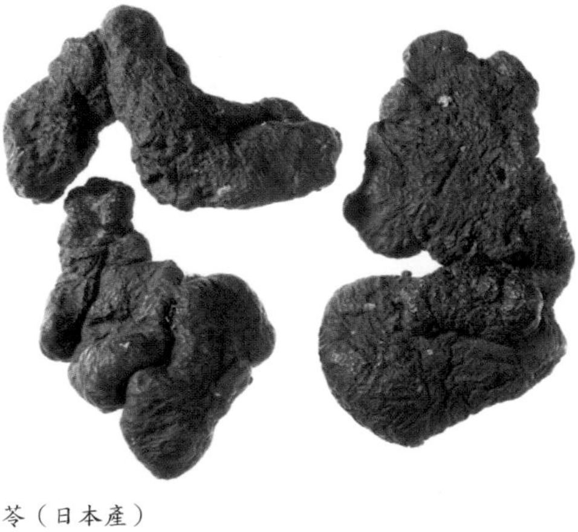

豬苓（日本產）
表面黑褐色、內部白色。

茯苓

ぶく りょう

這是從載運砂石車司機那兒聽來的故事。在松樹林裡，有時在松根上能找到硬梆梆像番薯一樣的東西。如果能找到一個，大致在同株上就能找到很多個，所以可盡量地挖取。因為有推土機，所以挖掘的工作沒什麼問題。如果將它拿去漢方藥店賣，還能獲得與朋友一起喝一杯的錢。

美國東南部和東亞有很多共同的植物。如西洋人參和御種人參、美國山茱萸和日本山茱萸、黃樟和白新木薑子等，可舉出許多類似的例子。春天，如果進入北卡羅來納的森林裡，就能看到吉林延齡草和赤蓮、杓蘭、漆樹及杜鵑花的同屬植物，雖然花的顏色和形狀、葉子大小稍有不同，但有種好像進入日本山區的錯覺。而松樹類的就有二十種以上，而且是原生種。這附近松樹的毬果是橢圓球形，有如足球那麼巨大。

就因為這原因，哈佛大學植物學家認為過去美國東海岸和東亞是陸地相連的。雖說距離近，其實是遠在地球的另一側，過去很接近的說法，實在令人難以理解。

茯苓的基原植物 *Poria cocos* Wolf（多孔菌科），為附近車落基印第安人的原住民，以美國的食用茯苓名稱叫做 tuckahoe，英語稱為 indian bread。如此說來，有如在中國將茯苓切碎蒸煮而成的茯苓包子，像松蕈一樣的芳香好吃。

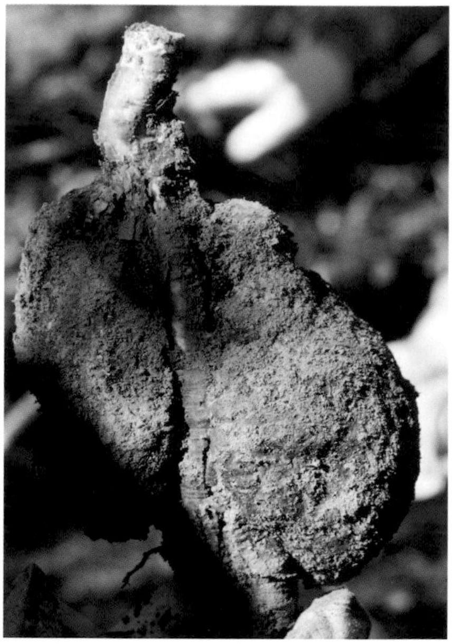

寄生在紅松根上的茯苓 *Poria cocos* Wolf（多孔菌科）的菌核（長野縣）

日本或中國的松塊以前用 *Pachyma hoelen* 的學名，因為與美國的為同一種，而被改成 *Poria cocos*。不過，生活史有很多不明確的地方，因具有孢子的子實體，而歸類在蘑菇世代的真菌類，這學名依然有模糊地帶。

松塊是寄生在日本的赤松和黑松、中國的紅松和馬尾松 *Pinus massoniana* Lamb. 等松樹同類的根的真菌類。也有寄生在松樹以外的，但以生藥而言，寄生於松類以外者是沒有商品價值的。最初好像潛入活根的皮部，也把菌絲延伸到附近的土裡，宿主活的時候悄悄的從地上的葉子經過皮部，攝取一點點被送來的糖分，過著委屈的生活。對松樹而言，並不是會引起疾病的有害菌。可是，如果宿主枯萎時，就因營養無法取得，而沿著根的皮部蔓延菌絲。如此經過幾年，附著在根的皮部，形成菌絲的集合體即為菌核。

如果溫度和濕度的條件具備，就在菌核的表面上長出許多小的子實體。子實體無柄，傘直接貼在菌核，與蘑菇完全不相同。在表面有孢子，被認為孢子正在尋求飛到新的松樹的根。並不是會使木材腐爛的腐朽菌，而是看到抱住細松根的「茯神」，材料部分也沒有變化的，像這樣的菌類叫做土壤生活菌。也有可能被連接到一個健康的根，我懷疑，真的是對松樹無害的物質嗎？

使用於藥用的是菌核狀態的物質，從十一月到三月間，將幾年前已枯萎，或是採伐後的松樹以及沿著周遭的松根稱為「茯苓突起」，細而尖有如鐵棍樣刺至地下三十公分，以手的觸覺和拔出時的芳香來確認茯苓的所在，視為可挖出的原因。實際上，要找到那位置是很難的，不過，確實可從地面的狀況、裂紋分裂和地上的菌絲等等找到的。筆者曾在長野縣的某處體驗過茯苓的拔取，不過，在整整的兩天裡，雖然得到當地這方面的專家教我們找拔取的位置，可是試了數百次，卻完全無法命中。「那麼——」如果換那位專家，卻不到5

分鐘就「中」了，真是甘拜下風。

關東地區是古老的產地。在工作地點的日本藥科大學（埼玉），颱風把赤松大樹吹倒了。試著調查一下，發現附著有幾個不很大的茯苓。

剝下褐色皮部（茯苓皮），與接近皮部的淡紅紫色部分（赤茯苓）分開，經輪切剩下的白色部分，乾燥後，就是一般使用的白茯苓。粘液質多者為優質。茯神含松根亦稱茯神木，是為精神安定藥。

最近大量進口在安徽、湖北、雲南等地栽培生產的茯苓，價格並不高。

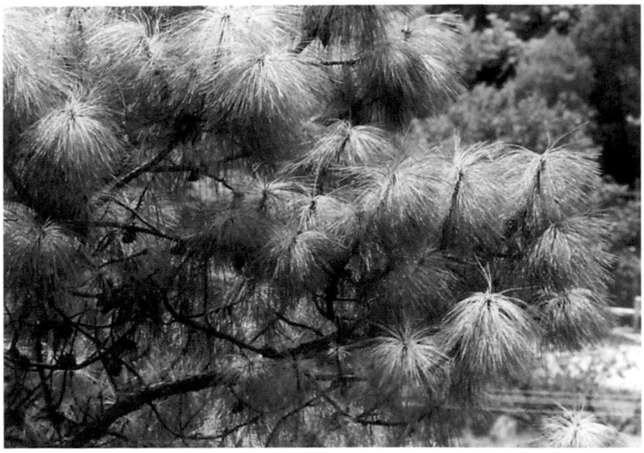

馬尾松。中國產茯苓的宿主之一。

根據李益健等的茯苓栽培（農業出版，一九八二）一書，開發出各種方法，如其所介紹的種筒法，就是在冬天將馬尾松的樹幹砍伐，鋸成八〇公分長的短筒，每間隔三公分輪削樹皮，出現數個縱向裸露部分，稱為種筒。約在六月時，以新鮮而水分多的茯苓，壓在輪切的內側木料的切口或接觸側面留下的樹皮處，包圍成束有如數個種筒，排成排水良好的斜面，掘出深度約五〇公分大小的洞，埋入約一〇公分的砂質土。約過十天後，若在掘孔貼上菌核片處發現雜菌的話，種筒得重新來過。經二十～三十天，菌絲約擴展成三〇公分。七十天左右，只要菌絲長滿整個洞底即為成功，之後最好不要與空氣有太多接觸，以土壤表面上的龜裂作為菌核形成的判斷，約在第二年的五月可以開始收成。近年來，中國販賣繁殖在瓶中的種菌，是倒插入瓶中使用。

最近，茯苓在中國作為食材的需求增加，在安徽省等因為松材不足而栽培，也有些地方禁止砍伐，並推展植樹造林。

茯苓一般常和豬苓或澤瀉一起使用，全都被認為是利水滲濕藥，具有消除因貯留體內而引起之水腫、痰飲等之「停水」。有效成分為三萜類，但利尿作用並不強。對胃內停水，茯苓有協助補益脾胃、精神安定的作用。配伍桂枝等促進血液循環的藥物，藥效更好。在一般用漢方二一〇處方出現在五二處方中。

右邊2個是白茯苓的栽培品、中央上方是其碎片、中央下方和左邊是天然產。

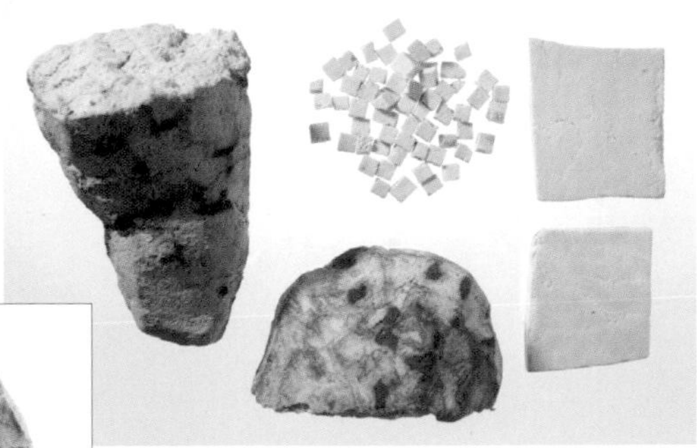

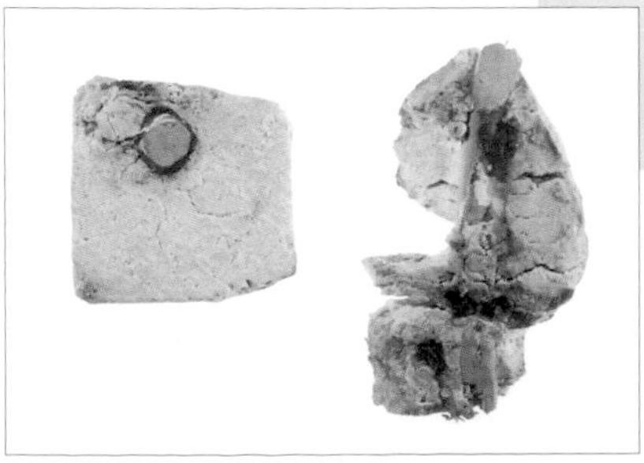

茯神。右邊是北朝鮮產的真品。左邊是栽培品白茯苓插入細根的偽品。根的皮部不可能在菌核的內側。

麻黃（まおう）

這麼說或許有些自吹自擂，但日本的生藥學、天然物化學的水準目前的確已是世界一流的。不論研究者人數、研究報告的質和量，支持研究的設備、機器、試劑等製造技術，能斷言也正在迎頭趕上歐美各國。

在日本的藥學包括有機化學在內，看得出這領域已有顯著的發展，其受惠於豐富的植物種類和有魅力的漢方藥研究材料，這個開端是始於一八八五年（明治十八年）長井長義團隊從麻黃的成分中發現麻黃鹼。在漢方醫學即將被淘汰的時代，首次從漢方藥發現有效成分的功勞很大，而且成為實用化的新藥，事實上，從發現至今已超過百年以上，作為氣喘發作的特效藥，其地位一直屹立不搖。目前使用的是合成品、而非抽出物。

麻黃科植物本來就屬於裸子植物，生長在岩石上和沙漠的植物，在野生狀態下生長困難。為了預防水分的蒸發，表面積寬闊的葉子退化成為鱗片狀包圍莖的節，有如木賊屬植物的外表。使用太陽光能和空氣中的二氧化碳製造糖分的同化作用，本來應該在葉表面的氣孔或柵狀組織進行，卻在莖的表面形成新的草本性的莖，具有葉子功能，是與眾不同的植物。表面變成栓皮的木本性的莖和普通植物沒兩樣。草本性的莖作為阻止水分向外跑的另一個機制，在表皮外面附著硬且厚脂肪的角質層，進而發展長出瘤狀的角質層瘤，在稍微高倍率的放大鏡下，可看見有如玻璃珠樣的縱向並列。不過，因為造成採光和吸收空氣的機能效率變低，在通風差的地方就難生長，如果栽培在藥用植物園，雜草叢生，就長得不好。

而這類植物用肉眼能分辨的明顯特徵很少，只能利用內部形態的特徵，使用顯微鏡觀察來區別植物，別無他法。要區別已切片的生藥，對使用顯微鏡熟練的人來說很簡單，但要用肉眼判別就非常困難。

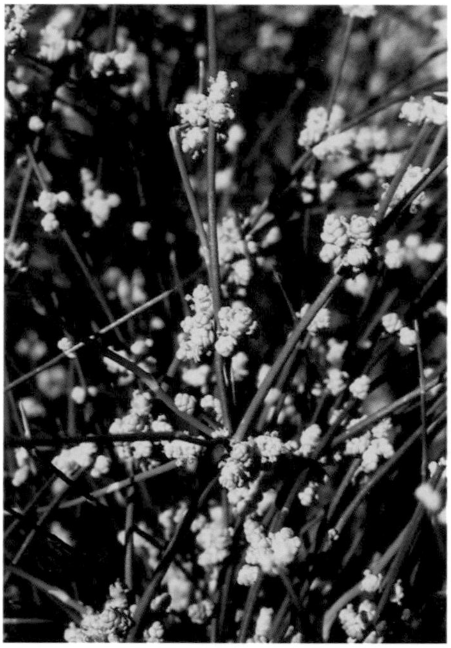
雙穗麻黃 *Ephedra distachya* L.
草質莖上分枝明顯。

開發出麻黃鹼等成分含量和作用的鑑定方法，順便拿幾個現成的檢體作比較的研究報告也很多。這樣的鑑定過程，到底是何時？何地？何人？如何取得？怎麼做？都沒有詳細記載，亦即在使用沒有所謂標本價值的檢體實驗，缺少可信度，結果出現一堆排列奇怪的數值。關係者的見解會被質疑。

日本沒有生產麻黃，主要是從中國輸入，即使是日本藥局方，除了記載其基原植物華麻黃 *Ephedra sinica* Stapf 外、還有中麻黃 *E. intermedia* Schrenk et C. A. Meyer，木賊麻黃 *E. equisetina* Bunge（麻黃科）的三種的地上莖。從中國到中東、地中海地區有數種麻黃的同屬植物，貫穿歐亞大陸

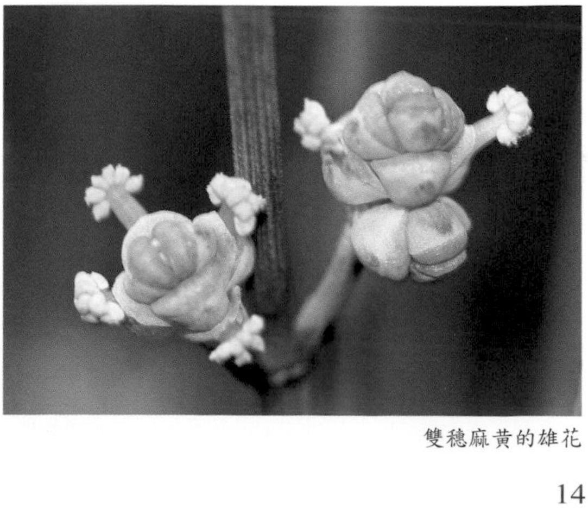
雙穗麻黃的雄花

的整個乾燥地帶，大部分都作為麻黃使用。

根據中國最近的書籍記載，在中國以華麻黃為主，加上木賊麻黃 *E. equisetina* Bunge、中麻黃 *E. intermedia* Schrenk et C. A. Meyer，還記載了四種被地區性使用的矮麻黃 *E. gerardiana* Wall.、麗江麻黃 *E. likiangensis* Florin、膜果麻黃 *E. przewalskii* Stapf、雙穗麻黃 *E. distachya* L. 等。

華麻黃一般流通的名稱是川麻黃或草麻黃，以山西省北部的大同為中心，從華北到內蒙古一部分的黃土地帶野生的草本狀灌木。木質莖呈匍匐狀，草質莖的節間約為二～三公分，前端為三～六公分。如果除去草質莖，基部就幾乎沒有分枝，高高地直立著。

木賊麻黃分佈在河北、山西、陝西、甘肅、內蒙古的乾燥山地，野生在岩壁的岩石縫中。木本性的莖粗，直立高約一米。節間短一・五～二・五公分。在市場品山麻黃包含之。

中麻黃生長在吉林、遼寧、河北、內蒙古、山西、陝西、甘肅、青海、新疆等沙漠的沙地，木本性、高度一米以上。草本莖的節間三～六公分。草本莖的直徑有二～三毫米，特別粗。

分佈範圍相當廣泛的是雙穗麻黃，從中國東北部經內蒙古、蒙古、新疆，延伸到中東、土耳其，希臘。生藥形態和華麻黃非常像，從匍匐狀的木質莖長出粗的草質莖，每節有數支分枝，全體的形狀完全不同。做成切片用顯微鏡觀察時，雙穗麻黃的皮部與髓的柔組織中有許多纖維細胞群，而華麻黃只在表皮的底下呈現，內部幾乎看不到，很容易加以區別。木賊麻黃的纖維群也很多，因為表面沒有角質層瘤，所以能夠區別。在市場品山麻黃包含之。

在中國，雙穗麻黃和華麻黃被視為同一種，一九四三年木島正夫博士團隊到現場進行調查，於一九四五年提出關於麻黃的詳細研究報告。這份報告正好被刊登在太平洋戰爭末期的藥學雜誌，由於戰爭等各種因素，這時期的藥學雜誌在日本國內很多圖書館也都短缺，被認為完全沒有寄到國外去，雖然是重要的文獻，卻被遺漏。中國和蘇俄的進口貨都是雙穗麻黃。

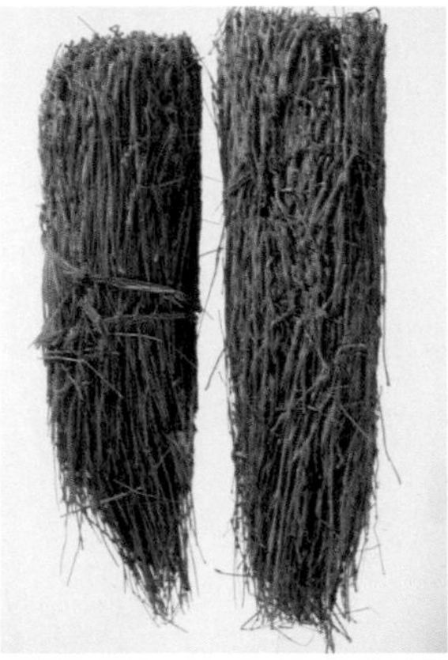

內蒙產束麻黃（華麻黃）

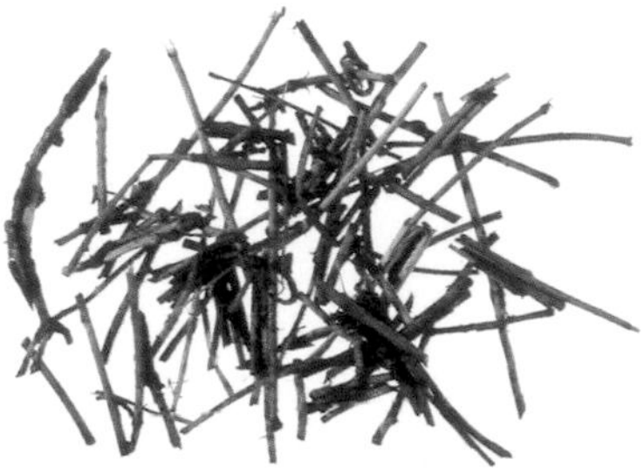

炙麻黃（在哈爾濱的藥店）

與基原植物無關，用紅色繩整齊捆綁成砲彈型之束者，稱為束麻黃或齊麻黃，屈曲且分枝多而分散者叫做散麻黃。由於 ephedrine 有揮發性，如果比較二者，束麻黃含有較多的 ephedrine。麻黃的成分只著眼在具有強烈腎上腺素樣作用的 ephedrine，至於具有抗炎作用的 pseudoephedrine，更進一步的單寧作用，也應考慮吧！炙麻黃是以蜂蜜炒過的麻黃，對老人較好。大概是麻黃鹼含量非常少吧！

含有麻黃和桂皮的感冒藥多，最近研究闡明，麻黃能防止侵入人體細胞的流行性感冒病毒的 RNA 之增殖，桂皮表現在防止病毒的 RNA 增殖而散播出去的強力抗病毒作用。

關於傷寒論記載的去節麻黃，好像有各種說法，但如何「去節」都沒被解決，若是要去除莖的節又實在是太小了。

麻子仁（ましにん）

在佛教國家泰國的年號為佛曆，使用和別的國家相同新曆的月和日。新曆一月一日雖然休假，但真正的新年是釋迦牟尼佛的生日—四月十二號。這天正是潑水節，可以向任何人潑水。在日本同樣有慶祝釋迦佛誕生的花祭，卻是四月八號，為什麼會相差四天呢？同樣是潑水，為什麼會有帶柄杯子的甜茶一杯和用鐵水桶的泥水一桶的差異呢？身為國際人，當然也不需要對這樣微不足道的疑問感到憤怒，關鍵在於是同一行為。

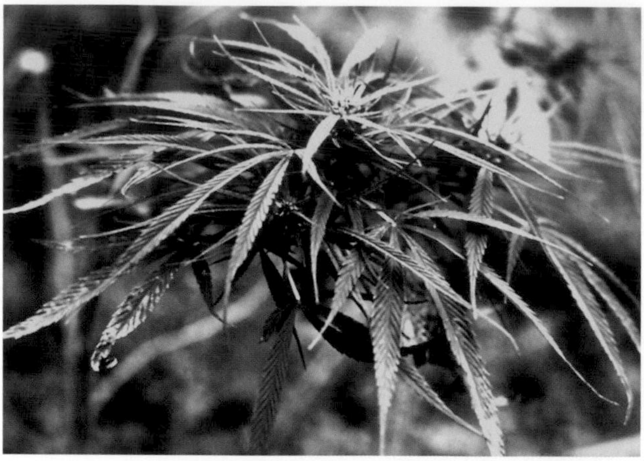

大麻 *Cannabis sativa* L.（桑科）的雌株。據稱原產於中東，亞洲各地有栽培，野生的也很多。雌株的花穗上有麻藥作用，有大麻、Marihuana、hashish 等的稱呼。其果實作為麻子仁使用。

在越南戰爭正激烈的時候，筆者在泰國政府藥用植物研究所的單位工作，宣布日本人不可在新曆的新年三天工作，於是就和朋友夫婦到泰國中央平原旅遊一周。平原距離海岸約七百公里，海拔一百公尺。雖然其乾燥季節有如沙漠，但雨季時，也有水深達到十公尺的地方。為了要看高過水深，莖有十公尺高的浮動水稻的稻作，不得不使用電動船。這個應該稱之為真正的水田吧！可能是因為使用含硫黃量多的汽油，愛車的排煙管腐蝕、整個消音器不知在何時飛走了。

愛車載滿採集的植物，如同戰車一樣轟隆轟隆作響回去。第二天早上上班，警察為前往鑑定沒收的麻藥而來借車。隔天傍晚，遠遠就聽到隆隆作響的車子回來了，整間儲藏室直到天花板都堆滿了大麻。

日本軍鋪設在泰國、緬甸間的鐵路，直到現在還能通行到緬甸國境附近，在沿線的內地警察沒收六〇公噸的大麻。為防止販毒組織的偷襲，警察在警察署的周圍堆起比建築物體積還大的大麻城堡，在那上面排列整排的機關槍一邊警戒，一邊等鑑定官到來。依規定鑑定官從沒收的麻醉藥中，需取樣1%作為鑑定材料，據說單單鑑定材料就堆積如山。結果是我的車還留下甜甜的香味。身為國際人，像這種小事，既不能吃驚也不能生氣。幸運的是當時曼谷還沒有緝毒犬。

大麻 *Cannabis sativa* L. 據稱原產於中亞，因為自古以來就被栽培作為纖維植物，所以從中東、印度、東南亞到中國廣大的範圍都能看到野生種。泰國中央平原上可以看到有栽培的、也有野生的。在這周邊生長良好的，通常統一做成三米高的田。從泰國北部到中國雲南多數的山岳民族的衣服，主要是麻織品，分別有其獨特的民族服裝。美麗的凱倫族童裝是織成寬

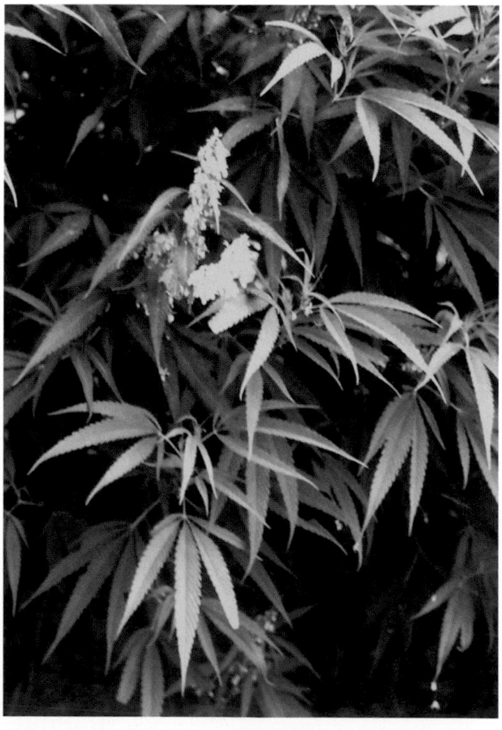

大麻的雄株、不含麻藥成分。

約二十公分的二塊長麻布，留下頭的部分把腹背處縫起來，像無袖的斗篷，再用帶子在腋下綁緊的便裝。

大麻是雌雄異株，雄株的花是高穗、雌株的花穗短且密集。雌株穗的部分含很多的精油和樹脂，採集這個部分的凝固物稱為大麻樹脂，自古以來被認為是麻藥。而Marihuana這名稱是西班牙語，原來是墨西哥或美國的通稱，一般多為乾燥的葉子。如果使用水抽出物，攙入捲煙裡吸食，會引起幻覺和運動失調的鎮靜、鎮痛、催眠的作用。乍看之下似乎沒有甚麼危害，但若習慣性使用，不僅會造成藥物成癮和暴躁，而且，麻藥成分的tetrahydrocannabinol會破壞特定的腦細胞，雖只吸食一次也可能引起中毒。過量甚至會因呼吸困難而造成死亡。

這種成分給老鼠服用一次，在集體飼養時什麼事都沒發生。可是如果單獨的隔離一隻呈孤獨狀態來飼養，就會變得不知在害怕什麼，時常瞻前顧後，若放其他老鼠進去，會變得暴躁、甚至咬死對方。過去，伊斯蘭教的其中一派有可怕的暗殺集團。讓每個人單獨居住，給予大麻培養暗殺者。現在只留下為了改造人類，在殺死敵人之前，徹底戰鬥的古蹟。不論古今扭曲的宗教都是很可怕的。

神農本草經上品藥的最後是以「麻蕡」的名義記載，作為痛風或關節痛的鎮痛藥，也記載了因為中毒而「令人見鬼狂走」。最近，小學突然出現暴力攻擊，或開車衝向人群的殺人事件明顯增加，筆者強烈質疑可能是大麻中毒的問題。

把含有麻藥成分的稱作印度大麻，但在植物學上無法加以區別。而把不含有麻藥成分的品種加以區隔後，栽培作為纖維用。

大麻的果實稱作苧之實，是眾所皆知七味唐辛子（七味粉由七種不同顏色的調味料配製而成，主要材料為紅辣椒粉）的成分，無麻藥作用、也無毒性，被用來當作小鳥的飼料。生藥名稱為麻子仁或火麻仁，因為帶有果皮，所以不是種子而是果實。

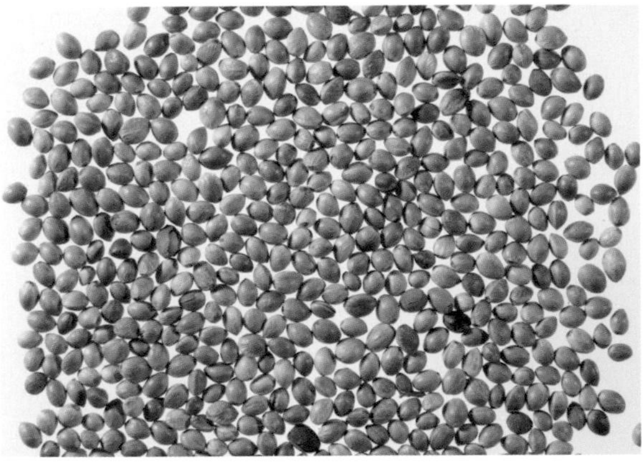

麻子仁。

神農本草經記載是補中益氣、肥健不老的藥，漢方用於治療缺乏水分的乾燥性便秘，或因而造成的痔瘡等的治療。

麻子仁丸或潤腸湯都與大黃或杏仁配合使用。炙甘草湯被使用於高血壓或甲狀腺機能亢進症的動悸或不整脈等，以嘴或皮膚稍微乾燥、有便秘傾向者為治療目標。

有效成分不明，只知含有三〇%的脂肪油，而其中約八〇%是亞麻油酸和次亞麻油酸等不飽和脂肪酸所形成的脂肪。種子類成為瀉下藥者多，營實、郁李仁等具有黃酮類配醣體的作用，蓖麻子油、牽牛子是羥基脂肪酸及其配醣體的作用。羥基脂肪酸因脫水反應生成不飽和脂肪酸，有如麻子仁或亞麻仁含有多量的不飽和脂肪，有緩和瀉下作用，故有時也作為便秘藥。由於不飽和脂肪酸容易氧化，有時只剩下微量的羥基，和一些分解的脂肪酸，可能也有瀉下作用。氧化分解，即所謂酸敗的油瀉下作用強，可說是有毒，會引起強烈的腹瀉。

在美國便秘者眾，有位婦人總是把醫生給的亞麻仁，咬得好像在咬硬物般的發出聲響。給她日本便秘藥的健康茶包後，認為沒有喝過這麼好喝又非常有效的藥，而感激不盡。一旦做出口碑還真可怕，回國以後，只好寄出一箱的茶包。

桑白皮（そう はく ひ）

總算能輕鬆到中國旅遊了。如果到上海、杭州、蘇州附近，在費用、輕鬆度、時間上和在日本國內旅遊差不多。上海急速的都市開發，總是讓人吃驚。蘇州從水鄉和歷史城鎮，正在轉型為工業都市。「姑蘇城外寒山寺」也變得金光閃閃，「夜半鐘聲」也須買票，撞一次鐘付三元，「月落烏啼霜滿天」嚮導用輕鬆而誇張的方式寫給大家看，相反的我們卻覺得很掃興。一般的日本人對唐詩而言，只知道：「國破」或「月落烏」。近來禮物用的手提袋以「風林火山」的圖騰增加了，但因為中國人並不知道這典故，所以買的時候有不得不一直向客人講解的窘境。

（註：風林火山是日本戰國將領武田信玄所使用的軍旗，典故出自中國《孫子兵法・軍爭篇》：「其疾如風、其徐如林、侵掠如火、不動如山」。）

從蘇州出太湖湖岸，就是無錫。過去無錫是錫的產地，由於錫礦被挖盡了，已無錫產生，所以這城鎮就叫無錫。晨霧裡，穿過柳樹淡淡日光和飛行在天空的美麗喜鵲，加上太湖的帆船，的確呈現中國美麗的景色。這城鎮是現在中國屈指可數的絹織物產地。

在合成纖維的尼龍出現之前，沒有任何纖維比絲綢還要均質而強韌。而遺憾的是，人造絲綢的強度較差。絲綢是蠶為了保護蛹而做成的繭，蠶在做繭時中途不休息，所以一個繭是由一條長的纖維所形成。鍋裡放入一定量的繭，沸騰時可整理抽出一定粗細的生絲。以此織成的布，比起別的纖維織出來的布，更薄、輕、強、有保暖性。由其既細緻又美麗的光澤，可以明白過去二千年間，從東洋到西洋作為最高級交易品而被運送的理由。絲路即使是現在也是一條艱難而冒險的路程。

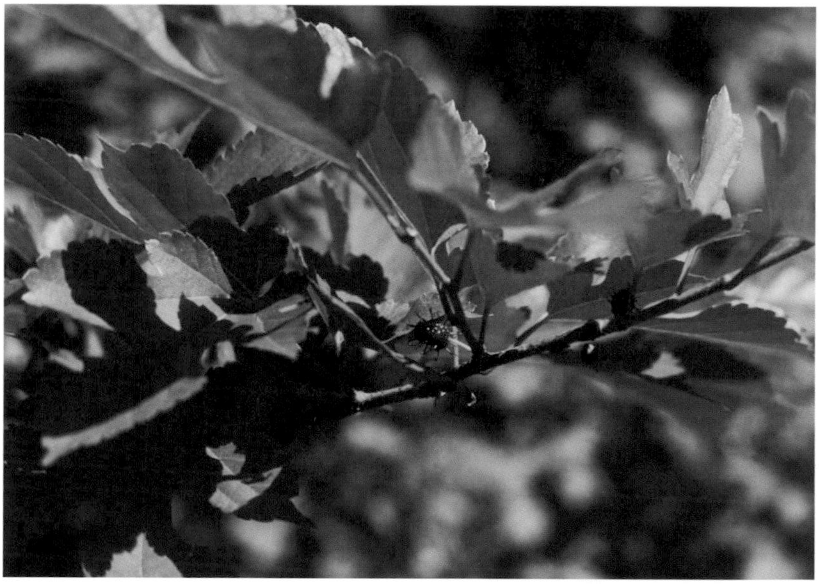

山桑 *Morus bombycis* Koidz.
果實比白桑小。在日本也有野生。

在西洋沒有絲綢的原因，是因為沒有桑樹，而蠶需要吃大量的桑葉。桑樹從中世紀起，在義大利、法國、英國等地栽培，才開始生產絲綢。在中國有四千年、日本從天照大神時代開始就有養蠶的歷史。

桑樹有十幾種，從日本到中國、克什米爾的亞洲溫帶特有的植物，園藝品也有幾種。養蠶用的桑（野生者稱作山桑）*Morus bombycis* Koidz. 與中國產的白桑（唐桑）*Morus alba* L. 有所區別，也有認為是同一種。中國產灌木狀的魯桑 *M. latifolia* 也常被栽培。

桑白皮是除去表面栓皮的根皮，是白而纖維性的皮部。成分已知是三萜類化合物的 α- 及 β-amyrin、betulinic acid、黃酮類的 morusin、cyclo-morusin、kuwanone A～H 等多數的化合物。沒有特定的成分，但各種動物實驗證明具有降血壓、副交感神經末梢興奮、弱效利尿、血糖降低、鎮痛、瀉下、抗炎症等的作用。

桑白皮在漢方作為瀉肺平喘藥或化痰止咳藥。以氣血水的水停滯者的飲者為佳。停滯在肺之水飲有熱者，會濃縮成粘稠的痰。因為化痰的「化」，象徵改變形式的狀態，所以意味著溶化頑固的痰。因此以清肺止咳較容易解釋。另外，行水消腫，亦即也有利尿消炎的效果。痰根據原因分為風痰、熱痰、寒痰，桑白皮是用於感冒、流感、扁桃腺炎等的熱痰，而不是使用於四肢冰冷、厥冷者。一般用於漢方的處方有杏蘇散、五虎湯、清肺湯、補肺湯等四方。杏蘇散、五虎湯是用於喘息或喘息樣的咳嗽。清肺湯用於痰多無法呼吸者，補肺湯主用於喉嚨痛，聲音沙啞者。

桑根是根，民間藥使用於小兒抽搐、筋骨痛等症。

桑葉是葉的乾燥物，含有 rutin、quercetin 等的黃酮類，昆蟲變態荷爾蒙的 inokosterone、ecdysterone 等。有祛風、清熱、涼血的功效，用於鎮咳解熱、眼睛充血等。藥理實驗也能降低血糖值。新鮮葉有乳汁，稱為桑葉汁，用於外傷，尤其是被蜈蚣咬傷時敷用。將桑樹的鮮葉用小蘇打稍煮後，去水、乾燥，製成桑茶。據稱可使頭腦變好。

成熟的果實作為食用，乾燥後的生藥稱為桑椹。有補肝、益腎、養血、祛風的功效，用於血虛的高血壓、糖尿病等。用桑的果實做成美味的桑實酒。本草綱目記載的桑椹酒是把桑的果實以米麴發酵而成的酒，聲稱可補五臟。也有處方再稍微複雜的桑椹酒。

桑枝是使用桑的幼枝，含許多丹寧、黃酮類，用於腳氣的浮腫和關節的積水、類風濕關節炎的關節痛等。將桑的木材燃燒成灰稱為桑柴灰，敷佈於外傷，具有止血作用。本草綱目的桑瀝，是將桑的樹枝烘烤而得的油性物，內服用於治療破傷風。

寄生在桑樹的木耳稱為桑耳，用於婦人心腹痛、鼻血、子宮出血等。近來，有一種新奇的用法，就是把新鮮桑耳絲放進糖果裡，竟然相當好吃。

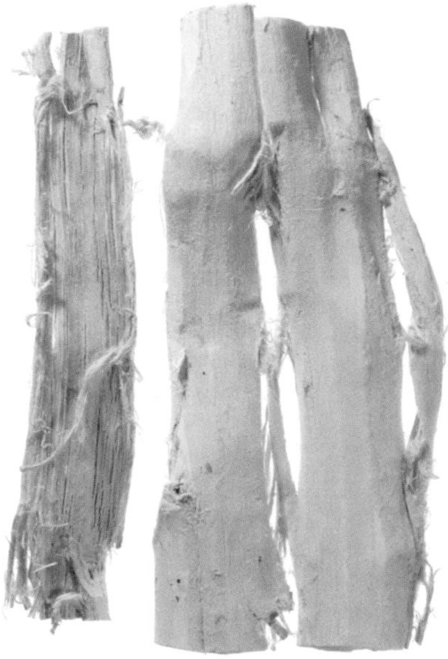

桑白皮
基原植物是稱為白桑或唐桑的 *Morus alba* L.，進口持續增加。

大黃（だい おう）

奈良的正倉院還留有一二〇〇年前從中國運來的大黃，現在仍能留下有用的有效成分。在倫敦的皇家植物園 Kew Gardens 的藥用植物博物館，陳列一堆經由絲路運來的大黃。絲路影響的東西方，同樣把生藥分別視為國王的寶物而慎重保存著。

一九八一年春天，在四川省七五五六公尺的高峰貢嘎山的雪地裡，發現下落不明的日本登山客奇蹟式的生還。而他能夠被救出，是因為被進入雪山挖掘大黃的採藥人發現。其中的一位已爬到離自己村莊七〇公里約半天路程的距離，光著腳丫子急忙下山緊急通知。並且立刻加入登山隊，擔任搶救工作，登山客一度還被寫了死亡證明書。從中國國際旅行社的登山專家處，聽到很多關於大黃的故事傳聞。

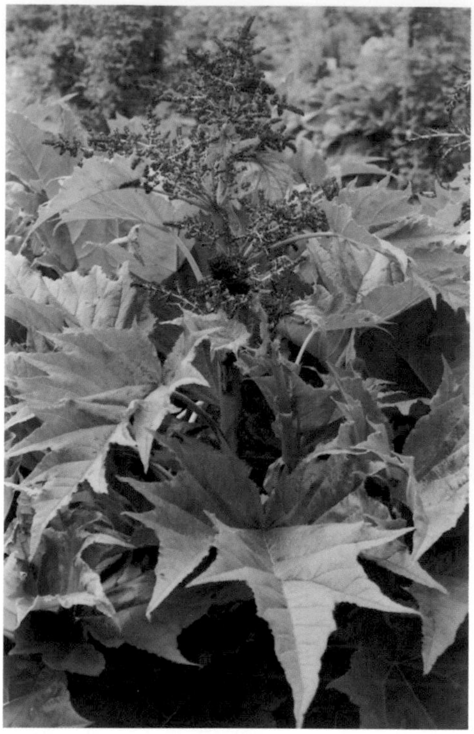

掌葉大黃 *Rheum palmatum* L.

大黃的基原植物有數種近緣植物，成為藥用的是被分類為蓼科 *Rheum* 屬 Palmata 節的掌葉大黃 *Rheum palmatum* L.、唐古特大黃 *R. tanguticum* Maxim、藥用大黃 *R. officinale* Baill.、朝鮮大黃 *R. coreanum* Nakai 四種。全都是大型的多年生草本，莖直立，高約二公尺，葉的直徑從六〇公分到一公尺。

有書籍記載，甘肅省和青海省是 *tanguticum*、四川省是 *palmatum*、雲南省是 *officinale*，其實這些分佈不過是標高差的問題，其實連雲南省超越五千公尺的玉龍雪山或白馬雪山西北部的高山，在四千公尺附近有 *tanguticum*，而從那附近往下也有 *palmatum* 的生長，*officinale* 在雲南省西南部更低的山也有。從前文獻的安排完全不適用，原因是野生大黃的生產被限定在西藏族等高地民族，語言也不同，直到最近交通仍極端不便，正確的訊息無法流傳。

即使同樣是 *Rheum* 屬，也有被分類為另一族群的 Rhapontica 節的，因其含有 stilbene 配醣體的 rhaponticin，會有腹痛的副作用，不適於藥用。共同點是葉緣無裂痕、波浪。生長地也同是在低窪地。

在西洋稱大黃為 Rhubarb，粗的葉柄做成果醬或作為蔬菜的丸葉大黃 *R. rhaponticum* L.；在日本和韓國無法栽培出真正的大黃，而使用代用生藥 *R. undulatum* L.（和大黃）；產於中國河北省、山西省的 *R. franzenbachii* Munt.（土大黃）三種，後者是屬於非藥用大黃。不過，從歷史上看，儘管其有副作用，但也是一直使用至今的民間藥了。

和大黃是江戶時代從中國引進，栽培在日本的品種，但現在幾乎沒有生產。

真正的大黃，有質堅硬而重的北大黃和內部有許多細縫、質粗而輕的南大黃。北大黃產於青海、甘肅、陝西的黃河上游流域的高地，能看到斷面上有許多特異肥大的網狀紋理，所以總稱為錦紋大黃，有野生種和栽培種兩種。因調製法的不同，有帶皮和去皮呈卵圓形的。優質的錦紋大黃，從絲路的時代開始運到歐洲，日本並不太進口。像北大黃一樣的重質量大黃是 *tanguticum*，像南大黃一樣的輕質量大黃是 *palmatum*。不過試著訪問產地，對這二種在出貨時並沒有太大區別，也明白在乾燥後大黃質量的差異，不過是憑感覺分類而已。輕質量大黃採收後，有認為因結凍乾燥的狀態成為多孔質的見解，不過，這點很難認同。四川省雅安地區的大黃，在春天雪融的時期被採收。對居住在二千五百公尺以下的工作人員來說，感覺十分暖和，並不認為會結凍。即使是在下雪的冬季，埋在雪裡的並沒有結冰。而凍結的植物生存下來，根莖沒有折斷。重質量大黃出產在秦嶺山脈多岩石的山，在雪也少的嚴厲的條件下成長著。試著觸摸剛採收的新鮮根莖，是硬而緊實，吊在有屋簷和地爐的房間裡乾燥，就變得更加堅硬。拿到秦嶺山脈南坪乾燥中的大黃，無論用小刀、劈刀或牙齒都無法切開，要切下分析用的樣品須使用電鋸。依據筆者調查的感覺，雪多的地方是輕質的，雪少的地方是重質的。

南大黃或稱為雅黃的輕質大黃，主要是採自四川省西部海拔二〇〇〇～四〇〇〇公尺的高原上，冬天覆蓋著雪、夏天乾燥的野生品。以甘孜地區者最多，雅黃的「雅」是來自集散地的地名雅安。加上阿唄及涼山地區產的稱為三州大黃。全都來自長江支流的上游流域。大而粗。

新鮮的根莖直徑也有二十公分，大型的輪切成厚片，穿過繩子，吊一～二個月使之乾燥。因其頭部有如馬蹄，所以稱為馬蹄大黃。斷面為深褐色和黃色複雜的組合情況，很難分出其紋理。成分為番瀉苷類比較少，而丹寧較多

推斷為錦紋大黃的基原植物是 *R. palmatum* 及 *R. tanguticum* 兩種，而雅黃、馬蹄是 *R. officinale*，依最近中國的調查認為四川省生產的輕質大黃也幾乎全是 *R. palmatum*，而 *R. officinale* 在四川和雲南只有少量生產。在成都及昆明的藥店個別訂購錦紋、雅黃、藥用，將會買到不同的生藥。藥用大黃明顯與雅黃不同。照片中的是四川省雅安地區的大黃，明顯是 *R. palmatum*。

總之，中國大黃的基原植物可能還有其他品種，需要詳細的調查。

在日本，可能是在戰前引進的北海大黃，在北海道僅少數栽培，很像 *R. palmatum*，但花並非紅色，而是夾有紅色的淡黃綠色。並未被確定其品種。

另外，把北韓產的朝鮮大黃為主體經過種種交配，原本只能栽培在低地的改良品種，變得能廣泛地栽培在北海道的帶廣等地。在長野縣野邊山持續栽培研究的，稱為信州大黃。質量、形狀都能稱得上是錦紋系品種。

十八世紀左右的植物採集專家，從中國帶回了大黃，種在瑞士的Bern植物園和倫敦的Kew Gardens，不過不太明白的是，是不是已經混種了。

用這些材料來進行研究，總覺得缺少可靠性。

最近有關大黃成分、藥效的研究，以九州大學西岡教授為中心正積極地推展著，主要的瀉下作用當然不用說，還有抗菌、抗腫瘤、消炎、鎮痛的作用，改善氮代謝、腎功能不全的實驗，及各種的精神作用等。不只是當做瀉藥，對於應用廣泛的大黃漢方用法，正不斷地被釐清。

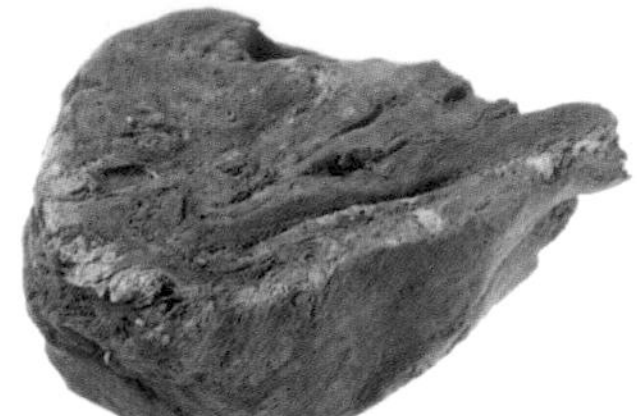

馬蹄大黃

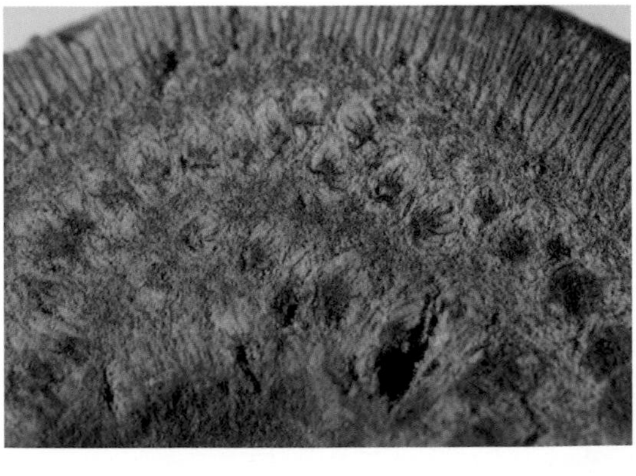

錦紋大黃的網狀紋理
（青海大黃）

辛夷（しんい）

在地上還留有殘雪的雜木林，枯枝上繫著拳頭大紙屑般的辛夷花，好像通知春天來了。別名迎春花（木犀科）好像比本名還適合。

生藥的辛夷細長而圓，兼有黑色與白色，形形色色。基原植物也因書而有所不同。

日本寫成辛夷，普通讀作kobusi（コブシ），也按照貝原益軒在「大和本草」所寫的內容，使用日本辛夷 *Magnolia kobus* DC.（木蘭科）的花蕾。從北海道到九州、日本全國，尤其是靠近日本海有許多野生品，在民家的院子或公園等做成庭園樹，故野生品減少。最近在市場上的生藥已看不到日本辛夷的花蕾了。像拳頭般奇妙形狀的果實，且表面到處有裂縫，冒出紅色圓扁平像糖衣錠的種子，較難發芽，花農從山中採得樹苗。因為心材緻密，使用當作在工藝品材料，故數量也逐漸減少。

取代「和辛夷」成為主流的是類似植物的柳葉木蘭 *Magnolia salicifolia*（Sieb. & Zucc.）Maxim.。生藥的形狀很相似，稍小，難以區別。有三個萼片，從基部到先端同樣寬度的廣線形者為日本辛夷，尖端狹窄的披針形者是柳葉木蘭，這也難以了解。日本辛夷葉子形狀是先端為倒廣卵形、樹枝粗，而柳葉木蘭以基部寬廣的廣披針形、樹枝細為特徵。花瓣全都是六〜七枚，白色，日本辛夷的花瓣基部常帶有紅色。如果開花，柳葉木蘭的花比日本辛夷稍小。日本辛夷其雌蕊在雄蕊群中央，大大地突出，柳葉木蘭稍短。

在北海道很多的北辛夷 *M. kobus* DC. var. *borealis* Koidz 與「和辛夷」相同，只是葉子較大，花也約大一倍。以上辛夷同類的自然分佈是指日本和韓國品，未含中國。

中國產辛夷，主要使用望春玉蘭（望春花）*Magnolia biondii* Pamp.，也有使用玉蘭、白木蓮 *M. denudata* Desr.、木蘭 *M. liliflora* Desr. 等。中國產的生藥辛夷，採集開花前花蕾的乾燥品，味辛，有獨特的芳香，不摻雜花柄及樹枝，外圍包葉殘留綠色的新品者為優。調製只是急速乾燥，不炮製。

全都採用中國原產，以日本為首的各國均被當作園藝花木，尤其是美國也把日本辛夷、四手辛夷等也完全移植，驚訝的是甚

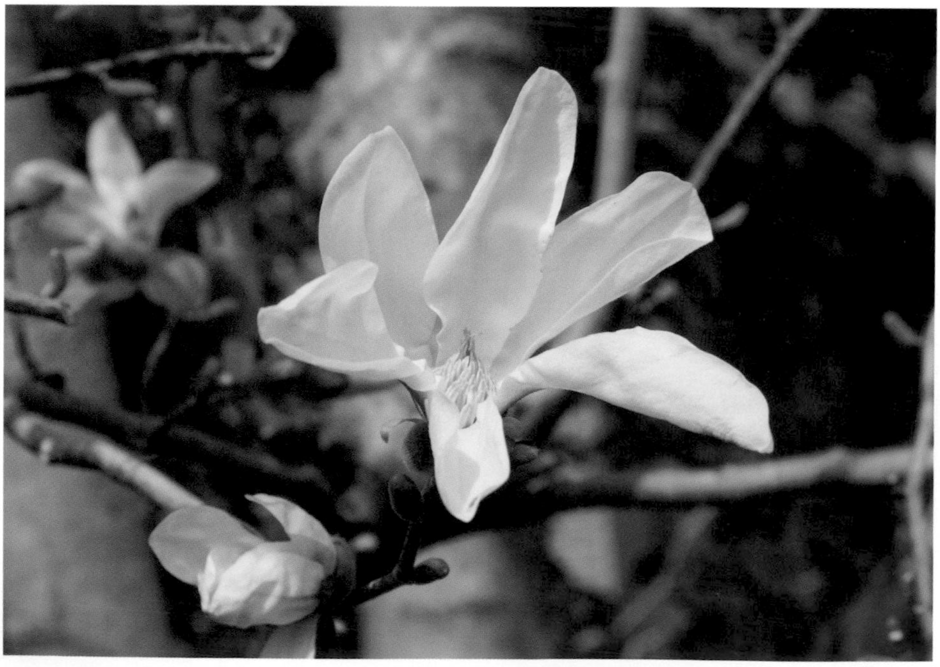

日本辛夷 *Magnolia kobus* DC.（木蘭科 Magnoliaceae）。

至還被幾個州選為州花。

園藝用的品種，也有變種，粉紅色花的星花木蘭 *Magnolia tomentosa* 比日本辛夷還小、像木蘭而花紅紫色的唐木蓮以及白木蓮的雜交種被稱為外紅白木蓮、白木蓮的花瓣外面成為淡紅紫色的更紗木蓮等等，無論哪個都可能成為生藥辛夷的基原植物。現在韓國產是以白木蓮為主流。

作為頭痛及鼻炎藥的有效成分，尚未被確定，所以，不能只以成分來討論這些原植物的優劣。在辣味方面以白木蓮、日本辛夷為佳，在精油含量方面，有報告指出含量依序為柳葉木蘭、北辛夷、白木蓮、日本辛夷、望春花。辛夷不僅是精油成分的組成、基原植物的種類，而且好像因產地不同而有相當的差異，就此曾對各地的柳葉木蘭加以比較。據說一般都含有 1,8-cineole、α-pinene、citral 等單萜類化合物和 methylchavicol、methyleugenol 等芳香族化合物的兩種化合物，還有具有骨骼肌收縮作用和肌肉鬆弛作用的兩個類似生物鹼的成分。

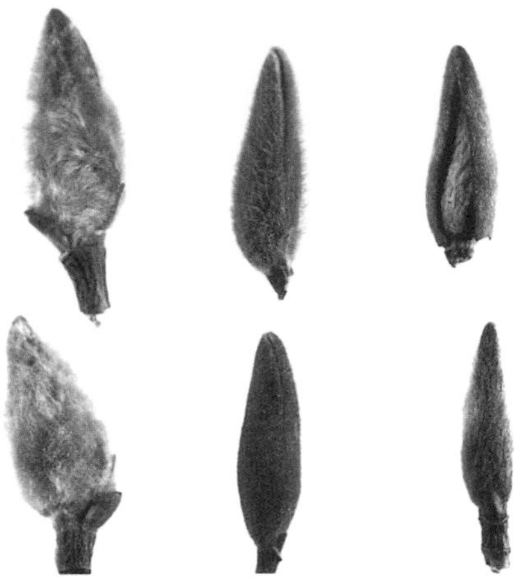
辛夷 從左邊起木蘭、日本辛夷、柳葉木蘭

如果服用大量的辛夷，就會有眼睛充血或頭腦昏昏沉沉等的副作用。

在漢方，歸類為辛溫解表藥，可發散上焦的風熱，但不是發汗藥，作為開通閉塞孔穴的開竅藥。治癒頭痛的鎮靜、鎮痛作用可能是第二層的作用。

當作副鼻腔炎或肥厚性鼻炎的名藥是葛根湯加川芎辛夷（本朝經驗方），但並不一定是鼻塞，任何患者都可用，有時當作項背強直、陽實葛根湯證的藥。

辛夷清肺湯（外科正宗）適用於肥厚性鼻炎、或者上顎洞化膿症、慢性鼻炎等的鼻塞。

辛夷散（濟生方）是辛夷、白芷、防風、細辛、升麻、藁本、川芎、木通、甘草等分的粉末，也被用於副鼻腔炎或慢性鼻炎等的鼻塞和頭痛。

厚（こう）朴（ぼく）

如果從岐阜往高山，沿著飛驒路而去，朴木確實非常的多。有二〇公尺高的大樹，根的直徑超過一公尺也不罕見，葉子也很大，長約三十公分、寬約一五公分、略厚，那麼大的葉子如果掉落的話，想必打掃起來非常辛苦吧！五月開的花不但美麗且大。將塗上薄薄味噌的葉子烤成「朴葉味噌」，這是難忘的奧飛驒純樸的家鄉味。在這地方的便當不是用竹皮，而是用朴木的葉子來包飯團。朴木因年輪不太明顯，比較不會出現角度偏差，雕刻或切削容易，所以作為刀劍的鞘、裁割用小刀的柄、版畫的版木、厚朴底的木屐、其他的家具、工藝品等材料，用途廣泛。

在四川省峨眉山，孫思邈固守在那種有黃連的的牛心寺兒寫出「千金方三十卷」、「千金翼方三十卷」兩卷書（36頁黃連）。這寺院前各矗立有一株高大的黃柏和厚朴。想著在遙遠的過去，唐代的孫仙人也是每天抬頭看著這棵樹過日子，真令人無限感慨。而這些樹的樹齡起碼都在百年以上，事後覺得筆者真是想得太多了。

李時珍本草綱目記載「其木質朴而皮厚，味辛烈而色紫赤」，故有厚朴、烈朴、赤朴諸名。

在日本是朴木 *Magnolia obovata* THUNB.（木蘭科）的樹皮，在中國是厚朴 *M. officinalis* REHD. & WILS.（浙江、四川、湖北、廣西、江西、雲南、貴州等）及其變種，其葉先端凹陷，*M. biloba*（REHD. & WILS.）CHEG 凹葉厚朴，或者稱為蘆山厚朴（浙江、江西）的幹皮、根皮、枝皮（中華人民共和國藥典一九八五）。日本藥局方指定這三種為基原植物（日本藥局方XVI）。上述植物都喜好在濕潤涼爽的氣候，乾燥地區或亞熱帶不生長。在日本流通市場上，習慣把日本產的稱為和厚朴，中國產的叫作唐厚朴，雖然使用時視為同樣的東西，但其實是不同的生藥。

日本產的和厚朴，是把剝下的樹皮乾燥而成；而中國產的，會因產地、使用部位、加工等而有各種不同名稱。常見的是筒朴，是將新鮮的樹皮用沸水稍煮一會兒，堆積在陰濕的地方，內部有如「出汗」般的滲出精油。當變為紫褐色或茶褐色時，蒸之使軟化，呈卷筒狀之乾燥物。肉厚、內面深紫色、油潤者為佳品，稱為紫油厚朴。靴角朴是近樹根的幹皮，厚度不一，一端展開如筒狀，不像鞋子倒像拖鞋的形狀。根朴、枝朴如其名是根或樹枝的皮，全都比主幹的纖維多，咀嚼後殘渣很多。

以產地四川省的川朴、浙江省產的溫朴、湖北省的湖北厚朴等著名。其中，浙江省產的有 *M. officinalis* 和 *M. biloba* 兩

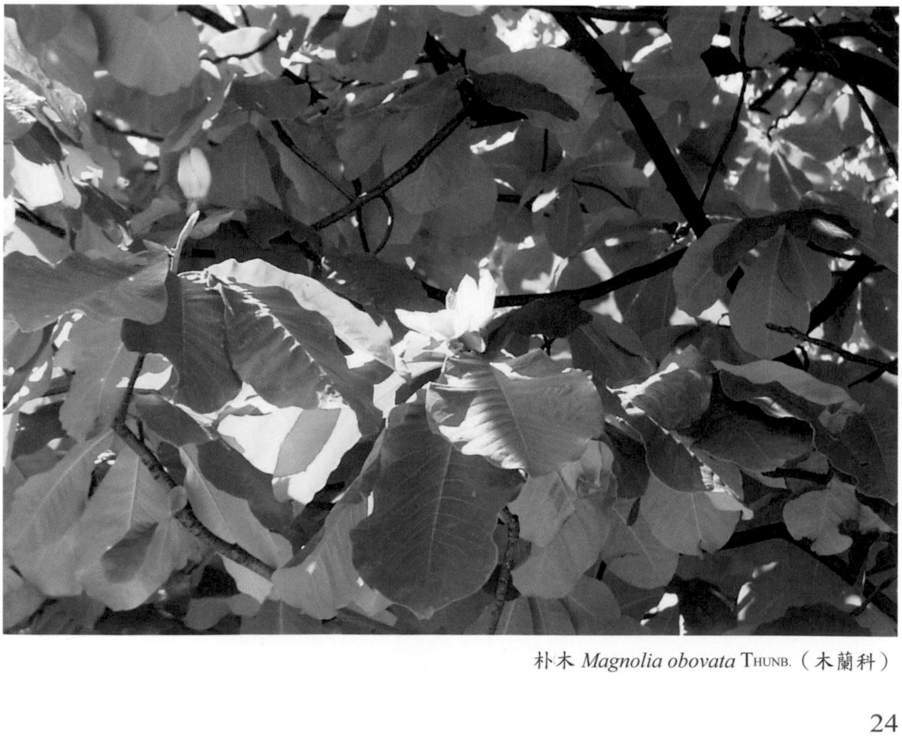

朴木 *Magnolia obovata* THUNB.（木蘭科）

者。日本產的和厚朴因加工方法而氣味差，精油含量也稍稍不如。

三種所含的成分類似，精油成分約一%，以β-以及γ-eudesmol（machilol是錯誤的命名）為主要的倍半萜類和α-以及β-pinene等的monoterpene類，和蒼朮類似，切碎的紫油厚朴的斷面像蒼朮一樣不顯著，有時產生像黴菌一樣的絹絲狀的結晶。在蒼朮的β-eudesmol已被認定具有中樞抑制、增強睡眠、抗電擊痙攣、抗組織胺等的作用。

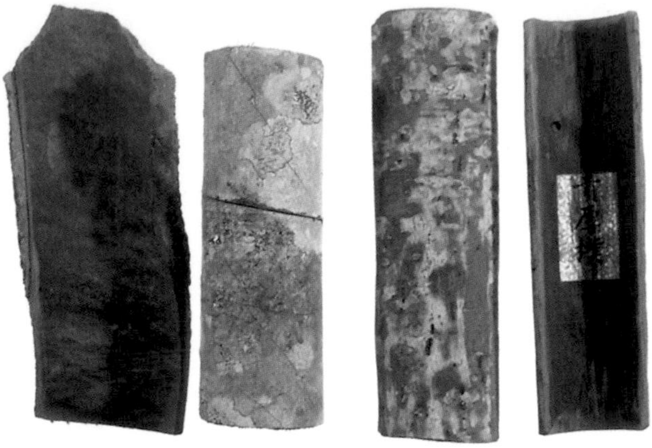

左：和厚朴 右：唐厚朴（金箔被視為是貢厚朴的名字）

生物鹼類已知含有magnocurarine、magnoflorine、michelalbine、annonaine等多數。其中，magnocurarine在神經結遮斷神經傳達的箭毒樣肌肉鬆弛作用已被確認了。但是，作用比箭毒的tuboclarine還要弱。

其C_6-C_3型化合物和別的木酚素類是不同的結構，包括有由二分子縮合而成的magnolol及稱為honokiol的酚性物質，這些與magnocurarine作用點不同，呈現中樞性的肌肉鬆弛作用。像這樣作用點雖不同，卻有同樣的藥效時，筆者認為其作用並不是相加而應是增強的相乘作用。雖然化學構造完全不同的精油成分其作用點應不同，但合起來卻有相乘作用，厚朴所含各個成分並不具有那樣強烈的肌肉鬆弛或抗痙攣作用，但其水抽出物卻有顯著效果的理由吧！

認為具有中樞抑制作用的是以magnolol及honokiol為代表，而β-eudesmol也有類似的作用，似乎也具有一樣的相乘作用。上天的配藥實在真的好厲害，不得不令人驚嘆不已！

其他，脊髓反射抑制作用也顯著。又，具有對革蘭氏陽性菌、大腸菌、傷寒桿菌、赤痢菌、人型結核菌、炭疽菌、黃色葡萄球菌等許多病原菌的抗菌作用，進而，有如本草書的記載「殺腸中蟲」的作用，在對豬的蛔蟲試管實驗得到證明。

日本藥局方歸類為健胃藥、鎮痛鎮痙藥，也有配合為胃腸藥作為家庭藥。

漢方有燥濕除滿、行氣降逆的功效，可作為除去因傷害中焦的「濕」引起的脾胃功能減退、或者由於「氣」的停滯而發生腹部膨滿等的「燥」證、或者「氣」沉下降引起膨滿感的藥品，也可治療因燥濕而起的腹瀉。另外，也應用於鎮痛、鎮痙、鎮靜、止喘的作用。配合成平胃散、柴胡厚朴湯、大承氣湯、小承氣湯、胃苓湯、五積散、潤腸湯、神祕湯、半夏厚朴湯、麻子仁丸、通導散，分消湯、丁香柿蒂湯等許多的處方。

五味子（ごみし）

對應於五行學說，木、火、土、金、水，兼備酸、苦、甘、辛、鹹所有味道，而稱作五味子。但依漢方性味究竟是屬哪一個？哪一個才是主要？自神農本草經到現在的中華本草一直記載著「酸、溫」。也有附加「微苦」的。打開生藥袋確實是散發出像醋昆布一樣的氣味。在日本藥局方描述著「微酸味，而後苦澀」。

五味子 *Schisandra chinensis* BAILL.（木蘭科）的果實在八月左右完全成熟，顏色呈紅帶紫的時候採收，陰乾而得。以直徑六毫米左右的球形、暗紅色～黑色、有皺紋，在表面上往往有白色的粉末。

朝鮮半島、以中國浙江省為始：包括長江以北的各地、中國東北地區，俄羅斯的沿海州、薩哈林島、北海道、本州北部等野生的木本性藤蔓植物。雖然可以用種子繁殖栽培，一般以採野生品為多。不是在日本生產，而是在浙江省栽培，只從中國進口。

在日本，曾以類緣植物南五味子 *S. japonica* DUNAL 的果實作為代用品使用過，和中國的華中五味子 *S. sphenanthera* REHD. & WILLS. 的果實一併稱為南五味子，與五味子由來的北五味子區別。中華人民共和國藥典也好，日本藥局方也好，都沒有記載南五味子，至少在日本的市場並不存在。日本南五味子比五味子的果實小一些。五味子的種子是漂亮的腎臟形，而南五味子的種子沒有特別形狀，且其特徵是容易彎曲，可以很容易地區別。中國產南五味子更小。

由莽草酸途徑生合成的化合物非常多，其關鍵化合物為植物成分莽草酸。苯環與一分子醋酸結合成三碳側鏈苯環，稱為類苯基丙烷類。這 C_6-C_3 型化合物多數聚合成高分子的物質，稱為 Lignin（木質素），在細胞壁上堆積成堅硬的木材。而二分子苯基丙烷類則結合成木酚素類。

在原國立醫藥品食品衛生研究所的國立衛生試驗所從一九七〇年代到八〇年代期間，由田口平八郎氏進行的研究，從種子油之石油醚層抽提，發現大約四十種木酚素類，命名 schizandrin A～C，gomisin A～U 等，當時每次這類學術研究在學會被一連串報告時，常常被詢問「還有嗎？」被用羨

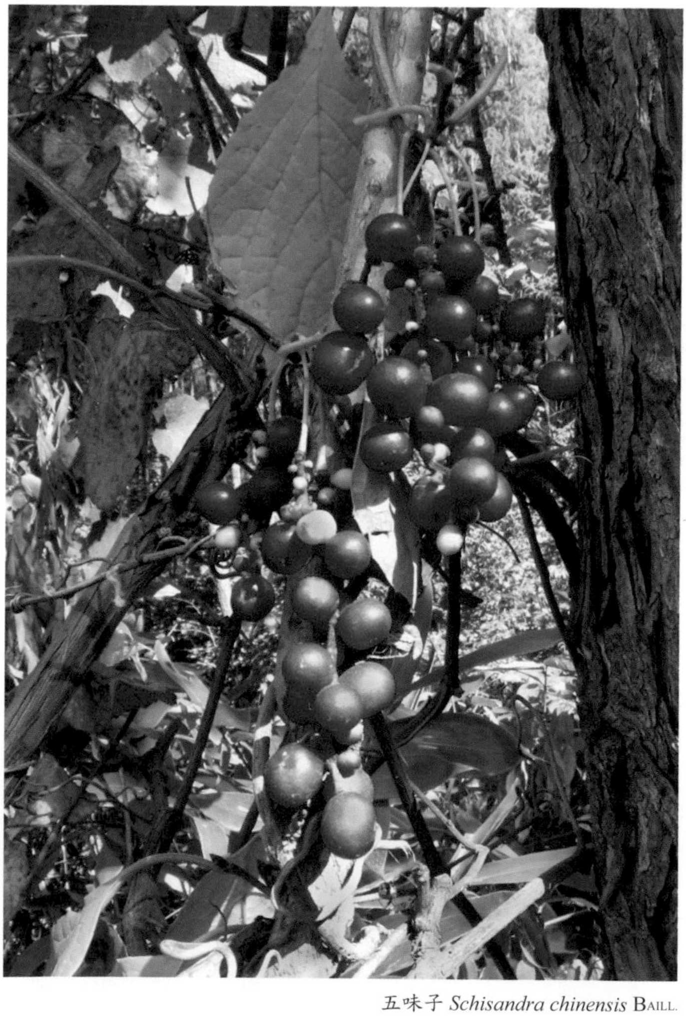

五味子 *Schisandra chinensis* BAILL.
（木蘭科）（由山岸 喬氏提供）

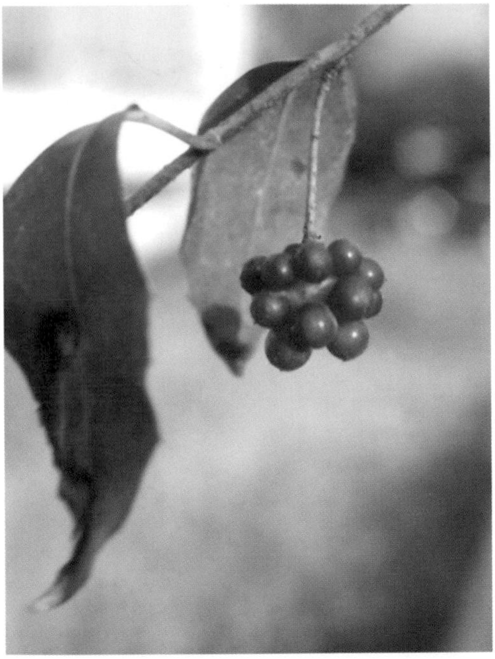
南五味子 *S. japonica* Dunal

慕的眼光期待著。

藥理實驗在中國和日本已有許多研究。石油醚提取物能增強 reserpine 在小鼠和大鼠的精神穩定作用；認為稀乙醇提取物對賽馬有抗壓、消除疲勞效果；水或五〇％甲醇提取物能抑制皮膚過敏反應。gomisin A 具有抑制中樞、鎮靜劑樣作用、鎮咳作用、預防壓力性胃潰瘍、抗炎症、抗過敏、利尿作用等，schizandrin 也具有抑制中樞或鎮靜劑樣作用、鎮痛作用、胃液分泌抑制、壓力性胃潰瘍預防作用、利尿作用，呈現非常相似的作用，gomisin A 大致呈現持續性作用，而 schizandrin 的作用是一時性的。

另外，在中國被發現的木酚素 wuweizisu C（deoxyschizandrin）已有報告指出，具有抑制肝臟細胞障礙，抑制肝臟纖維化，促進肝臟再生，肝機能亢進等作用。而水提取物被認為具有抑制血小板凝集作用。

以中醫學的藥效分類與山茱萸等同列為固澀藥。被使用於糞便或尿液、汗液、精液等的漏出，即所謂滑脫等症狀，如脫肛、子宮脫垂等括約肌功能下降、無力的肺腎陽虛證狀等。常用的漢方製藥大致地分成強壯藥和止喘藥。

人參養榮湯（和劑局方）使用於病後的疲勞、倦怠、食慾不振、貧血、手腳冰冷等。

清暑益氣湯被使用於炎夏，中暑、食慾減退、腹瀉、全身倦怠等。

杏蘇散、小青龍湯及小青龍湯加石膏、小青龍湯合麻杏甘石湯等被認為是鎮咳祛痰藥，應用於支氣管喘息、鼻炎或花粉症等。

清肺湯應用於引起呼吸困難的哮喘樣症狀，補肺湯還是應用在上呼吸道障礙而聲音嘶啞等。

苓甘薑味辛夏仁湯雖如名字那樣的複雜配合，應用於貧血、冷症，如哮喘、咳嗽、支氣管炎、支氣管喘息或心臟衰弱、腎臟病等。

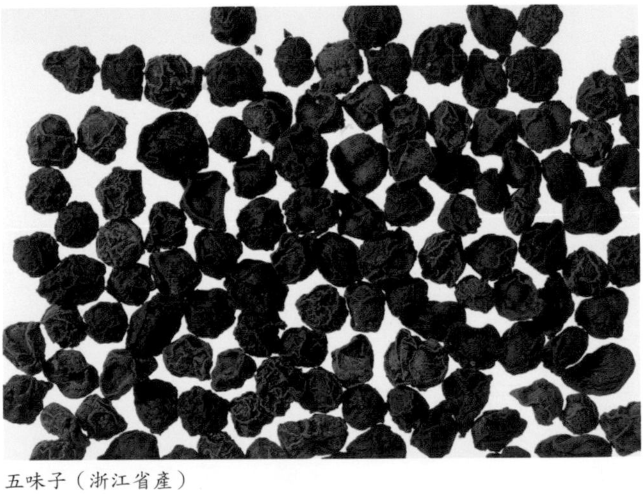
五味子（浙江省產）

桂皮

けい ひ

京都點心「八橋」的說明書上寫著是依江戶初期「六段」的作曲者，名琴師八橋檢校箏曲的琴形狀所做成的食品，但見到這糕點卻無法想像琴的形狀，倒像是仿造桂皮的形狀做成的。由南洋輸入的桂皮與其說是藥，倒不如說是可以拿來當作吃的珍貴點心。利用可以容易吃到的桂皮，做出更加好吃的東西，也不是不可能的事。事實上，「八橋」名稱的由來是引用喜歡這點心的琴師流派一說，而流傳至今較為可信。

「八橋」是糯米、砂糖等再加入桂皮細粉末為原料而成的，過去使用辣味強的日本桂皮。到了戰後日本桂皮的生產衰退，現在主要是用中國廣西、廣東或越南生產的桂皮。作為食用香辛料時，一般傳統上都使用比爪哇桂皮或錫蘭桂皮等辣味更強的藥用桂皮，可惜的是那剛剛燒烤起來的辣味，真是辣到令人說不出話來的。

要做出桂皮粉末是相當困難的。桂皮是樹幹的皮部，外側的皮部柔組織和內側的篩部柔組織之間的細胞壁，是由非常厚的石細胞層所組成，肉眼即可察覺斷面有白色的線。這細胞直徑約二〇微米，如果不弄碎至一微米以下，口感就會變得很不好。即使用篩網來分，也無法分得這麼細。若以高速衝擊粉碎所花費的時間，會因摩擦熱和冷卻風，而使芳香成分揮發消失。由此可知桂皮的粉碎是多麼的困難！日本的傳統製藥技術能以非常簡單的方法，來解決這艱難的技術。

在長、寬、高都約一．五公尺的密閉房間的底層深深的嵌入石臼，用低速強力的水車啟動又粗又重的搗杵，用力的研磨，桂皮逐漸成為細小的粉末，在空氣中飛舞。那微細粉末因為帶有靜電，所以在房間的牆壁和天花板上形成厚厚的一層，附著在天花板上的是最微細的粉末。在那個只能自己在鍛冶工廠親手製作的時代裡，製作出為了維持水車運轉所必要的金屬小零件，究竟應該稱之為低技術或高科技呢？總之，「八橋」的口味就是這樣被傳承下來的。

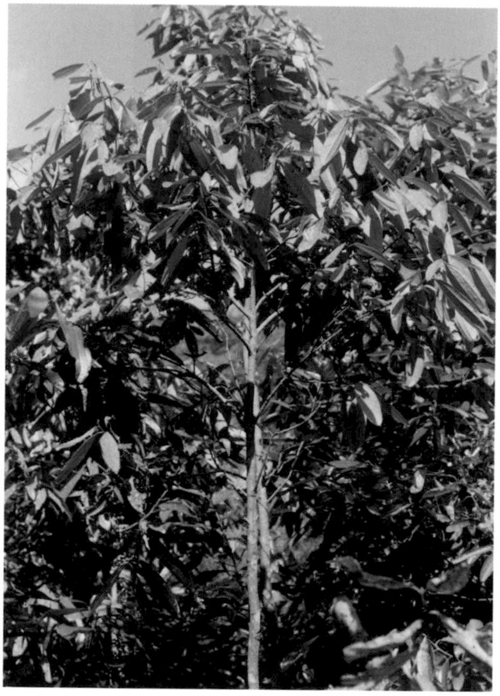

廣東省栽培的桂 *Cinnamomum cassia* Presl.
切除樹幹的根元，培養出一個個新的樹枝。

藥用的桂皮、桂枝的基原植物是從中國廣東、廣西到越南北部的自生或栽培的桂 *Cinnamomum cassia* Presl.（中名：肉桂，樟科）。

中國廣東省，從廣州往西約一〇〇公里處的肇慶市。挾住河川對岸的高要縣是因帆船牌商標而出名的桂皮名產地之一。肇慶是中國文房四寶之一，端慶硯的產地，而美麗的七星湖就位在城鎮的中心。唐代有位第五度航海和一起行動的日本留學僧榮叡，漂流到海南島而失明的鑒真，最後病死在城鎮東北處的鼎湖山。一九八四年的夏天，進入到接連這個鼎湖山背後的山，可看到栽培品。

最初播種在秧畦上，經培養二、三年以後，定植在朝東南向陽處的山坡上。以排水良好的腐植質傾斜地為佳，避開強風，為了保持濕度，在杉木等造林中區劃為肉桂田。經六、七年後，根的直徑約為五公分，在離地約二〇公分處採伐，是為首次的採收。依樟科植物的慣性，從被切割的樹幹周圍會生出許多芽，把其中二、三棵強的樹枝培養為新的樹幹。再經六、七年切除粗的樹幹，從殘株生出新的芽。如此反覆操作，像這樣種一次的苗，就能重複百年以上的採收。

四月清明節的時期，雨多樹皮容易剝離，是桂皮採收的時期。嫩樹幹的栓皮也薄，切取長度約四〇公分，陰乾成管狀的為「桂皮」。如果稍微老化，栓皮變厚，削除外皮者，為「桂心」。十年以上的無法形成管狀，稍微捲成筷子的程度稱「企邊桂」。野生品的老樹成為厚的板狀，叫做「板桂」。

為了培養好樹幹，初秋剪枝獲取「桂枝」、「桂葉」以及未成熟果實的「桂丁」。即使未成熟，但為大粒者叫做「桂子」。桂枝除用於漢方以外，與桂葉、桂丁等一起經水蒸氣蒸餾，是為取得「桂油」的原料。

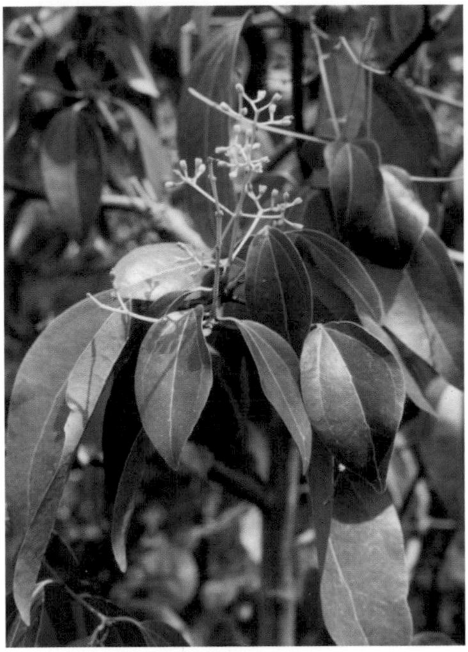

錫蘭肉桂 *Cinnamomum zeyloanicum* Nees

中國肉桂的主產地是從廣西桂林到梧洲的桂江流域，以東興桂皮、西興桂皮等名義出貨。說起桂林的「桂」是木犀，而「桂」這個字是三縱支葉脈形狀的象形文字。

日本肉桂是在和歌山、高知、鹿兒島等地栽培的肉桂根皮，這植物在分類學上並未確定，首先是原產於東南亞的 *Cinnamomum sieboldii* Meisn.，也有說是 *C. loureirii* Nees 的時代，最近也有認為是 *C. okinawaense* Hatsushima。

雖然日本肉桂被認為品質變差，但是品質評價的基準並不明確，因此認為品質不好並沒有什麼依據。從江戶時代到昭和年間的日本，主要使用日本肉桂，也是不能被忽視的事實，因此可作為桂皮的代用生藥。不過，肉桂樹形很好，即使作為木材，也很優質，應可作為園藝、林業研發方向的植物。另外，即使不用根而是樹幹的皮也很有希望開發為新的品種。

錫蘭肉桂 *Cinnamomum zeylanicum* Nees 在斯里蘭卡等地栽培，不是用主幹而是剝下樹枝的皮成管狀，被俗稱肉桂或肉桂棒，主要作為食用香辛料。

最近對桂皮成分的研究有顯著進展，現在已能更進一步充分說明漢方廣泛的應用。桂皮和桂枝的差異在藥理學上並不太明確，因此無法在此做評論，在往後數年內應該會相當明確吧！最近在對流行性感冒的抗病毒作用上，相當被關注。

但是，在古籍中作為溫中補劑的桂皮，與作為解除氣逆上衝或營衛解表藥的桂枝，是有區別的。日本藥局方以此作為藥局製劑指標的基礎，桂枝被認為是桂皮的廉價品，對於桂枝湯不用桂枝而用去皮的桂枝，是無法理解的。桂枝就是桂枝。而剝去桂枝的皮，只是除去表皮或者栓皮呢？是意味著自然剝落的角質層？還是除去全部皮部呢？會出現兩種考量，稍後再作討論。

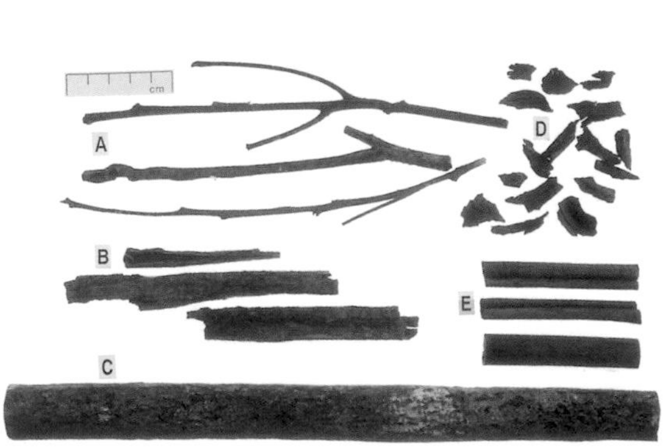

A：桂枝 B：廣南桂皮 C：西興桂皮
D：日本桂皮 E：錫蘭桂皮

烏（う）藥（やく）

西元前二二一年，中國出現一個前所未見的廣大統一國家秦國，做為割據各地的最高統治者，號稱「皇帝」，出現了秦始皇。直到西元前二〇七年滅亡，雖在位僅短短十五年，卻能在世界歷史上留下如此大的足跡的人物，還真找不出其他人，不是嗎？為了對抗來自北方威脅的長城、附帶的烽火台通訊網象徵防備體制、代表絲路的道路整備、未完成的聯繫南北運河計畫等。當然，因為有其必要性，所以後代承續這項建設，或許現在看來不算什麼，但在當時可說是中國的大工程。

通往吉爾吉斯和拉薩的鐵路、橫貫西域的道路、全國的機場、航空的整備，高速公路網、長江三峽堰堤等，到了二十一世紀初，才陸續完成足以媲美秦始皇壯舉的大事業。

在長安秦始皇陵其兵馬俑已被發現四十年，雖然還持續不斷的發掘，但至今尚未被觸及陵墓的主體。中國陵墓在入口正面是地下宮殿，裡面有安置棺材的房間，左邊房間是放財寶、右邊房間是放書籍。聽說被項羽破壞並帶走了財寶，但書籍究竟怎麼樣了呢？普遍認為始皇帝由於焚書，把當時的書籍燒光，在死後的世界所需要的書應該都留在墓裡了吧？筆者認為應該還放在長安的遺址，因為秦以前的醫學藥學書籍不是一個接著一個被發現嗎？像後漢時代形成的漢方醫學，也可以認為是在之前秦始皇從全國各地搜集到的醫療相關重大訊息。

秦始皇為了要尋找長生不老藥，派遣徐福到日本。

關於徐福充滿了謎樣的傳說，若目的只為尋找長生不老藥，為什麼須帶領全體家庭成員、親戚出國呢？尋找長生不老藥是不是藉口呢？而在日本久居的地方，究竟是佐賀還是紀州呢？總之，故事是發生在日本還沒有文字的時代，其記載並不明確。而佐賀及和歌山兩地都有祭拜徐福的徐福神社，兩邊陣營都不讓步。為了研究徐福，連學術會議都有了，可見非常嚴重。

而徐福所要找的是天台烏藥 *Lindera strychnifolia*（Siebold & Zucc.）Fern.Vill.（=*L. aggregate*（Sims）Kostern）（樟科）。其肥大的根是為烏藥，而浙江省天台山的天台烏藥好像是品

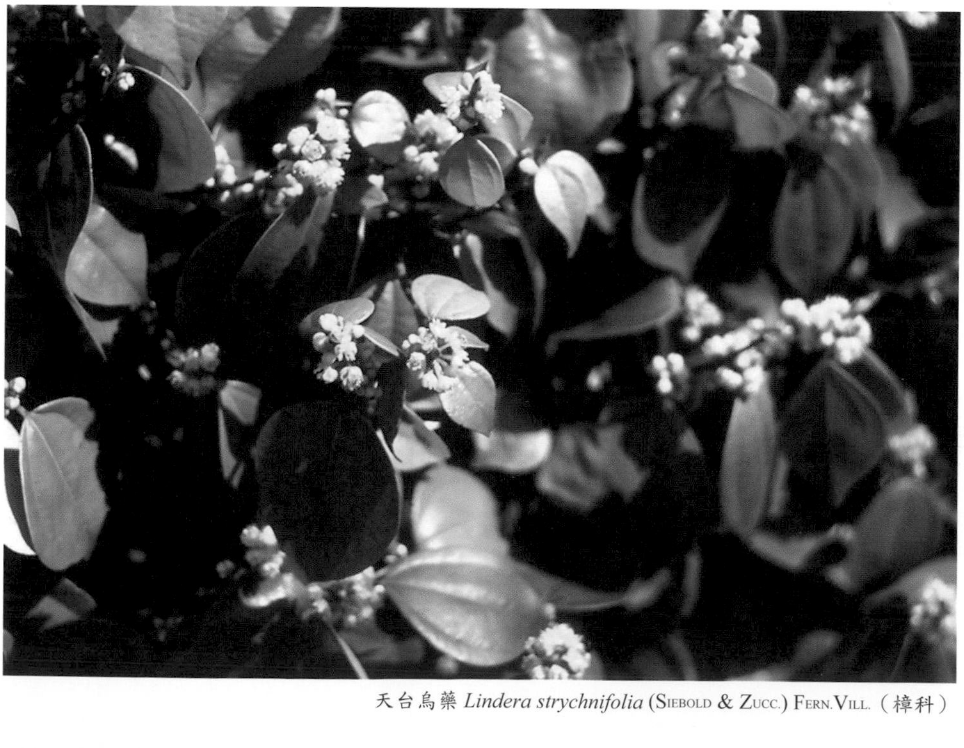

天台烏藥 *Lindera strychnifolia* (Siebold & Zucc.) Fern.Vill.（樟科）

質最高的。在二〇〇五年第十四修正版的日本藥局方第二次修訂時，首次被收載。

這植物分佈在中國黃河以南的各地，即使日本也在九州、四國、紀伊半島可見到野生的灌木。植物學家認為是由中國引進，在日本栽培而成為野生種。如果是這樣，那麼來日本尋找烏藥的說法就有待商榷了。為了紀念中日關係正常化，大平總理大臣把天台烏藥的種苗贈送給中國，說法是徐福沒有能夠拿回去給始皇帝。現在栽培在北京香山植物園裡。

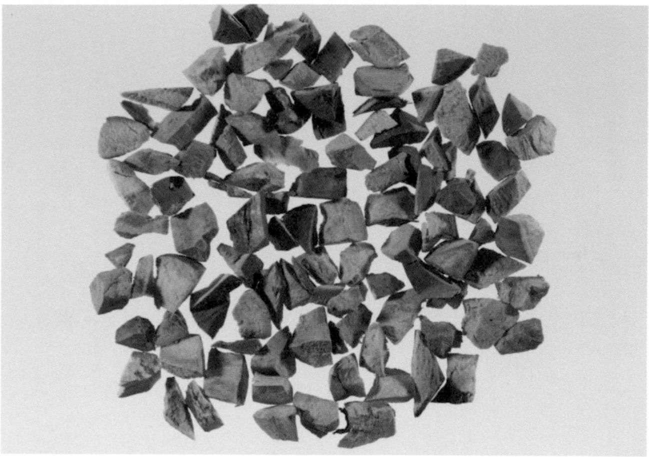

烏藥（浙江省產）

烏藥的精油成分是鹽野義研究所所長武田健一博士的畢生心血，許多獨特的倍半萜類化合物被逐一發現，以linderazurene, linderalactone開始，點綴著一九六〇年代天然物化學光彩的研究。接著是發現生物鹼laurolitsine，被認為是健胃整腸藥，但其藥理還不清楚。

在漢方的烏藥其效用是肝鬱氣滯的行氣止痛藥。簡而言之為順氣、開鬱、散寒、止痛，使用於因氣逆引起的胸腹脹痛和消化不良、反胃、嘔吐、疝痛等。與烏藥配伍的藥方，例子不多。

芎歸調血飲是出典於後世方的萬病回春，川芎、當歸、牡丹皮等常用的婦人病藥，加入陳皮、香附子、烏藥等理氣藥，總計配伍十四種生藥。應用在產後氣血虛損、脾胃虛弱等的惡露、神經症、月經不順、體力低下等。

芎歸調血飲第一加減是一貫堂經驗方，為森道伯的變方，芎歸調血飲加入芍藥、桃仁、紅花、枳實、桂枝、牛膝、木香、延胡索，組成藥物也到達二十一種複雜的組成。使用於惡露不止、胸腹膨滿、疼痛等瘀血症。

烏藥順氣散是加上一般用漢方處方的新藥方，出典於和劑局方，由麻黃、陳皮、烏藥、川芎、白殭蠶、枳殼、白芷、甘草、桔梗、乾薑、生薑、大棗等組成的複雜藥方。一般認為對於因氣滯引起的四肢麻痺有效，由於輕微的腦出血或腦梗塞引起的手足和骨節的麻木感、麻痺、疼痛、半身不遂、顏面神經麻痺、言語障礙，或四十肩、五十腰、閃腰、落枕等的各種的疼痛。被認為是針對現代生活習慣病應用範圍廣泛的藥方。

附子（ぶし）

為烏頭類，其毒性在植物成分中是第一名，在目前已知的自然毒中，其次是河豚毒素 tetrodotoxin 依序為第四～五名。不管怎麼說，不知神農氏是如何嚐這相當可怕的毒草？

花的形狀很像使用於舞樂的頭冠，因而稱之為烏頭，因為也像騎士的頭盔，所以德文也稱為 eisen hut（鋼盔）等。中文名是來自於根的形狀，肥大塊根的表面為黑色、圓形頭部、前端稍微彎曲而尖，莖的殘痕像圓滾滾眼球般，因而稱之為烏頭。另外，像主根的塊根兩端在第二年發芽生出子根，稱為附子。開花時期，當年的塊根萎縮而子根充實起來。因而，使用於藥用者是為附子。

廣泛分佈於北半球的烏頭屬，植物分類約分成三百種，特別是亞洲品種很混亂。富山醫藥大學的難波恒雄教授在阪大時，與植物學家田村道夫博士合作仔細研究，有條理地整理出來。

日本一直以來，首先主要是使用福島縣白河，其次是新潟縣佐渡，大量栽培的山烏頭 *Aconitum japonicum* Thunb.。

中國似乎自古就有栽培，四川盆地的平原，特別是江油、綿陽等，是現在的主產地。栽培的基原植物確定，是四川省稱為川烏頭或草烏的 *Aconitum carmichaeli* Debeaux。在中國基原植物限定為這一種，連其它地方也都從四川取得種苗展開栽培。日本也限定同種栽培，現在栽培於北海道。

羅密歐和茱麗葉的故事—從神父那兒拿到神奇的藥物，服下去後會停止呼吸，身體冰冷，感覺不到有生命的氣息，但四十二小時後就會甦醒過來。如此一來，羅密歐和神父就能從墓中救出茱麗葉。而這計畫羅密歐並不知道，當他來到墓前就傷心的服毒身亡。等醒來的茱麗葉看到這場景時，就揮劍自刎而死—這樣的悲劇。

自一八三〇年代發現 aconitine 成分以來，約歷經一八〇年的大型研究。引起強神經系統麻痺的毒性主體，就是以 aconitine 和更強的 mesaconitine 為代表。具有強的局部知覺麻痺，少量引起心律不整，脈搏微弱的作用，會引起像這樣冬眠狀態也不是不可能，其中毒事件報告是，難過得在地上打滾、口吐白沫，痛苦折騰，無法平靜的醒來。一個成年人的致死劑量有說是二毫克或五毫克的。也有一個根就造成一個家族五人食後全部死亡的事件。

這些有毒的生物鹼是由醋酸酯和安息香酸酯結合而成。這兩酯的結合以立體化學而言是很脆弱的，在有水存在下加熱會水解，首先去掉醋酸，接著安息香酸脫落，同時毒性降低。從 aconitine 脫掉醋酸的 benzoylaconine，對老鼠急性毒性約降低為一五〇分之一，仍有鎮痛作用。在一二〇℃、加壓水蒸氣（1 kg／cm^2）悶熱四十分鐘的條件，附子內的 aconitine 完全生成 benzoylaconine，並確認其強心作用不變，已被開發為目前日本正在使用的加工附子（日本藥局方附子1）。在已故大阪大

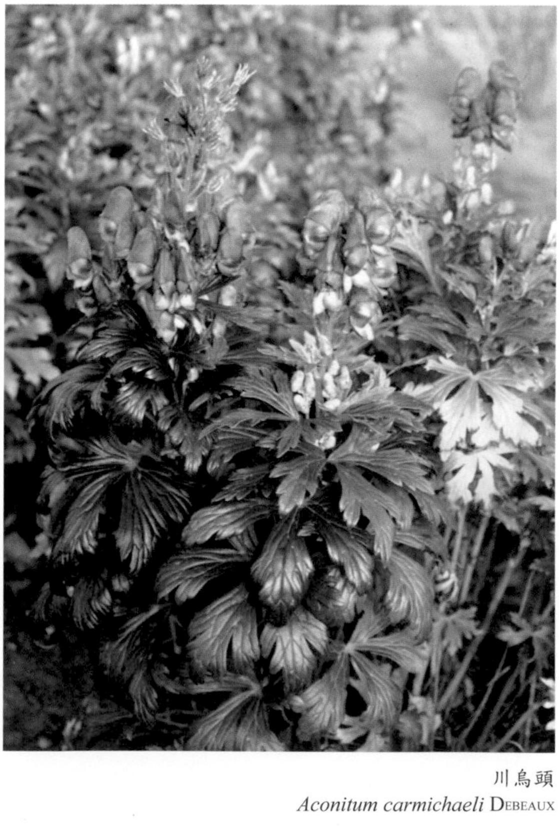

川烏頭
Aconitum carmichaeli Debeaux

學高橋真太郎博士指導下，筆者也加入難波博士團隊，從事這項研究。最初是進行關於漢藥修治的研究。

由於附子含有「回陽救逆」的成分，所以首先發現對青蛙的心臟有很強的強心作用物質的就是矢數道明博士。我們也曾加以追蹤，筆者在研究所的碩士班二年間，只知有二種結構不同的強心作用物質，但受限於當時的分離技術不得不放棄。經過十幾年之後，分別由靜岡藥大的小菅、横田兩博士等人發現了higenamine、東北大的曳野博士等人發現coryneine。全都能增強心臟的跳動而增加血流量。也全都是酸性的水溶性生物鹼。無法用一般的生物鹼抽出方法來處理的。

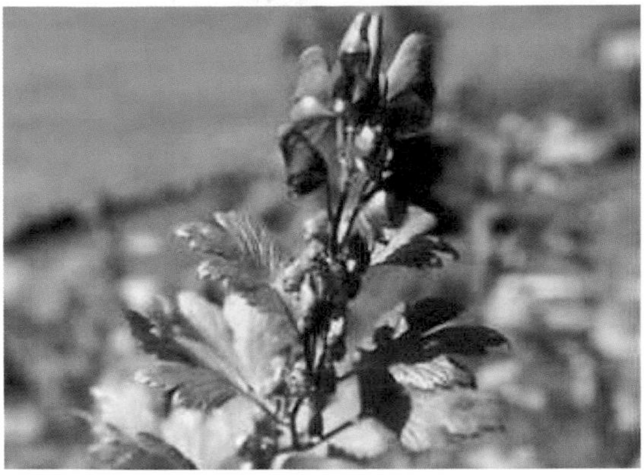

山烏頭
Aconitum japonicum Thunb

目前中國把栽培川烏頭塊根的乾燥品稱為川烏頭，野生的川烏頭或別的類似植物的塊根叫做草烏頭。而在日本，不管是栽培品或未加工品都稱之為草烏頭。

所謂鹽附子就是把開花時期採得的大型子根，浸入溶於水的食鹽和苦汁的混合液中，而後乾燥，直到附子表面出現大量結晶鹽粒之前，重複處理而成者。以上三種，aconitine含量沒有變化，毒性沒有減少。

從中國進口、已降低毒性的加工品，全都稱為炮附子（日本藥局方附子2）。

自古以來有各式各樣的方法，來進行降低毒性的加工。選取中等大小的生烏頭，浸入鹽滷水液中數日，並與鹽滷水同煮沸、撈出、水漂、切成厚片，並加入黃糖及植物油製成的調色劑，使附片染色。水洗、取出蒸熟、曬乾，是為黑順片。選取較小的烏頭，浸入鹽滷水液中，並與鹽滷水同煮至透心為度，撈出、剝去外皮、縱切成薄片，浸水、取出蒸熟、乾燥、以硫黃燻後、曬乾，是為白附片。取鹽附子用清水浸漂，至鹽分漂淨，與甘草、黑豆加水同煮透，刮去皮、切為兩瓣、續加水煮約二小時，取出、乾燥，是為淡附片。黑豆成為附子中毒的解毒劑。

取漂淨過的鹽附子，剝去外皮、輪切，再加水泡至口嚐稍有麻辣感為度，接著浸在生薑湯裡數日，然後蒸熟、用武火急炒、像柿子餅一樣微膨脹為度，是為炮附片。

在中國的醫院，會交給患者一張說明書，告知當服用後嘴有麻痺感時，需再煎煮一小時，以預防意外的發生。

在日本是把山烏頭*Aconitum japonicum* Thunb.的根浸漬在食鹽水中，而後塗布石灰以作為減毒處理的成品（日本藥局方附子3），是近來使用的方法。

有關於附子的修治研究，進一步進行的不只是烏頭鹼的加水分解，連酯的交換、脫醋酸等不同的化學反應而生成的低毒性物，大阪大學的北川教授都有深入的研究。

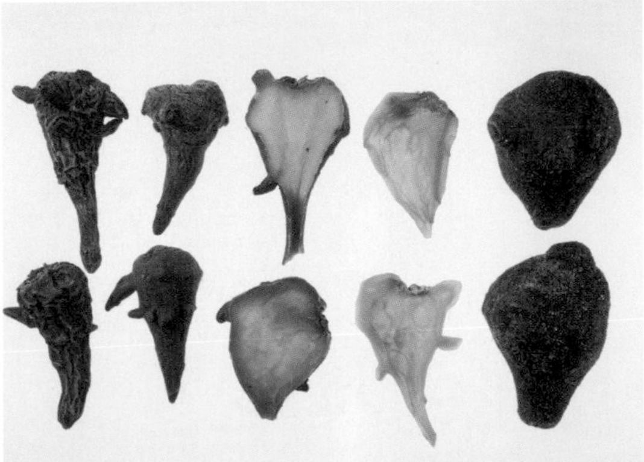

附子（從左起 未加工、炮附子、白附片、黃附片、鹽附子）

升麻（しょうま）

電視連續劇裡描寫武田信玄。那主題曲的背景好像是蓼科高原上的草原風光，在最前面搖曳著白而長的花穗就是單穗升麻。就像透過電視觀看籃球及美式橄欖球的比賽，當投擲跳躍時，敵方的啦啦隊在對方進球後面的座位佈陣，讓細長的氣球一起輕輕飄動一樣，即使閉上眼睛，也會回想起在高原上群生的單穗升麻。升麻是信州或東北、北海道裝飾在初秋的草原上五彩繽紛的花朵。

毛茛科升麻屬植物在世界上只有十餘種，大部分都被當作藥用。在教科書上寫著屬名「*Cimicifuga*」的「Cimici」是「床鋪臭蟲」。而「fuga」是音樂用語譯為賦格之意，有使蟲逃離之意。

不過，在中國和日本的升麻並沒有被使用作除蟲的用途。在植物學上北美東部的*C. racemosa* Nuttal et Black Cohosh稱之為american bugbane（蟲之毒），而把這英名bugbane拉丁語化，設為屬名。一般當成解熱鎮痛藥，也能如種名的意義把根莖的粉末使用於驅蟲。在美國東部，如果進入初夏的森林裡，就會從樹叢裡飛出直徑五、六毫米的大型壓蟎，在人類和動物的皮膚上產卵，如果孵出，幼蟲就會潛入體內，一種是不知道將從哪兒跑出來的麻煩蟲，後來「bug」成為電腦程式錯誤的語意，並不是一般認為沾在被子上的臭蟲（南京蟲）。因為攸關南京市的名譽，在這裡提示一下。

在南京車站的月台上看到落花生，因為認為是真正的南京花生而想買來吃吃看，卻是用甘草煮，變得太甜很難吃。甘草的原植物有稱為南京甘草的，但南京並不是落花生和甘草的產地。

升麻在日本①是單穗升麻*Cimicifuga simplex* (DC.) Turcz. 的根莖。也分佈於中國北部，從陝西省到黑龍江省、西伯利亞，中國也有一部分使用。在中國主要使用②興安升麻*C. dahurica* (Turcz.) Maxim. 或者③升麻*C. foetida* L. 及④大三葉升麻（關升麻）*C. heracleifolia* Kom. 的三種。②是華北、東北品，稱為北升麻，多產於河北省、山西省。興安升麻的植物名由來，是劃分遼寧省和內蒙的大山脈—大興安嶺。體形肥大，有許多內陷的圓形空洞，直徑一公分以上的老莖殘跡，表面近黑色。是在日本比較喜歡使用的黑升麻，不只②也包括③和④。產於四川、陝西、青海稱之為西升麻或川升麻的，表面淺灰褐色，外部形狀也小一點，中國古書認為這個為優。日本產的①更為小型，表面黑褐色。①的花穗分支少，中心穗長直立，

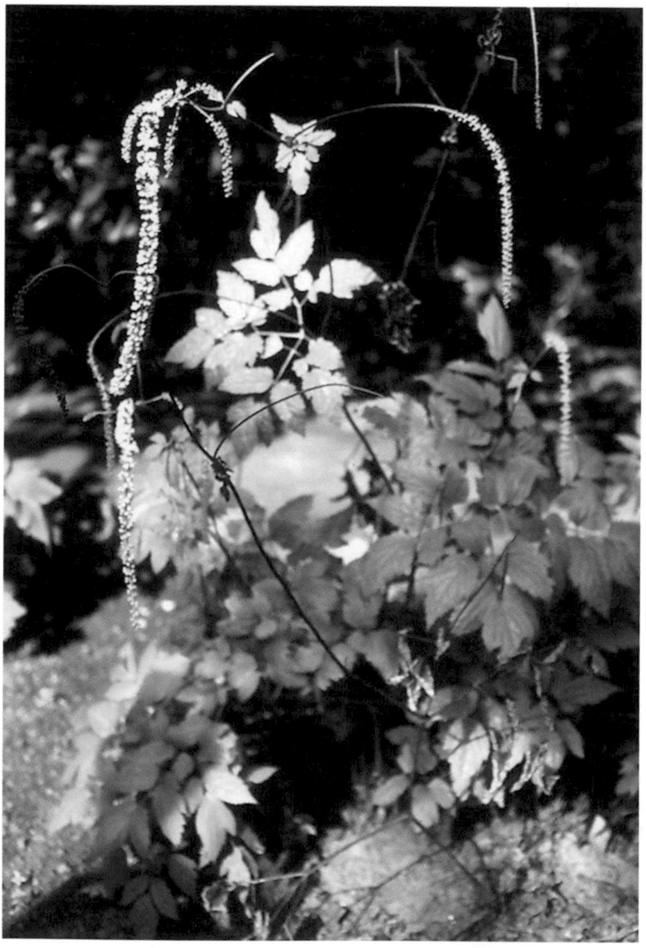

單穗升麻
Cimicifuga simplex (DC.) Turcz.

先端下垂。比起花瓣雪白的雄蕊更引人注目。穗的長度有時超過一公尺。只是，現在日本幾乎沒有生產升麻。

除此之外，有被稱作赤升麻、綠升麻的，赤升麻是虎耳草科落新婦*Astilbe*屬的植物；而被稱為綠升麻、廣東升麻者是菊科的麻花頭*Serratula*屬的植物。如圖片所示表面是綠褐色。這些是地區性被當作升麻代用品使用。

在成分上，已知從②有酚羧酸類的ferlic acid、isoferlic acid等，呋喃香豆素類的visnagin、visnammiol、cimicifugin等特異化學構造的三萜類的cimigenol、cimigenol-3-xyloside、dahurinol等。由①確認知除有多數的三萜以外，還有苦味的呋喃香豆素類的khellol、ammiol、cimifugin等。

在藥理實驗方面，已證明了抗炎作用，可減少在大鼠的肛門上用醋酸和乳酸引起的潰瘍面積、鎮痛、鎮痙、延長睡眠，中樞抑制等。

升麻的漢方用法在古方與後世方看法相當不同，漢代的神農本草經記載除「解百毒」以外，還具有發表透疹、清熱解毒的藥效，到了金、元以後變為重視升提中氣、升舉陽氣的效果。中氣為中焦之氣，升提中氣也就是為提升胃腸的消化功能。升舉陽氣大致也可作同一種意思來解釋吧！

補中益氣湯是以人參、黃耆、白朮等補氣藥為中心的藥方，好像普遍認為須加入升麻。升麻不只具有升提中氣的作用，而且，其清熱解毒的作用或許能大大地擴展補中益氣湯的應用範圍。

綜觀漢方的常用方，升麻被認為是痔瘡用藥，如乙字湯、秦艽羌活湯、秦艽防風湯，加味解毒湯等，主要全都用於痔疾。

升麻葛根湯只是歸類於古方而被記載於和劑局方的藥方。從名稱上認為好像只是葛根湯加入升麻，實際組成是葛根、生薑、芍藥、甘草加上升麻。或許想像是從芍藥甘草湯發展而來比較容易理解。使用於有強烈的頭痛和發熱、發疹的流行性感冒等初期的感染症。

辛夷清肺湯應用在蓄膿症、上顎洞化膿等。

立效散是能止劇烈的牙痛、拔牙後的疼痛等牙科專用的鎮痛藥，由細辛、升麻、防風、甘草、龍膽等組成的簡單處方，為什麼會有那麼強的鎮痛作用，令人難以理解。提出這個方子的金元醫學四大家之一的李東垣，應該說是位罕見的天才吧！

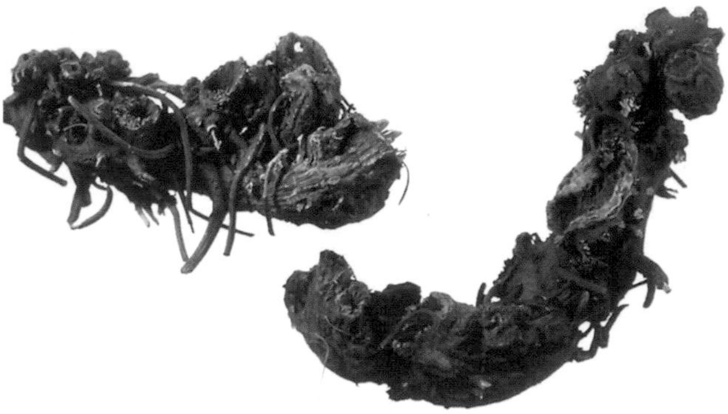

河北產的北升麻（黑升麻） *C. dahurica*

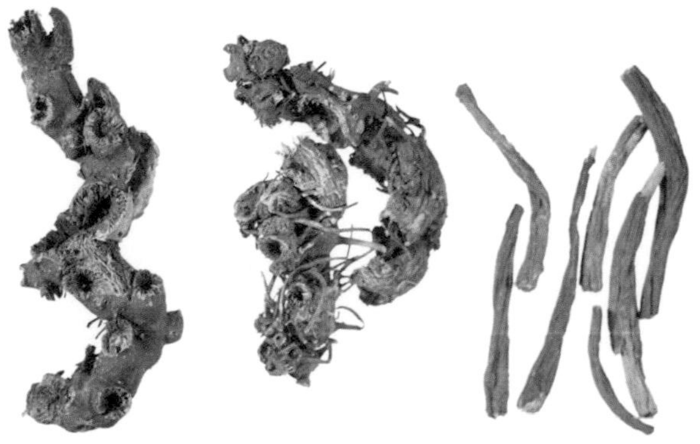

左起：日本產升麻、川升麻、綠升麻

黃連（おう れん）

類似中國黃連的植物，在日本野生品就有六種，因為分佈廣泛，所以在日本比起當作漢方，應該在非常久遠以前，就已被當作民間藥使用了。

距離中國四川省成都市南方一〇〇公里外，從那有名的成昆鐵路火車的車窗，也能看到峨眉山（三〇九二公尺）的美麗景色。後方是純白的四姑娘山，東方可看到陡峭山壁的容貌，登山口的看板被郭沫若題為「天下名山」。與山西省的五台山、浙江省的天台山併稱為三大靈場，為西藏人絡繹不絕巡禮的勝地。唐朝的孫思邈在這兒生活到一百零一歲，所作千金要方、千金翼方兩書是有名的著作。

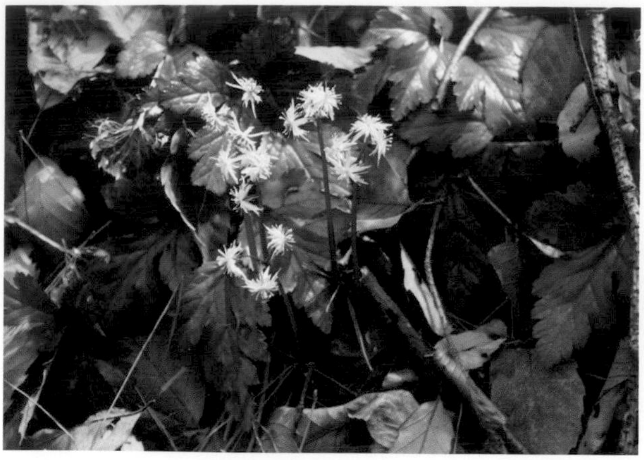

菊葉黃連 *Coptis japonica* (THUNB.) MAKINO

峨嵋山是多雨的山，連登山者都沒有意願來攀爬，但筆者仍在一九八七年做第四次的挑戰，終於來到孫思邈修身的牛心寺，及使用水銀、硫黃、砒霜等化合物來調配藥物的洞窟「煉丹洞」，因而能有機會沉醉在第一個訪問的外國人的榮耀中。清音閣寺的修行僧們，親自維護一條聲稱是超過百歲的孫思邈當年常常跑上跑下的多崖恐怖道路。在峨眉山的傳說中，他也算是赫赫有名的仙人之一。

位於山腳下的樂山是以世界最大的大佛聞名的觀光聖地，也是天然狀態被保留得非常好的植物寶庫，當然，更是藥用植物寶庫的名山。特別是黃連，以特產「峨眉野連」為首，和栽培品「味連」、「雅連」品質好，是中國數一數二的產地，上述三種合稱為「川連」。

● 峨眉野連 *Coptis omeiensis* (CHEN) C.Y. CHENG

也稱為鳳尾連。分佈於四川省西部到雲南省東部，把山名放在植物名前，而且是最高級的黃連，所以想必峨眉山生產很多吧！也或許已被採摘殆盡了！目前屬於稀有植物，也沒被栽培，野生品也只有一些，已不是一般的市場品。在登山口的門前市集，只看到草醫在屋簷上吊三～四株草藥。但形狀和雅連類似，葉子長。

● 味連 *Coptis chinensis* FRANCH

中國所稱的「黃連」就是指這種植物。根莖的分支多，因為像市場賣的雞腳形狀，所以也稱為雞爪黃連。因為分佈廣，且栽培品多，因此稱為「黃連」或「川連」的多指的是這種。自峨眉山、樂山到四川東部的石柱、南川、湖北的來鳳、陝西南部等地大量栽培。即使峨眉山，也是栽培在冬天會有積雪的海拔約一五〇〇公尺針葉

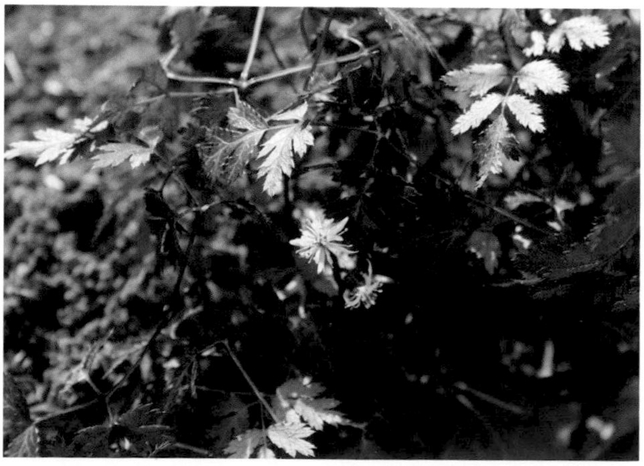

芹葉黃連 *Coptis japonica* (THUNB.) MAKINO var. *dissecta* (YATABE) NAKAI

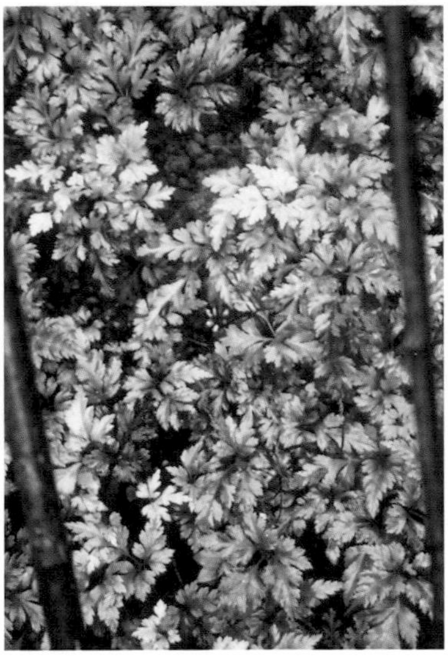

味連 *Coptis chinensis* Franch.

林帶的緩坡上。以種子繁殖，非常像姬竹，把全部田地以又粗又長的竹子編成像葦簾般，高約一．五公尺，以半日照來培養。

吃驚的是，並沒有透過模仿，其栽培方式竟然和日本的栽培法如此相似，這大概只能說是農民的智慧吧！在當地需要以西藏族的西藏語↔四川語↔北京話↔日語等三階段的翻譯，交談起來相當吃力。

味連砂土大多夾在根莖分支的縫隙內，為了適合日本藥局方，因此需要一根根的撥開加以清潔，不像照片一樣是成束的生藥進口。這就是中國產的小型品，直徑約五毫米、長約四公分，品質好。

●雅連 *Coptis deltoids* C. Y. Cheng et Hsiao

有「峨眉連」、「峨眉家連」等名稱，植物名為三角葉黃連。地上部與其他黃連同樣大小，根莖粗大型，直徑約為日本黃連的二倍，所以斜輪切的飲片，成為長度達到二公分的巨大怪物。與前二者相比品質較差，有效成分 berberine 含五％以上。分佈範圍不太廣泛，栽培於峨眉山和洪雅周邊，日本也有進口。栽培在峨眉山海拔約二〇〇〇公尺，正轉變成草原帶針葉林的高原上。以竹編成的遮陽物，高度約低於一公尺。三角葉黃連雖有果實，但沒有種子，無法以種子繁殖。像草莓般匍匐莖蔓延，由節點觸地處發芽，以分株增殖，從移植到收穫，約需施肥五年。

●雲連 *Coptis teetoides* C. Y. Cheng

於雲南省到西藏，又，緬甸北部栽培的就是此種，根莖細長。其他作為藥用的黃連在中國有二種，在尼泊爾有一種。

日本也有幾種同屬植物，其中二種作為漢方藥，雖然不比中國產的優越，也不會太差，berberine 含量與味連同樣達到七％以上。

●菊葉黃連 *Coptis japonica* (Thunb.) Makino

以「加賀黃連」出名，是品質好的黃連，現在幾乎已無出貨，快成為夢幻的黃連了。由於栽培不積極，只仰賴採集野生品，因而失去競爭力吧！還是因為採集野生品的人不見了？目前野生品好像有增加的趨勢，其實在金澤市內似乎有大量群生的地方。栽培並不困難，只是在等待復活的時機。無論怎樣，現在的日本藥局方是以菊葉黃連為標準，所以為了要讓學生實習能與局方上的性狀項目完全一致的黃連，就必須自己栽培、加工，別無他法。

●芹葉黃連 *Coptis japonica* (Thunb.) Makino var. *dissecta* (Yatabe) Nakai

廣泛地分佈於日本東北地區到鳥取縣，稍可曬到太陽的杉林等，常有野生。所謂「越前黃連」，是出自福井縣，與岐阜、奈良等之前所出的貨都屬於這種，而兵庫縣的「丹波黃連」和鳥取縣的「因州黃連」等的栽培品，到一九九〇年左右也有輸出。又細又小、雖稍有些遜色，但因為品質好，所以在香港、台灣和韓國等都很受歡迎。目前，在國內生產變少的狀態下，由中國進口的數量變多了，和人參、川芎並列，是最近，從日本輸出很多的稀有生藥之一。

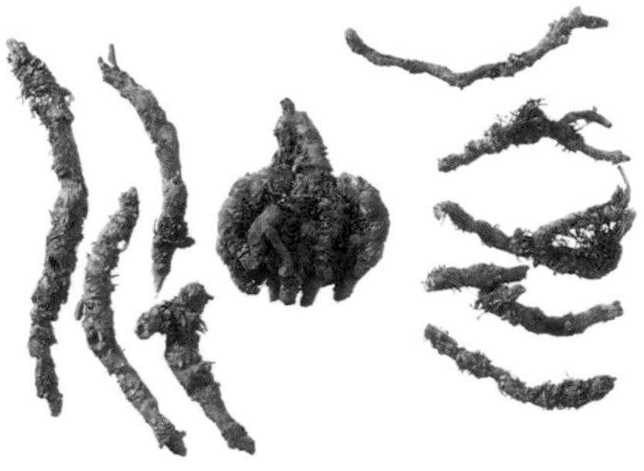

從左 雅連、味連、日本產因州黃連

木通

しょう ま

雖然中國、韓國與日本隔著海，但還是距離較近的國家。讓我們真正體會這事實，就是在滿山遍野都可看到完全相同的樹和草，木通、三葉木通和野木瓜是在這東亞的任何地區，都可以看到的植物。

到了秋天，會長出約二個雞蛋大的果實。成熟後，木通類的厚果皮就會分成兩半，但野木瓜就不會裂開。因為果皮分開，所以被稱為「開裂果（Akebi）」因而有說以此訛音成為木通了。在中國是農曆八月裂開，所以稱木通的果實為「八月炸」，現在變成與中文同音的「八月札」。能看到獨特莖長而纏繞延伸的植物大導管，可能是因被粗管所貫通，而叫做「木通」。這條又細又強韌的藤有多種用途，如編成木通籠及家具等的材料、吊橋用的繩子等。

果實裡有許多被果凍狀的假種皮覆蓋的種子，全部如柔軟的棒狀塊。這柔軟半透明的果肉有清爽的甜味，可說是高級的野生水果。缺點是種子多，很難食用，但味道、口感，都接近被稱為水果女王的山竹。小時候，到了秋天進入山林尋找木通是件快樂的事。如果吃膩了，就把皮反過來弄碎果肉，變成粘粘糊糊的東西互相丟擲，儼然變成木通餡餅大戰，當做兒時淘氣的回憶。小鳥把果實啄到遠處吃，變成糞便而排出的種子發芽後，分佈地區就大大地擴展了。

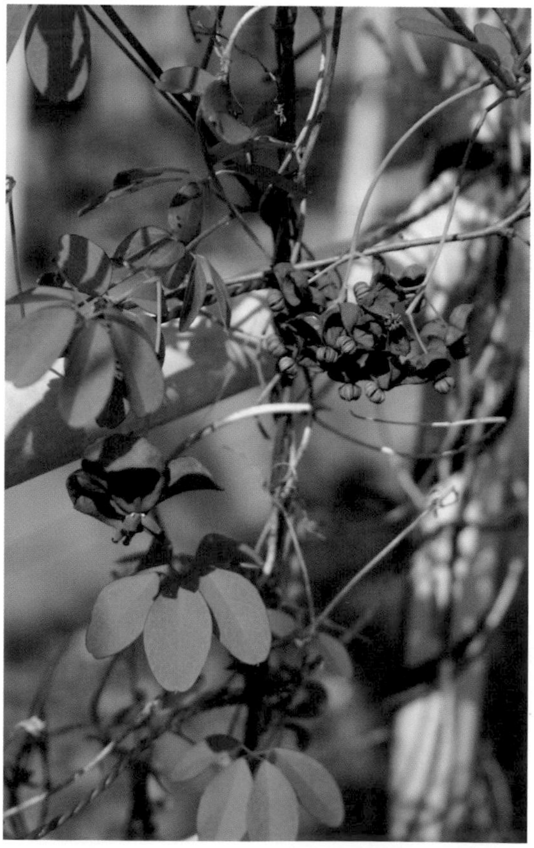

木通 *Akebia quinata* Decne.
具有五枚小葉的掌狀複葉。邊緣為無波浪狀。邊緣為波浪狀的是五葉木通。雌雄異株，中央大的花是雌花，後面小的是雄花。

木通的基原植物，在日本主要是使用木通 *Akebia quinata* Decne.。而三葉木通 *A. trifoliata* Koidz. 和五葉木通 *A. pentaphylla* Makino 等野生品的藤莖在使用上並沒有區別。中國也和日本一樣存在木通和三葉木通，然而以生藥而言，少數派認為植物名稱為白木通的 *A. trifolia* Koidz. var. *austoralis* (Diels) Rehd. 才是原本的基原植物。與三葉木通非常相像，作為變種加以區別。

記載於中國古籍中，也認為真正的木通應該是 *Akebia* 的同類，但實際上卻相當不同，據中藥大辭典認為依流通量多寡排列是關木通、川木通、淮通、白木通。但是，關木通因所含 aristolochic acid 會引起腎臟障礙的副作用，所以現在禁止使用。而淮通也同樣有此疑慮。

關木通分佈於中國北部自黑龍江到陝西的馬兜鈴科 *Aristolochia* (=*Hocquartia*) *manshuriensis* Kom.，川木通是產於四川、貴州、雲南、廣西等的毛茛科植物小木通 *Clematis armandii* Franch. 或繡球藤 *C. montana* Buch.-Ham. 這 *Clematis* 屬的植物。在中國各地被認為是木通的有數種，淮通是產於在四川、雲南等馬兜鈴科的淮通馬兜鈴 *Aristolochia moupinensis* Franch.。

像這樣，中國無論在馬兜鈴科和毛茛科的植物學上、成分上，都相當不同，而其共同點只是針對蔓藤性的木本植物的莖，都以木通為名使用。日本在香川縣和

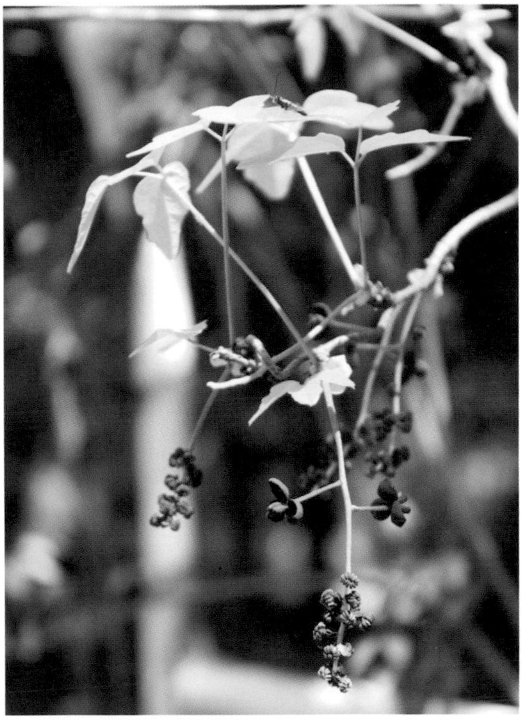

三葉木通 *Akebia trifoliata* Koiz.
具有三枚小葉的掌狀複葉。邊緣淺裂呈波浪狀。雌雄異株。相當少，還是當作木通使用。

德島縣等，一直有野生品，所以沒有進口，總之，日本的木通是*Akebia*的同類。但是，產地有混入同樣的漢防己，在市場流通時偶爾會發現。

在神農本草經上木通名為通草，現在稱為通草的生藥是指五加科通脫木的莖髓，藥效類似，但是完全不同的植物。

木通科的野木瓜藤莖有時也作為木通，而原來名為野木瓜的生藥，其成分和用途都和木通不同。

瀉火行水

從木通的莖分離得到akeboside sta、stb、stc、std、ste、stf、stg1、stg2、sth、stj、stk等十一種三萜類皂苷，其藥理作用已證明有顯著的利尿和抗菌作用。

漢方藥效是瀉火行水或降火利水，進而滲濕利水，也就是除去六淫之一，成為身體發熱原因的火，把氣血水中的水的循環和排泄變好，另外，表現在濕邪停留的滲出。依神農本草經的記載「除脾胃寒熱，通利九竅，血脈關節，令人不忘，去惡蟲」之扼要說明。

所謂火和濕邪，一方面是表示體內感染細菌，另一方面是表示炎症部位細胞的排泄機能不好引起的水毒。木通在文獻上的藥效廣泛而分歧，很難取得共識。鼻塞、大小便不通、血脈不通、寒熱不通、乳汁不通等，就如神農本草經集注的記載，若從莖的一方吹氣可以穿過另一方，認為是依形狀衍生來的觀念之藥效，在長久歷史的證明還真的有效，因而得以倖存下來。不過，有著可讓空氣穿過的大導管，當然就是蔓藤性植物，由此就能理解中國基原植物的混亂。

雖然在中藥方劑出現的機率不是那麼頻繁，但是在加有木通的藥方，無論哪個組成的用藥都很多，實在無法了解木通真正的作用。

用於利尿、抗菌等作用的泌尿道疾病等，如：膀胱炎等的尿路感染症、帶下等的五淋散、加味解毒湯、龍膽瀉肝湯等。

寒冷、凍傷、坐骨神經痛、各種疼痛等的血脈症，用當歸四逆湯、當歸四逆加吳茱萸生薑湯、通導散等；濕疹、蕁麻疹、痱子等因汗引起的炎症，首推消風散；其他如加味解毒湯和龍膽瀉肝湯等。前面所列的五個藥方，多少與抗炎症或祛濕的綜合藥效有關。

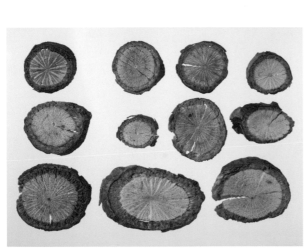

木通

防已（ぼうい）

降低印刷錯誤是印書最基本的條件。特別是醫學，當在處理生藥和漢方書籍時，因為特殊的文字多，所以容易出錯。若想出版毫無錯誤的書，通常需重複校對五次。如今已到了用個人電腦寫原稿，排版也是電腦化的時代，字雖然沒有上下顛倒的錯誤，但是卻出現難以察覺漢字變換的新印刷錯誤。因為電腦也聰明，所以人類必須避免聰明反被聰明誤。

沒有印刷，而單用手寫成書的時代，筆誤更是超出想像的多。到了木版印刷的時代，若雕刻師不知道原稿上的文字時，就會造出本來不存在的文字，或許就這樣而成為生藥名的例子。

以防已而言，在中國、日本都可從歷代的本草書，知道有防巳、防已、防己三種，因為這些全都被正式使用，所以現在究竟哪個是正確的已不知道了。

「巳」在日本可讀作「mi」或「shi」，而中文讀作「si」，為蛇形的象形文字，在十二地支中排第六，象徵蛇。而「已」在日本讀作「i」，而中文讀作「yi」，為「非常」之意，或是「已經」和「停止」等，用於結束的意義。換句話說，生病的時候成為「治癒了」的含意。而「己」在日本可讀作「ko」或「ki」，而中文讀作「ji」，為自己、克己的己，意為「本人」。

從日本的江戶時代，預防疾病、治癒疾病的字義防已佔優勢，日本藥局方也加以採用。在中國使用「防己」，為什麼不是「防巳」或「防已」呢？經打聽後，因讀作hanchi只有防己，所以回答這應該是正確的。關於這個，現在究竟哪個是正確的，並無證據可讓人心服口服。本稿是採取日本政府的正式見解的「防已」。也有聲稱應採用中國的防己才正確的人，但沒有確切的根據。

再加上現在日本的防已和中國的防己，其基原植物不同，因為不是同樣的生藥，故談起來變複雜了。

日本把青藤 *Sinomenium actum* (Thunb.) Rehder et E. H. Wilson（Menispermaceae 防己科）的莖和根莖作為防已的正品，即使使用四國南部等日本的野生品，也是以漢防已的名稱交易。在中國把這植物叫做青風藤。

其主成分是 sinomenine，是一種和 morphine 化學構造非常相似的立體異構物，但沒有像嗎啡一樣的麻醉作用，以強鎮痛作用的生物鹼而出名。具有抗炎症、免疫抑制等作用。

粉防己 *Stephania tetrandra* S. Moor（防己科）的根。中華人民共和國藥典稱此為「防己」，由漢口等出貨的，也稱為漢防己。植物名粉防己，在日本的生藥名也稱為粉防己。在江戶時代，從中國引入的漢防己日本稱為粉防己，現在還殘留在奈良的森野藥

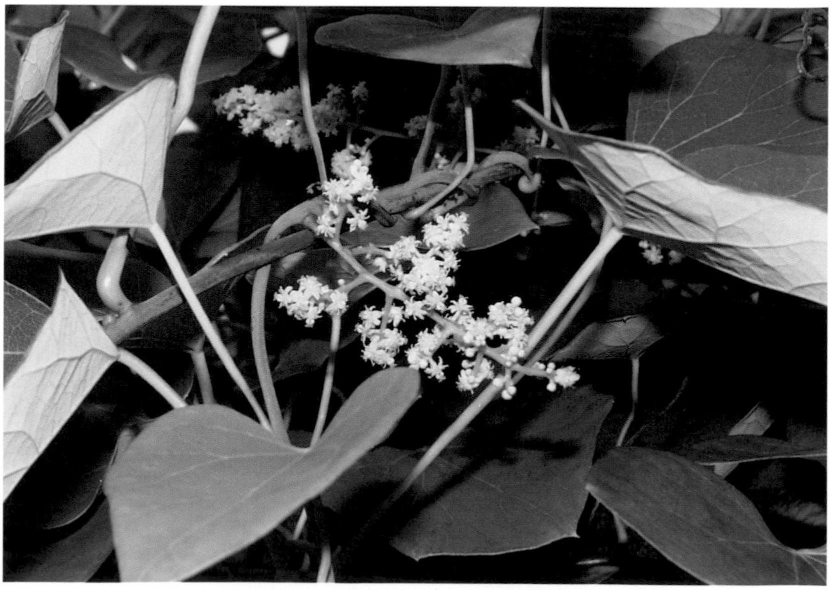

青藤 *Sinomenium actum* (Thunb.) Rehder & E. H. Wilson（防己科）
四國、九州比較多。中國也是稍珍奇的植物。根和莖在日本稱為防已，而中國稱為青風藤。在梅雨季的最巔峰的時候花約只開兩天。

園，日本並未把它作為防己而普及化。成分是 tetrandrine、fangchinoline 等的生物鹼。作為利水滲濕以及止痛藥。主用於水證。

木防己是青葛藤 *Cocculus trilobus* (Thunb.) DC.（防己科）的根，在日本為野生種。日本的木防己，在中國也列為木防己之一，成分是 trilobine、magnocurarine 等的生物鹼。中國的藥典沒有記載。

廣防己 *Aristolochia fangchi* Wu（馬兜鈴科）的根，野生在廣東、廣西的植物，日本沒有。中國稱這生藥是廣防己或木防己，一直到二○世紀末期中國還當作防己普遍地使用著。在那時，日本也曾把輸入的廣防己改以唐防己的名稱廣泛的上市。正如圖片所示，白色的斷面，沒有看到防己科植物應該看到的粗導管，成分已知有 mufangchin，同時含有生物鹼 aristolochic acid 會引起腎臟障礙的副作用，現在沒有使用，連中國的藥典也在二○○五年版刪除了。

除此之外，中國產的是橫跨防己科、木通科、馬兜鈴科各式各樣的植物作為防己。

在日本使用的中藥配合防己的只有防己黃耆湯、防己茯苓湯、疏經活血湯、獨活湯，並不太多。這些共同的藥效是下肢的浮腫、麻痺感、關節疼痛等，按名醫別錄上記載：主治表證的水腫、風腫的藥。

中國認為風濕的現代用語相當於風濕病，漢方是風證、濕證二表證合併的外感病，原來並不單指風濕病。可說是對應手腳水分的代謝不良，水停滯於皮膚附近及手腳的關節處，而引起的各種症狀。

對於因水腫引起的肥胖使用防己黃耆湯，也是同樣的道理。因為停滯於皮膚的水分多而看不見血管，造成皮膚變白，下肢浮腫而粗，又好出汗且易累，關節又痛，所以無法跪座。近年來的中年女性，這症狀變得非常多。

然而，真正的防己為何物？究竟哪一種才是最好的，就難以回答，雖說成分和藥理作用都多少有些相似，不過把不同的生藥當作同一名稱、同一目的確實是有問題的，無論如何必須趕快解決。

配伍木防己的漢方藥只有木防己湯。像防己一樣，不只是表位的水毒，主要是用於與心臟有關的水證，但這也使用木防己嗎？在中國稱為木防己 *Cocculus* 屬的類似植物也並不太清楚，而中國的書籍也有依據日本的小野蘭山的說法，有這樣的記載。

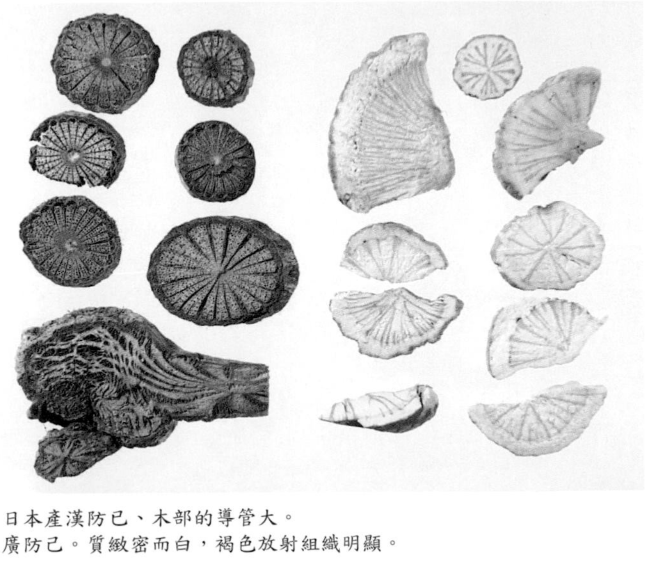

左：日本產漢防己、木部的導管大。
右：廣防己。質緻密而白，褐色放射組織明顯。

芡（けん）實（じつ）

芡實（鬼蓮）*Euryale ferox* SALISB.（睡蓮科）分佈在日本的關東以西、中部、近畿、四國、九州。此外，從中國江蘇、安徽、山東地區到廣東、廣西之平地稍有優養化的湖泊、河川等可見到的植物。另一方面，不耐污濁水質，無力對抗家庭排放廢水等。再加上農民厭惡在蓄水池和溝渠等出現葉、莖等尖銳的刺，所以拼命驅除，種種惡劣條件致使野生種顯著減少了。現在成為非常罕見的植物，被指定為滅絕危懼II類VU（滅絕的危懼增大的種）。

在關東的利根川或荒川水系的平野部濕地，水澤地和寬廣的河床，原本能看到很多，但多已被填平作為操場或高爾夫球場，現在在植物園及植物愛好小組等的保護下只零零星星的生存著。中部地區的木曾川、長良川流域，佐賀平野的水鄉地帶也一樣。

芡實是與蓮及睡蓮很接近的水生植物，漂浮在水面的圓形浮葉，變大時直徑也能達到三米。葉脈上、背面、葉柄、花柄、花萼等區域到處都有又大又尖銳的刺，在水田的溝渠裡生長，確實是一種鏟除困難的植物。就像鬼一樣的蓮，被冠以鬼蓮的名稱，也是無可奈何。

拉丁名的Euryale是希臘神話的怪物Medusa的妹妹，是擁有蛇髮的女人名字。

小葉和睡蓮一樣如箭頭形狀有缺刻，如果長大，就像蓮一樣地在葉子中心部生長出盾狀葉柄。如果浮葉的水面沒有空間，就長不太大。若在寬闊的水面上，有時就會出現像亞馬遜的植物大鬼蓮一樣的大小。常常能看到在大鬼蓮的葉面上放張椅子坐著小孩的照片，但因為鬼蓮的葉子薄，刺也多，所以還是不要模仿的好。

從種子發芽後沉在水中的葉是細長的箭頭形，浮葉是圓形的盾狀，皺紋多，尖銳的刺生在整片的葉脈上。葉背面是鮮紅紫色。花有在水中未開花自花受粉的閉鎖花，和夏天浮出水面開紅紫色花的開放花。有時也有花苞從大片葉子的下方，將葉子戳破、穿洞，竄出開花的情形。早上開花晚間關閉。花瓣是鮮紅紫色，雄蕊是黃色，雌蕊呈圓盤狀。果實殘留多刺的花萼，成熟後萼片形成有如鳥嘴，故有雞頭、鴨頭、雁頭、烏頭等由其形狀而來的別名。神農本草經記載「雞頭實」的名稱，而莖是「藕實莖」的名稱。種子同蓮藕一樣壽命長，也有歷經數十年才發芽的。其壽命不明。

九月左右，收取果實，用利器除去外皮，進一步剖開種子的殼取出種仁，稱為芡實。

具有豐富的優質澱粉，這澱粉稱作藕粉，使用作點心及料理的食材。即使日本偶爾也可看見當作中華料理的食材販賣，但不是廣為人知。蓮根在中文稱為藕，用

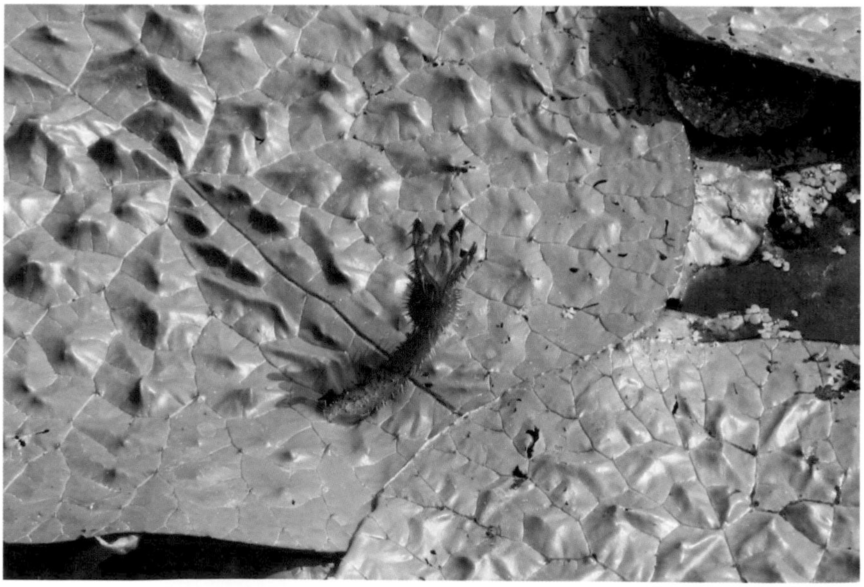

芡實（鬼蓮）*Euryale ferox* SALISB.（睡蓮科）埼玉縣上尾市
花戳破葉子正在開放著。

部是根莖，所以藕粉並不是蓮根的粉。

以廣東省端慶硯聞名的肇慶是良質桂皮的產地，而這裡的藕粉也特別有名，稱為「肇粉」。在中國為了做成重要的食品，栽培在蓄水池和堰堤等處。

肇慶是包圍美麗七星湖的城鎮，從廣州乘列車約需一小時，湖中的島上有巨大的鐘乳洞，這裡面有湖，其水路能乘船周遊地中湖中間的島嶼。從桂林流下的西江迂迴南邊，從這河底能取得成為最高品質端慶硯的石頭。標上帆船印的桂皮名產地高要縣就在西江的對岸。

在城鎮的東北有鼎湖山，當唐代鑒真第五次的航海，被沖到海南島失明時，在由陸路返回楊州途中所停留的寺廟。而這地方是因與他同行的日僧榮叡病死而出名。雖有榮叡的石碑，但不是墓碑。來此參拜的人們會帶著孩子來上香。或許是因喜歡繁榮的榮和叡智的叡而取的名字吧！此外在這寺廟吃的素食很好吃。

打開錢包購買端慶的名硯，也買了這寺廟的住持親筆寫的「朱家之家訓」的優質範本，只是這樣還是無法讓寫字進步。卻發現這裡的硯、墨不會乾，也不會粘，筆容易使用。

割取乾燥的種仁稱為芡實，為滋養強壯藥，使用於健脾止瀉、提高消化機能、消化不良性的下痢。另外，表現為補腎、固精，頻尿、遺尿、遺精等，用漢方說法因補腎而治療之。對腰痛和膝關節痛、痛風的疼痛也可改善。但是，藥效並不太顯著，需要長期連續使用。

分析種子的成分有作為食品的澱粉、氨基酸、維生素等，而藥效成分好像還未研討的樣子。

神農本草經「益精氣、強志、耳目聰明。久服輕身、不飢、耐老神仙。」有其神效。

根和根莖稱為芡實根，檢出一種固醇類配醣體，在中國作為散結止痛藥，使用在疝痛和白帶下等。

莖稱為芡實莖，在中國作為清虛熱、生津液，使用於口渴，喉嚨乾渴、虛熱、煩渴。

葉稱為芡實葉，對行氣、和血、袪瘀、止血有效，產後止血，另外，民間使用治療吐血的藥。

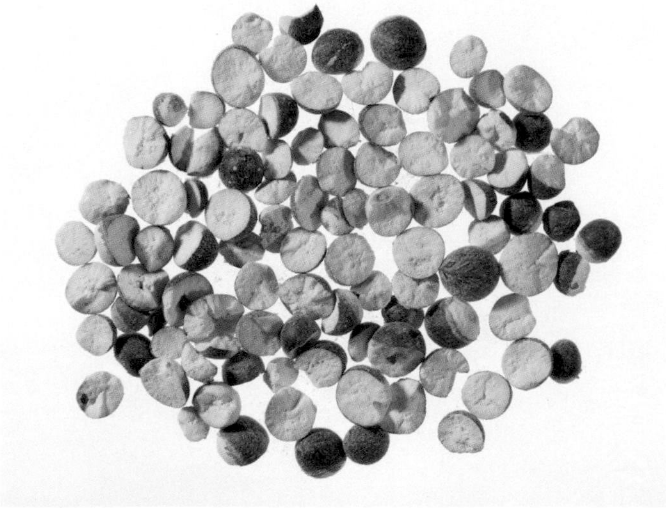

芡實　廣東省肇慶產

蓮肉（れん にく）

在釋迦牟尼佛誕生的時候，據說是站在蓮花上「天上天下唯我獨尊」。佛教經典的佛說無量壽經以「在蜜池裡白色蓮花盛開著……」描畫出極樂的情景。因而，在斯里蘭卡、緬甸、泰國等佛教國認為以蓮 *Nerumbo nucifera* GAERTN（睡蓮科），包含睡蓮也被認為是為最神聖的植物。在泰國將蓮的植物各部分對應於釋迦牟尼佛身體的各部分，而決定了藥效用途，如用蓮葉包什錦飯的便當不會腐敗。若是在泰國鄉下的飯店想要買便當，就會在熱的炒飯裡撒上像臭橙一樣的橘子類的汁液，用蓮葉包好，認為如此一來就不會腐敗。

蓮據說原產於印度，經中國到日本，分佈廣大，有如從千葉縣檢見川和埼玉縣行田的繩文時代的地層被發現的種子發芽而成的「大賀蓮」、「行田蓮」（如圖片）的例子，也已是眾所周知是二〇〇〇年到三〇〇〇年以前，在那時候已經被栽培了，也可說明其歷史的久遠。

中國對蓮的藥效用途，是依植物的部分細微地區別，那些生藥名也較繁雜。蓮花的雌蕊形狀像是把蜂巢顛倒一樣，在向上的平坦的部分裝滿了許多子房，柱頭是像露出頭的形狀，一旦成熟每個子房就分別成為一個果實，在牢固的殼裡含有一粒種子。由於這果實的殼堅固的緣故，種子有時被埋在泥土裡，依然擁有過了幾千年後才發芽的驚人生命力。歷經初冬的霜，落到水中的果實變黑、堅固，所以稱為「石蓮子」，稍提前採收，把作為果皮的殼剝離後，得到的種子稱做「蓮子」或「蓮肉」。因為這種植物種皮脆弱，如果不連著果殼，就無法發芽。若留著果殼的原樣加以儲存，到了初夏時浸水，其殼用小刀刮開，進一步浸在水裡，可使之發芽。在日本藥局方把蓮肉定義為「附有內果皮的種子，有時除去胚者」。

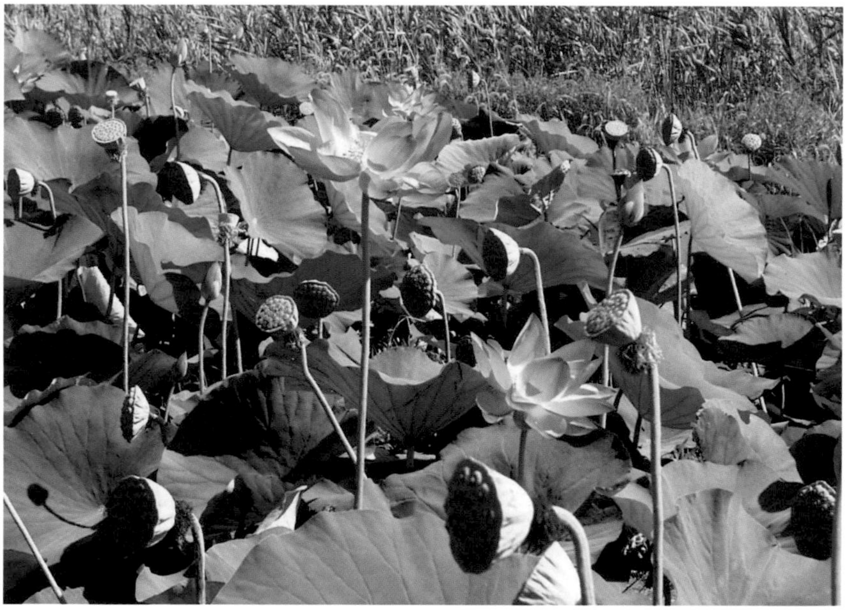

蓮 *Nerumbo nucifera* GAERTN.（睡蓮科）
行田蓮、在埼玉縣行田被發現的古代蓮。

種子中心有二枚子葉和胚芽、幼根，是為「蓮子心」。另外淡褐色的內果皮是為「蓮衣」與之區別。蓮子心苦，去掉這部分的胚乳，加上用砂糖煮成的甘納豆，放進月餅當餡料，是上海和台北的秋天銘果。

含果實的花托成熟品，直徑也有一〇公分，稱為「蓮房」。

開花前的花蕾，稱為「蓮花」或「荷花」。雄蕊乾燥品，稱為「蓮鬚」。除去葉柄的葉，稱為「荷葉」，葉中心部近梗的葉片，稱為「荷蒂」，葉柄或花柄，稱為「荷梗」。神農本草經是載以「藕實莖」的名。而本草綱目記載「細的葉柄上負荷著很大的葉子」，是荷葉的特別說明。

肥大的根莖，即所謂的蓮根，稱為

「藕」；而節的部分，稱為「藕節」；細的根莖，稱為「藕蔤」；從根莖中提取的澱粉，有時也稱為「藕粉」，但通常作為食材的藕粉是芡實（鬼蓮）的種子澱粉。整個植物都可以當作藥用。在日本藥局方只收載蓮肉，而中華人民共和國藥典把蓮肉認為是蓮子，除此之外，還收載蓮子心、蓮鬚、蓮房，荷葉、藕節等。

清心益腎

蓮肉、蓮子心、荷葉、荷葉蒂、蓮鬚含有生物鹼 nuciferine 等成分，蓮花、蓮鬚主要含有 quercetin、luteolin、kaempferol 等廣泛分佈於植物的黃酮類及其配醣體。普遍認為蓮鬚對流行性感冒病毒有抗病毒作用，而有報告指出蓮子心含有生物鹼 liensinine 有降血壓作用，其他成分的藥理作用不太清楚。

蓮肉的藥能是清心益腎、健脾止瀉、固澀等。所謂清心，意味著使心火下降、精神安定，即治療因心火旺和腎陰不足引起的煩躁、不安、不眠、動悸、煩熱、夢遺等。另外，改善因脾胃的氣虛引起的食慾不振、消化不良等。

清心蓮子飲使用於上盛下虛、心火炎上，不只在呈現心熱的虛火旺盛，胸苦心煩、不眠，偶爾對引起舌頭的潰爛、疼痛、口內炎、口渴等適用。蓮肉和麥門冬能清心熱，車前子和地骨皮能清腎熱、利尿，人參、茯苓、甘草能補脾虛、肺虛。應用於虛證之慢性腎炎、膀胱炎、濁尿、白帶下等。

參苓白朮散以補氣健脾、理氣化濕、止瀉為目的，使用於胃腸虛弱、消化不良、慢性胃腸炎、貧血、腎病症候群、其他的慢性疾病而有軟便、下痢的傾向者。

啟脾湯是類似參苓白朮散的處方，把扁豆和桔梗、薏苡仁、縮砂等換成山楂和陳皮，可增強補中益氣的作用。當小孩慢性下痢用別的藥都無效的時候會發揮意想不到的效果。也可作成丸劑方便服用。

荷葉在日本並不太知道如何使用，被認為是典型的清熱解暑藥，在中國及台灣已被了解非常透徹，作為中暑用的茶劑。用乾燥的新鮮葉和蜂蜜一起炒，做成蜜炙品等被使用。使用在中暑的脫水症狀、下痢等。已確知煎汁具有對血管擴張引起的血壓下降以及抗菌作用。

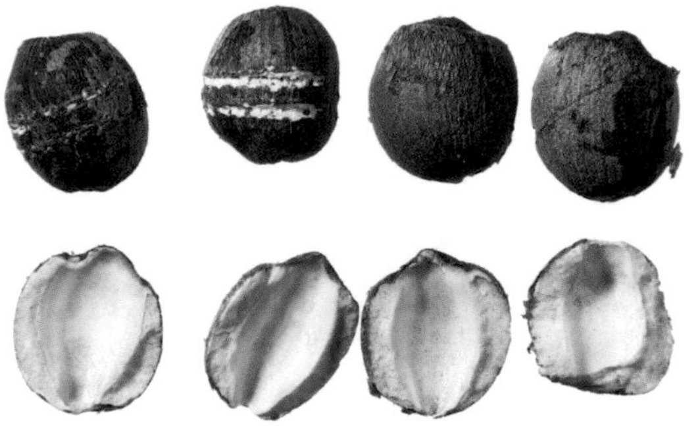

蓮肉。 去蓮子心者。

川骨（せんこつ）

日文讀作 ko u ho ne 或 ka wa ho ne，在寺院和公園等的池子裡很容易種植的植物。開花的期間很長從五月到九月，不需要特別照顧，開著鮮豔的黃色且大的花，所以種植在淺的池子裡就可以了。根莖的內部柔軟有如海綿狀，但在泥裡腳觸碰到的感覺卻意外地硬。表面的顏色是黑色的，把根莖加以搓洗會變白，看起來好像骨頭，因而有川骨的名稱。也有寫成河骨。

川骨 *Nuphar japonicum* DC. 分佈在本州、四國、九州，是日本獨有的品種，中國沒有，開黃花，其直徑也會大到五公分。從日本的東北地區、北海道到西伯利亞，從中國到歐洲的廣大範圍，是為萍蓬草 *Nuphar pumilum* DC.，花稍小直徑約二公分，在中國稱作萍蓬草，其根莖是生藥的萍蓬草根。而日本的川骨是在水中出現的沉水葉，像海帶或者裙帶菜一樣長而有波浪，立在水面的葉子厚且直立著。比川骨小一號的姬川骨 *N. subintegerrimum* Maxim.，其變種是花變紅色的紅河骨 *N. subintegerrimum* Maxim. var. *rubrotinctum* Makino。在尾瀨沼等存在的尾瀨河骨 *N. pumilum* DC. var. *ozeense* Miki 跟萍蓬草非常像，但是雌蕊先端成為暗紅色。尾瀨河骨和萍蓬草的葉子開始是直立著，但在浮出水面上成為水面葉時，就無法確實直立了。由於排水造田而消失的物種，現在在京都的小椋池裡發現巨椋河骨品種。採收全都沿著水底的地中淺地的根莖，縱切乾燥作為川骨或萍蓬草根。

在這些之中，萍蓬草、姬川骨、巨椋河骨、尾瀨河骨在日本的野生減少，視為滅絕危懼II類，已被指定為滅絕的危險增大的品種了。以小椋池被作為代表，認為因攔河壩的建設，沼澤地的排水造田，蓄水池的管理放置等，使適合生長的地區減少是為原因。

在中國貴州還有龍骨蓮 *N. bornetii* Levi et Vant. 這種類緣植物。

日本藥局方內的條文雖只把川骨定義為基原植物，但在解說中，不知為什麼也把萍蓬草的解說放進去。日本最近已沒有川骨的生產，而好像是使用從中國進口的萍蓬草根。川骨的栽培並不是那麼困難，只是依川骨的

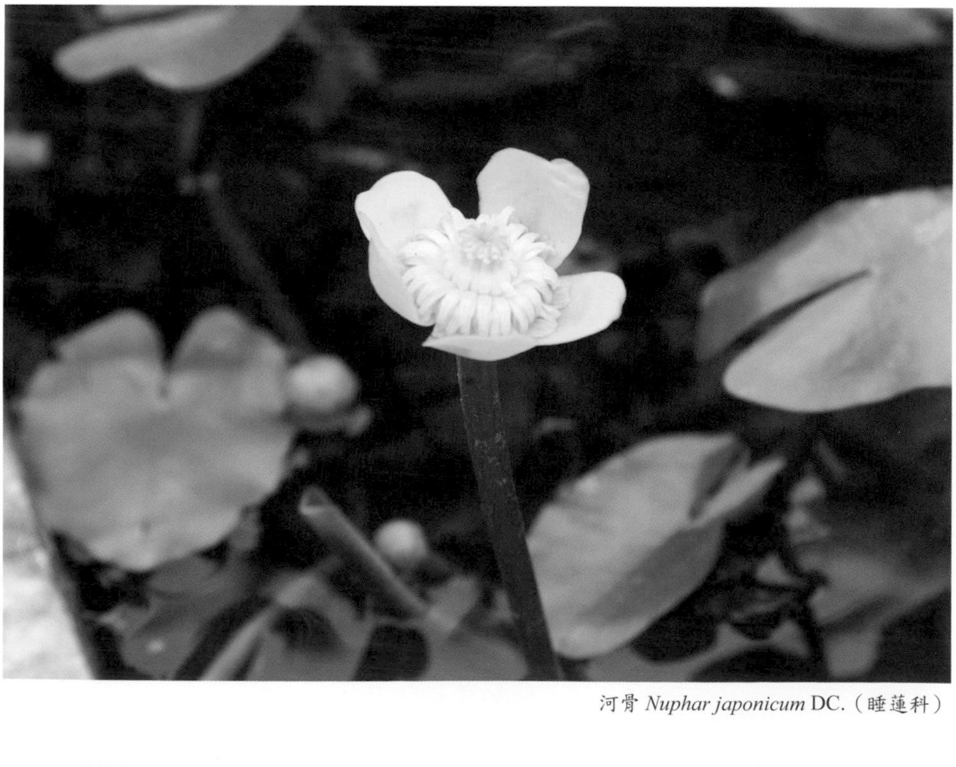

河骨 *Nuphar japonicum* DC.（睡蓮科）

需求量似乎不太合算吧！

萍蓬草在中國也是種在池子裡等地，多被作為園藝植物，而當作藥用的並不盛行，記載這植物的文獻並不多。李時珍的本草綱目的記載也含糊不清。引用陳藏器的「本草拾遺」的記載：「萍蓬草生南方池澤」，但是，萍蓬草是北方的植物，因此首先從這兒就已經不知道在記載著什麼了。李時珍聲稱別名叫水栗，其內容始終是水栗的說明，但卻讓人認為只是混雜各種各樣的植物說明。因為有和萍蓬草的形態不一致的說明在內。說到附圖，即使查看金陵本、武林本、合肥本三版本書的任一本，其地上部看起來是莪草，地下部是與澤瀉一樣的圖，到底在畫什麼都搞不清楚，真是奇怪。

至少，以現在的說法，水栗是使用在料理的荸薺球莖，為莎草科的植物。水煮後做成罐頭當作中華料理的材料在日本販賣。另外，和栗味道相似的菱及正菱的果實，也有使用水栗的名字。萍蓬草的別名確實有水栗的名字，那是根據本草綱目而來的，總覺得有待釐清。因此在本草拾遺的萍蓬草是否為同樣的植物，疑問越來越擴大。

川骨的成分已知含有nupharidine、nupharamine、deoxynupharidine等生物鹼，而萍蓬草含有nupharidine、nupharopumiline、7-epinupharidine、deoxynupharidine、7-epi-deoxynupharidine等，除此之外，也已知含有單寧。

其甲醇抽出物以動物實驗認為具有抑制鬱血性浮腫的作用和利尿作用，而（－）-deoxynupharidine具有鎮痛作用、抗炎症作用，進一步具有鎮靜作用、抑制中樞。

在日本使用於月經不順、產前產後、更年期障礙等的傳統藥，配伍為實母散或命之母、鹽釜番紅花湯等婦人藥。在漢方被稱為是後世方的要藥，是日本的實用藥方，只配伍為以止痛、止血的作用作為目標的治打撲一方。

治打撲一方是香川修庵的考案的日本製藥方，一般應用於挫傷、扭傷及其他筋骨疼痛。有川芎、川骨、桂枝、甘草、丁子、大黃及樸樕。樸樕主要是以櫟的樹皮作為基原的生藥。

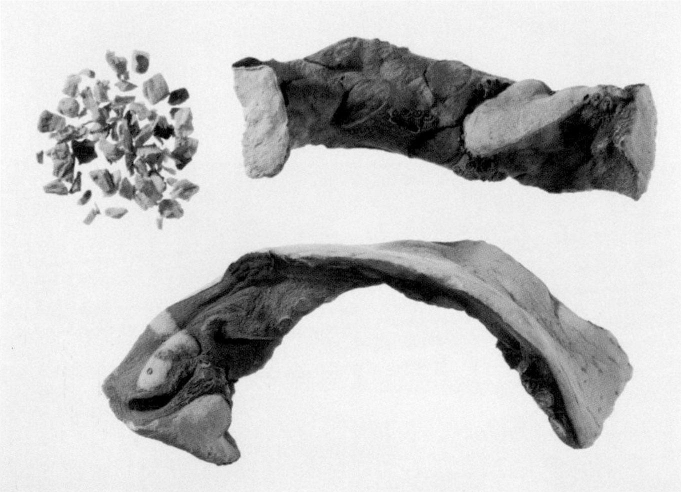

川骨

重（じゅう）藥（やく）

以生藥學而言訪查生藥的產地，探索其流通途徑，並且實地做鄉野調查，尋求優質的民間藥，是不可或缺的。

而，什麼是優質的民間藥呢？所謂「優質藥草」被認為須具備以下三個條件：①到了其生長地，任何人都知道有那樣的植物。②在該地區，自古以來就一直被使用於同一目的。③同樣的東西或其類似品，能跨越地區、民族和宗教等，皆採取同樣的用法。如果無法全部符合這些條件也沒關係，只要其中有一個符合，就有其相當的可信度，若有兩個以上符合者則毫無疑問是「優質藥草」。要是這種植物沒有一個條件符合，大概也沒有甚麼用處了。回想起曾經出現，如今已消失的流行藥草，就能理解。即使到了科學萬能的二十一世紀，也沒有從藥局的店面消失的當藥、蕺草、牻牛兒苗等都完全地合乎上述條件，而且，在日本產品中呈現最優質的效果。依照這定義，這些可以說是日本民間藥的代表。除此之外，我們必須要感謝這些存在日本自然界中的如黃連和黃柏等，保護大和民族免於遭受許多的病害的藥草、藥樹。

植物名蕺草 *Houttuynia cordata* Thunb.（三白草科）的語源有「矯毒」和對「毒及痛」有效的兩種說法。由於太臭，甚至誤以為是「蓄毒」。另外，生藥名的十藥也有寫成重藥的，有「具有十種藥能」和「重要的藥草」的兩個說法。在中國稱為蕺菜或魚腥草，因為蕺這個字太難，所以很自然的就以同音的重，並簡化成十，來取代。在中國是當作一般的蔬菜，被栽培在田園裡，在菜攤上販售。有時像在蛋花湯內加入類似菠菜的蔬菜，廣而言之，蕺草也一樣的使用。經煮、或炒後，幾乎完全沒有臭味。

新鮮的植物因為含有 decanoylacetoaldehyde 或者 laurylaldehyde 等的脂肪族醛，所以有強烈的醛臭，即有所謂蕺菜臭味而被嫌棄，殺菌作用強。將烘焙的葉子黏貼，或作成圓球狀插入患部，使用於水疱疹和蓄膿症、中耳炎等作為民間藥，如果沒有這氣味，就無法期待有其效果了。使用在泰國料理的香菜（芫荽）的葉也有相同的成分，雖有同樣的氣味，但由泰國料理受歡迎的程度來看，日本人對這氣味似乎相當排斥。在沒有葉子的時期，就

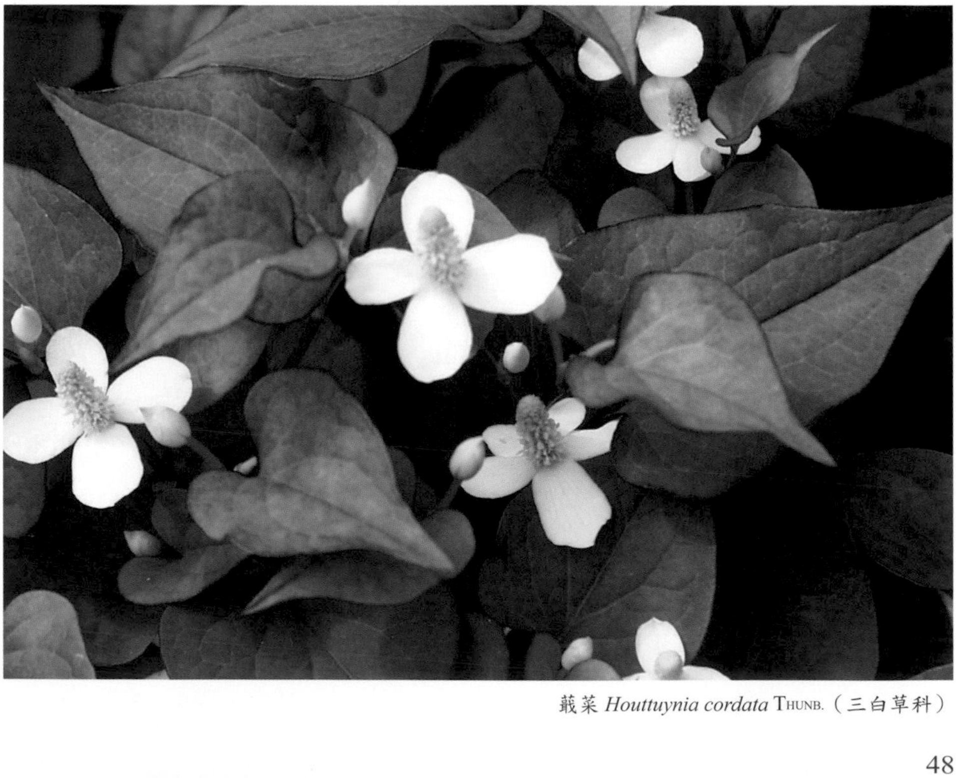

蕺菜 *Houttuynia cordata* Thunb.（三白草科）

使用地下莖。

乾燥生藥的十藥也沒有蕺草臭味。喝了藥局方記載的綠色乾燥品所做成的茶，感覺有刺扎般的刺激，約經一年後，綠色消失的舊品其刺激性也沒有了，在味道上會誤以為是紅茶。作為民間藥一般而言其毒性減少，具有微弱瀉下作用，因慢性便秘伴隨著粉刺等慢性皮膚疾病，當作茶劑連續使用被認為有效。另外，也具有利尿、消炎的作用，應用在各種的浮腫和皮膚症狀。

葉的成分含有quercetin、quercitrin，花含isoquercitrin的黃酮類化合物，莖的含量少，在加工、運輸的階段，失去葉子只剩下莖的生藥，其效果變弱。在家中用繩索綁成束吊起來乾燥為宜，若乾燥時並排在草蓆上葉會掉光。水抽出物已被證實對各種浮腫有改善效果。quercitrin之抗病毒作用和強化毛細血管的脆弱性、阻止糖尿性白內障，各種的浮腫抑制等的作用已被認同了。另外，已被承認N-(4-hydroxy styryl) benzamide的化合物，有預防腦血栓和心肌梗塞，抑制血小板凝集的作用。最近，其水抽出物對皮膚的保溼效果，抗過敏的效果等作用也間接提出報告了。

在日本配成的漢方藥：五物解毒湯是應用在搔癢和濕疹。

十藥不僅被應用在皮膚症狀，在中國也用在百日咳、支氣管炎、肺炎、肺膿瘍等呼吸系統的化膿性疾病患者，進而做更廣泛的應用。自名醫別錄以來，許多古籍文獻上都有記載，無論在日本或中國，都使用許多不同的植物名稱，真的具有高人氣的藥草。其藥能是名副其實的。

蕺草廣泛的分佈到全亞洲，在日本於本州、四國的各地被栽培生產，主要是作為健康飲料的原料，而被大量消費，近來，也從中國進口。只是，與在短期間內大量使用肥料，被人工加速培育栽培而成蔬菜的蕺草，其功效是否能讓人期待，令人存疑。因其新鮮品，氣味明顯變弱。

蕺草的花是呈黃色的穗，看得到的部分幾乎全都是只有雌蕊或雄蕊形成的小花，附著許多被稱為總苞，看起來像白色四片花瓣的東西，有如把花穗包起來的葉子。在有花的六、七月採集全草，並立即風乾為宜。

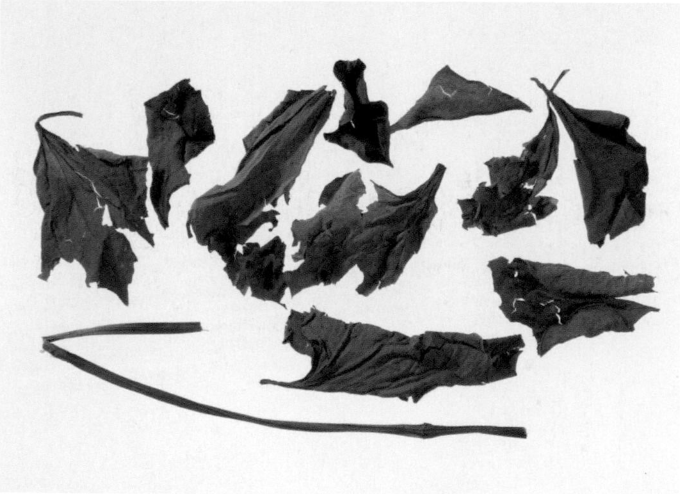

十藥（奈良縣產）

細辛（さい しん）

江戸時代的後期，在京都的烏丸通東邊平行的東洞院大街，在三條和四條間開業的吉益東洞（一七〇二～七三），教導門人的講義即是「藥徵」三卷（一七八四），門人村井

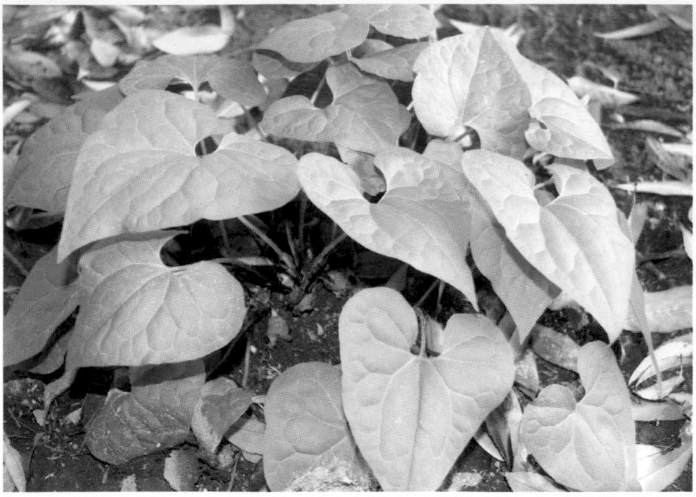

華細辛 *Asiasarum sieboldii* F. MAEK.
（馬兜鈴科）

琴山追補「藥徵續編」二卷、「續編附錄」一卷，而後尾台榕堂重新校訂「重校藥徵」（一八五三）系列，令人驚訝的是，在江戸時期就有連貫實證主義的日本中醫思考的精髓和對東洞藥物的敏銳度。

「藥徵」的修訂版，重校藥徵的細辛選品的條文有這一段「嚐之氣味辛辣與蜀椒相似者為佳」。植物成分辛味的本體是和生薑、桂皮一樣的芳香族化合物、蘿蔔和芥子類的異硫氰酸丙烯酯系的物質和胡椒、花椒、辣椒等的醯胺化合物的三族群。到了二十世紀末，細辛的辛味物質Pellitorine等三種醯胺化合物才被分離出來。東洞在二〇〇多年，已將蜀椒和細辛歸為同系統的化合物。這些辛味物質被認為有鎮咳作用。

細辛的基原植物最主要是以華細辛（*Asiasarum sieboldii* F. Maek.）和遼細辛（東北細辛 *Asiasarum heterotropoides* F. Maek. var. *mandshuricum* F. Maek.）（馬兜鈴科）二種為主。輸入的中國產細辛大部分是栽培在東北三省遼寧、吉林、黑龍江的遼細辛，而陝西產的則是華細辛。華細辛的華是用陝西省華省縣的地名，該地從很早以前就出產優質的細辛。連名醫別錄記載的產地也是陝西，一般古籍認為華細辛才是正確的。

在日本使用野生的華細辛，不過現在幾乎已不出產。在日本也使用奧蝦夷細辛 *Asiasarum heterotropoides* F. Maek. 及黑船細辛 *Asiasarum dimidiatum* F. Maek. 等的近緣植物。而這些細辛類現在已變成稀有植物，有如草食的岐阜蝶類已變成虛幻的蝴蝶。

日本只使用地下部的短根莖和根，在中國一般交易都有葉附著，目前使用也有葉附著。不過，葉其實是在交易上，為了能與偽品容易區別而留下來，一般認為本來的用法是切掉地上部使用。現代的中藥大事典是寫用全草，不過，明朝的本草綱目引用古籍，有切掉頭部用根的記載。

同樣馬兜鈴科植物的廣防和包括地上部的細辛都含有引起腎障礙的馬兜鈴酸，日本

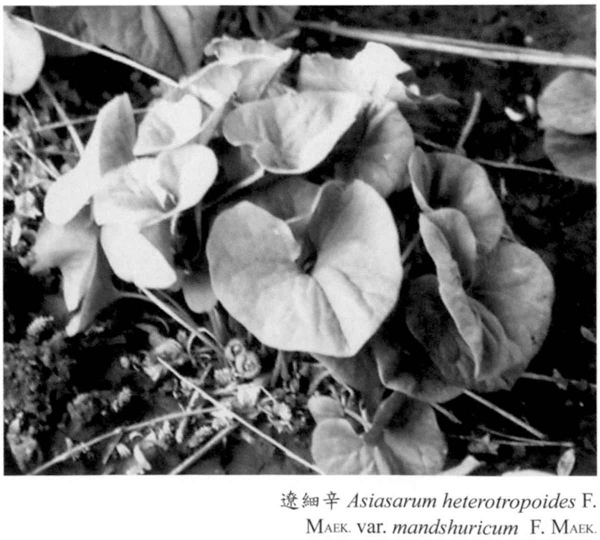

遼細辛 *Asiasarum heterotropoides* F. Maek. var. *mandshuricum* F. Maek.
在黑龍江省哈爾濱。

藥典沒承認地上部的混入。因此目前進口品從中國出貨時，也剪掉地上部。地下部不含馬兜鈴酸，古籍和日本的用法是正確的。

細辛的精油成分特別多，日本藥典通常關於生藥精油的定量，是以細辛三〇公克做為通常生藥五〇公克測量的基準。若使用五〇公克的話，則會能超過裝置刻度的最大值。精油或精油成分的methyl eugenol和elemicin，除了認可的解熱鎮痛作用和抗炎症作用、抗菌作用外，各種提取物可抑制皮膚過敏性反應、抗組織胺、抗過敏作用。另外也含有以附子的強心作用物質出名的生物鹼higenamimne，確認乙醇提取物的強心作用，其增大血流量的效果，更能說明細辛祛風散寒、行水開竅的藥能。

精油的methyl eugenol和kakuol被認為具有抗組織胺作用，與使平滑肌弛緩的作用相連結，阻礙分解酵素phosphodiesterase的活性，提高cyclic AMP的濃度，讓喘息和過敏性鼻炎好轉。

配合細辛的漢方藥期待能有鎮痛作用，並其精油確認有局部麻醉作用，在中國有以其作為顏面神經麻醉手術的臨床例報告，不過對立效散和清上蠲痛湯、當歸四逆湯等止痛作用的說明，還留下不少疑問。

小青龍湯使用在流鼻水和痰多的感冒、鼻炎、過敏性鼻炎等，不過對初春的杉樹過敏性花粉症好像有相當程度的效果，即使沒治好，光是使眼淚和鼻涕停止，心情也變得輕鬆許多。很受我大學的學生和年輕女職員的歡迎。

麻黃附子細辛湯由名字就知道是由麻黃、附子、細辛三個所組成的傷寒論藥方。應用於虛弱體質、老衰等虛證的感冒。特別是背部冷，流鼻涕，手腳冰冷等目標。

立效散是李朱醫學的李東垣的處方，組合為細辛、升麻、防風、甘草、龍膽，為牙疼的藥。這個處方是期待細辛和升麻有止痛作用。立效散在證治準繩有同名的方劑。內容卻有很大的不同，作為腹痛的藥。不包括細辛。

清上蠲痛湯為配合達到十二～十五味大量的生藥，被利用作為頭痛、三叉神經痛、顏面痛等的止痛藥。

當歸四逆湯是以有鎮痛的當歸和芍藥，組合桂枝、通草、大棗、細辛，加入甘草，用於手腳冰冷，出現凍傷的典型寒症的月經痛、下腹部或腰痛使用。

當歸四逆加吳茱萸生薑湯在這裡加上吳茱萸和生薑，手足更加冰冷時用。

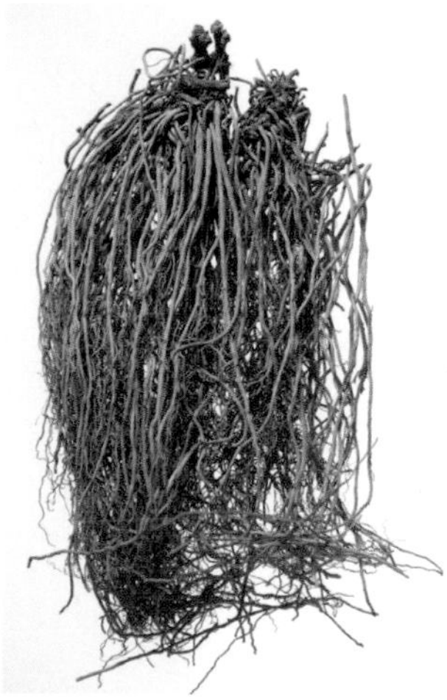

細辛
日本產品種。

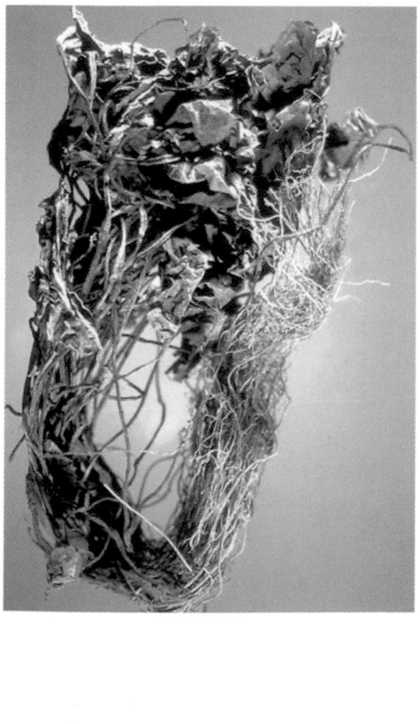

遼細辛
中國東北產、
在中國是帶葉交易。

芍（しゃく）藥（やく）

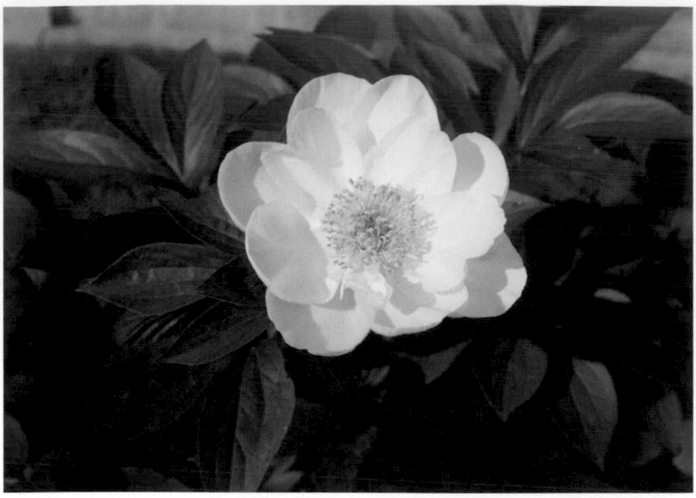

芍藥 *Paeonia lactiflora* PALL.（牡丹科）
藥用栽培種，花是單重，很小且數目也少。

芍藥是美麗的大型園藝花卉，傳播到世界各地，與牡丹同為歷史最悠久的植物。在紀元前五世紀左右已經被中國作為園藝品種。原產地據說是在中國東北三省的黑龍江、吉林、遼寧一帶，此外，在河北、河南、山東、山西、陝西、內蒙古等的林地內能看到野生種。

芍藥好像從很早以前就被栽培成藥用品種，且其加工方法也不相同，不過，在中國從前就習慣把芍藥區分為主要栽培種的白芍和主要野生種的赤芍。在本草綱目等古籍中也有區分白花為白芍、紅花為赤芍。藥用的栽培種是淡粉紅色及只在花瓣週邊有紅色鑲邊的白花。花瓣很小，不是固定的七～八枚，多為單重瓣。花的直徑約六公分，一株芍藥或開一朵花或不開花，且一株花的數目也變少了。與當園藝用，其直徑有二〇公分的華麗花朵比較起來雖然顯得遜色，不過，藥用種是乾淨乳白色也十分地美麗。藥用種的根很粗，主要的有效成分Paeoniflorin（芍藥**苷**），乾燥重量有三～四％的含量，而，園藝種幾乎不含芍藥**苷**，養分被花吸取，根的粗細也沒那麼充實。在日本芍藥栽培在奈良縣南部坡度大的山間，或北海道東部的火山灰地等，排水良好的田地。

因為插花用的芍藥栽培和藥用栽培，在技術上並沒有不同，有人考量希望能將根作藥用、花當插花花藝材料的雙重獲利的思考模式付諸實行，以多年培育的藥用品種和園藝品種進行雜交後，其結果造成一九七〇年代，市場上販賣的日本產芍藥，其芍藥**苷**的含量高低差，有一百倍差異的情形發生。致使必須針對每一株一邊分析成分一邊進行篩選，選拔出原來出色的藥用育種的麻煩工作，由加盟日本植物園協會藥用植物園部會的大學和企業的藥用植物園的共同進行研究，這個工作仍然繼續著。

而白芍是中國藥用栽培種芍藥 *Paeonia lactiflora* 粗根的部分，在安徽、浙江、四川等田地栽培盛行。在有名的藥市安徽省亳州產的亳白芍生產量最多，浙江省杭州產的杭白芍以品質優而著名。四川產的稱為川白芍，出產量大。

九月挖掘，切取根後，分割根頭部的芽塊，使成三～四個芽，可以立刻分株種植，基本上這樣的栽培方法，中國和日本並沒有不同。除去鬚根一邊澆水一邊與砂石攪拌，磨光除去在表面上褐色的栓皮，放在草席上曬乾。在亳州看到的是，在半乾的狀態下切割，進而再乾燥。據說陝西也有一部分是用野生的芍藥製作成的白芍。

赤芍，根也細小，帶著紅褐色的栓皮乾燥，而在內蒙古、河北、遼寧、黑龍江、吉林、四川等，主要是採收野生的芍藥，只洗掉砂土乾燥者，在此之後，好像有過熱水乾燥的和生鮮品乾燥的。基原植物在河北、內蒙、東北三省的栽培品和芍藥的野生品是相同的。不過，黑龍江省東部等據說多使用紅花山芍藥 *P. obovata* 的野生品。與日本的山芍藥 *P. obovata* var. *japonica* 葉的形狀非常相似，不過，日本的花是白色，中國的是紅色。

從四川省西北到雲南西北部的高原出產的是川赤芍是 *P. veitchii* 的野生品，葉細小，花稍稍小型紅色。乘坐巴士穿過在黃河上游的S字形彎曲的松幡草地，號稱海拔約三千公尺的高原時，沿著道路的小河旁，能看到高大的野生樹種。靠近雲南省麗江的玉龍雪山的山腳下，所看到的大概也都是同樣的種類。此外，赤芍的基原植物有數種，根據地方不同而有各種各樣。四川產的赤芍有去皮的，不過其有效成分芍藥苷含在皮部，所以這個加工方法是有待商榷的。

日本產的芍藥稱為真芍，是以栽培品的粗根與砂石攪拌，除去薄的栓皮，用蒸氣蒸後，風乾者。其表面呈淡紫褐色且變得緻密，一看即知是經過加熱的。在日本主要是使用這種，而由中國輸入的白芍、赤芍不多。

成分是單萜配醣體，而具有複雜化學結構的芍藥苷是主要的有效成分。芍藥苷具有抗痙攣作用、增加血流量、擴張血管、鎮痛、鎮靜、消炎、抗潰瘍、抗菌、解熱等豐富而多彩的作用。此外，它還含有大量的單寧和安息香酸，認為對消炎作用、抗菌作用會有極大地助益。

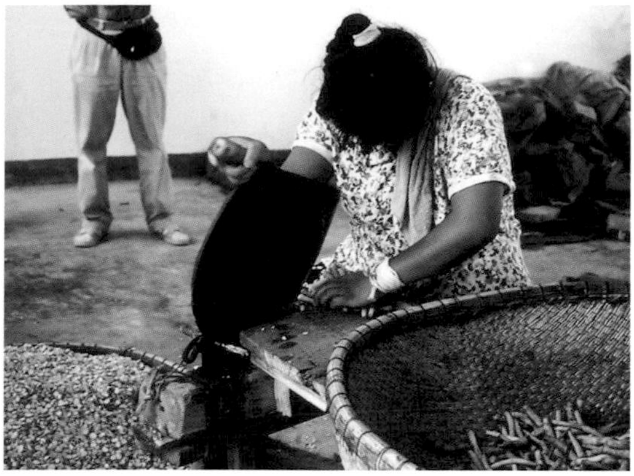

切毫白芍。安徽省亳州。

在漢方中，約有三分之一的漢方藥方配伍芍藥。在日本並沒有這些區別，全部都加入真芍，不過，現代的中國分類為用作補血養陰藥的白芍，和用作理血、活血的驅瘀血藥的赤芍，這一點作用目標就相當不同。真芍可說是剛好介於其中，不過，日本本草學代表的吉益東洞的「藥徵」則強調抗痙攣和鎮痛作用，並沒有作為補藥的記載。而在傷寒論、金匱要略並沒有這些區別，可能是在後來的年代才有區別吧！有腫脹疼痛時，則兩者都有放入。

芍藥甘草湯據說是鎮痙鎮痛的速效藥，因為肌肉痛和運動性的痙攣等，在棒球、網球、馬拉松等的選手中很受歡迎，也曾經被認為是巨人隊神秘藥的說法。可是，芍藥甘草湯在葛根湯、桂枝湯、五積散、桂枝加朮附湯、黃芩湯、加味逍遙散等或多或少應用在疼痛的症狀的藥方中，巧妙地拿來討論的話，在考慮中藥方面的發展時，芍藥和甘草這簡單的組合，或許能當做探討的一個原點。

當歸芍藥散最近也變成使用在因熬夜又為減肥這個不成理由的理由而不吃早飯，造成血壓下降，連白天頭腦也昏昏沈沈，夜晚無法入睡，不僅是女大學生，連生活習慣也相同的男大學生所引起的低血壓也能派上用場。本來，這不是用於寒症、更年期障礙、月經不順的藥嗎？

最近，老年癡呆症的實驗老鼠已經被開發，是用來探索能不能當做治療癡呆症的中藥，其研究結果，當歸芍藥散一躍受人矚目。筆者曾想過年輕人的懶惰症是否和老年癡呆症在用藥上有相關連，而導致日本的前途發生改變，自從上了年紀後，開始不知不覺出現很糟糕的想法。

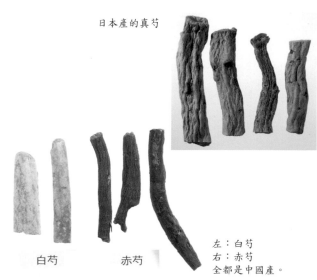

日本產的真芍

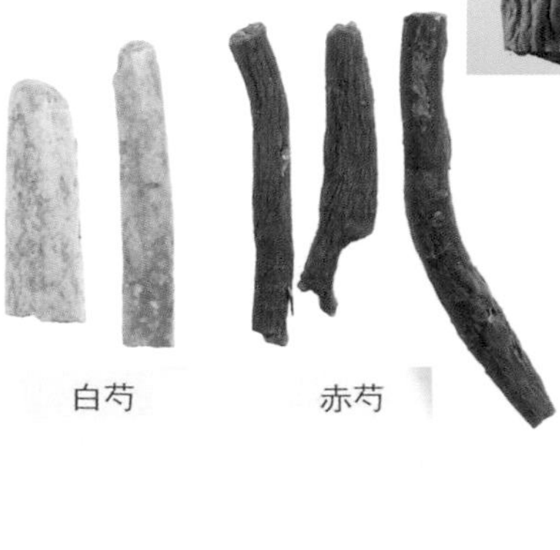

左：白芍
右：赤芍
全都是中國產。

牡丹皮（ぼたんぴ）

藥局有藥局的氣味，中藥店裡又有中藥獨特的氣味。而主要的中藥味幾乎都是牡丹皮，當歸次之。若再加上大黃的氣味，則中藥的氣味就顯現出來了。

吉川英治的小說「宮本武藏」裡，島原的吉野太夫用炕爐焚燒盆栽牡丹的枝條，來平息武藏深夜打算去決鬥的高昂心情的場面。內容記載著有奇妙顏色的火焰和芳香氣味，實在不合常理。無論吉野太夫或吉川英治若都真的拿牡丹來燒燒看，就知道無法製造出這樣有名的場景。因為真正焚燒起來的話，是會有令人窒息的刺激臭味。

牡丹 *Paeonia suffruticosa* ANDREWS（芍藥科）原產於中國的四川、陝西及甘肅附近，與芍藥在紀元前已經被當作園藝品種。牡丹作為園藝植物，可能是在日本奈良時代作為藥用植物被引進，有相當悠久的歷史，戰前園藝品種已有二百種以上。最近，因為擴大歐美各國品種栽培，所以觀賞植物數量更增加不少。花的直徑大，通常十～二十公分，有暗紅色、紅色、粉紅色、紫色、白色等，花瓣數由五枚到三十枚以上的八重花、變化豐富。牡丹為花王，芍藥被稱為花相。

芍藥到了秋天，因為地上部枯萎，所以是草本植物。而牡丹只是落葉，還殘留莖，故為木本植物，莖通常有分枝，老樹幹的直徑十五公分、高三公尺。普遍認為藥用的品種接近野生品，一重紅色小花，直徑約十公分，栽培的根非常發達而粗。中國生產是栽培的牡丹皮，沒有採收野生品。

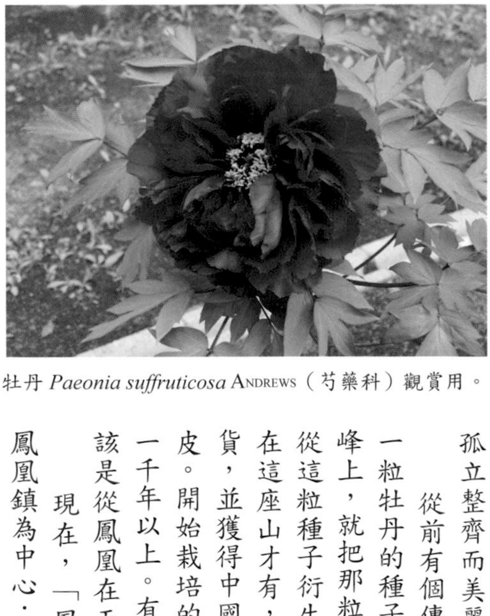

牡丹 *Paeonia suffruticosa* ANDREWS（芍藥科）觀賞用。

一九九四夏天，參觀了在中國最高級的牡丹皮～「鳳丹皮」的產地安徽省銅陵縣新橋鄉鳳凰鎮。從南京沿著長江往上約二百公里處，就進入擁有美麗天井湖的銅陵城鎮。銅陵市東邊的山裡有個鳳凰鎮，入口處有很大的礦山，連岩魚都能生存的美麗水流盆地。可以看見好像將村莊南部整個包圍起來的蔚藍山脈，山谷間有如被孤立整齊而美麗的山，因而稱為鳳凰山。

從前有個傳說，某個晴天有一隻鳳凰叼一粒牡丹的種子，不知從哪兒飛到這山的頂峰上，就把那粒種子掉落在這兒，而後離去。從這粒種子衍生出野生的牡丹，這附近也只在這座山才有，以這裡為源頭，經栽培後出貨，並獲得中國第一的評價，故稱之為鳳丹皮。開始栽培的年代應該是非常久遠，大約一千年以上。有一種說法是「無論如何，應該是從鳳凰在天空中飛舞的時代開始」。

現在，「鳳丹皮」這個品牌名稱是以鳳凰鎮為中心；在銅陵縣有兩個，位於山另一面的南陵縣也有兩個，總共四個生產大隊所獨佔，其他地區不能使用這個名稱。這座山的砂質壤土和涼爽氣候，特別適合栽培牡丹，再加上擁有悠久歷史的村民栽培、加工技術的信賴性，因而才能保持高品質。雖說輸出用的上級品是在排水良好的山坡地採得的，但平地也有栽培。在這兒不需要殺蟲、殺菌等農藥，而肥料全都是中國稱的農家肥，也就是有機肥料。初秋的種子繁殖和分株併用，初夏定植，經過三～五年後的夏天，由其粗細決定採收與否。據說因為這附近的山泥土會自然掉落，所以也沒有用水洗的必要，偶然在農民的庭院看到去心的工作，用心地用水洗著。

去心，在日本奈良和信州的栽培地，用木槌敲打剝皮，將心（植物學的中心柱）

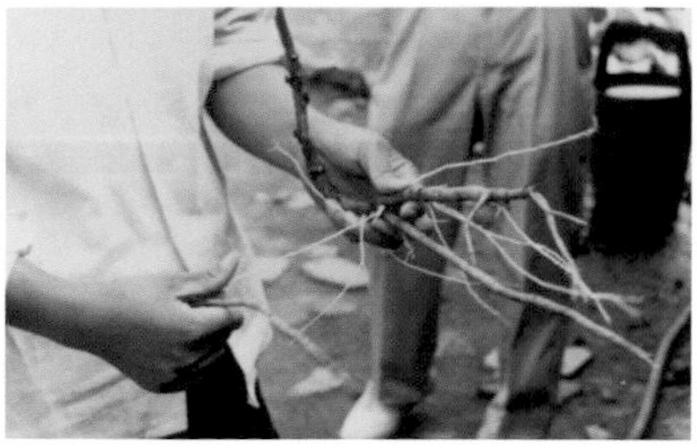

牡丹皮去心作業。
安徽省鳳凰鎮。

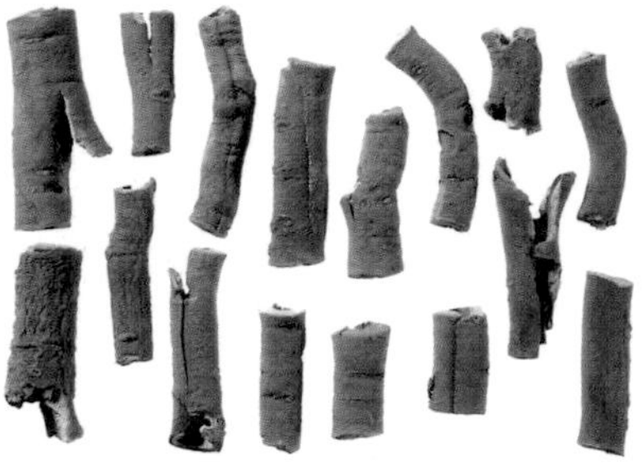

牡丹皮
（安徽省產鳳丹皮）

用嘴叼著，繁瑣的方式把皮縱向撕開。不過在這兒，是把分枝處折斷，在折斷處像縫紉一樣的手法彎來彎去的，就可以像變魔術般地，一直剝開到長長的根部前端。簡單的說，其要領是在採收後馬上去心，不過，確實是非常了不起的技術。

以其外圍的長度來決定等級，分成鳳丹（皮部厚者）一等（二・五公分以上）、二等（二公分以上）、三等、鳳丹碎（長度五公分以下）、刮丹（薄者）一等、二等、連丹（剝下皮的竹片）等七級。一、二等級的要一定去心，鳳丹一、二等級的為輸出用。最近，在當地設置了專業的輸出品加工分選工廠，能維持品質的好環境。由於從農家收購的價格低，故產量持續減少，是目前省醫藥保險品公司的煩惱。

已知成分是酚性化合物的paeonol和其特有的配醣體paeonoside、paeonolide。及與芍藥相同的成分的paeoniflorin、oxypaeoniflorin，更包括丹寧。

牡丹皮的抽提物具有抗炎症、抑制血小板凝集、抑制自發運動、延長睡眠、降血壓、呼吸興奮、血糖下降、促進胰島素分泌、抗過敏等的作用。paeonol對闌尾炎感染菌有抗菌作用、鎮靜、體溫下降、解熱、鎮痛、抗痙攣等的中樞作用，抗炎症、抑制壓力性胃潰瘍、抑制胃液分泌、向肌肉性鎮痙、抗凝血、抑制血小板凝集、抑制子宮運動等；paeoniflorin具有抗組織胺作用；丹寧被確認有抗病毒作用等的許多藥理作用。

在漢方藥方面，牡丹皮有各種各樣的用法，而在中醫學藥效分類上主要是用於血熱治療的清熱涼血藥，兼具活血去瘀作用。厥冷、下腹部痛、瘀血、精神不安、月經不順等的婦女病、血證、更年期障礙等。配合牡丹皮使用的方劑，桂枝茯苓丸、溫經湯、加味逍遙散、牛膝散、甲字湯、折衝飲等。這其中皮膚枯燥用加味逍遙散合四物湯；皮膚龜裂、粉刺和小膿皰則用桂枝茯苓丸加薏苡仁；對產後等的精神不安用芎歸調血飲；嚴重的血證用芎歸調血飲第一加減；便秘出血、月經不順使用大黃牡丹皮湯。加味歸脾湯和八味逍遙散主要被應用於精神疾患。

而，尿道疾病、下半身厥冷等使用含有牡丹皮的六味丸、八味地黃丸、牛車腎氣丸。腸癰湯，大黃牡丹皮湯和甲字湯使用在闌尾炎有顯著的效果，雖然不相信的也大有人在，「怎麼說用中醫，盲腸炎就不用開刀……」。實際上筆者在初中時，除夕夜突然得了闌尾炎，附近的外科醫生已經喝醉無法動手術，拖到年初二，終於看到年輕坂口弘醫師的臉，但是手術已經順延了，因為使用腸癰湯和渡邊武醫生從公司拿來還未上市的金黴素已經痊癒了，當然闌尾至今健在。坂口醫師一直想剖開我的肚子看看到底變成甚麼樣子，不過，沒有開刀好不容易痊癒的重要肚子，當然不可能再去挨一刀，至今兩位醫師也已去世了。由於離筆者的家很近的關係，轉個彎就到的坂口醫師的聖光園細野診療所。渡邊醫師的家就在筆者上學途中，小學的對面，少年時代有幸讓這位大師治療，成為筆者立志學習漢方的契機。

延胡索（えんごさく）

即使在幅員遼闊的中國旅遊，有時也會在不可思議的地方遇見不可思議的人。在杭州的飯店正門口突然遇到日本某製藥公司的原曼谷支店長。「嗨！既然在這個地方相遇，能不能幫忙調查一下這個呢？」原來是張報紙的小剪報。標題是能一〇〇％治好假性近視的眼藥，報導指出在南京有五十位國小學生經過「夏天無」點眼藥試驗後，其假性近視全部治癒了！第二天在上海的藥局就發現有販賣。即是在日本也有的是屬於延胡索的一種，次郎坊延胡索的塊莖。春天早開花，到了夏天就從地上消失，所以就稱為「夏天無」的奇妙名稱。

關於延胡索的名稱，在李時珍的本草綱目（一五九六）中，記載著「本名玄胡索，避宋真宗（九九八〜一〇三〇在位）諱，改玄為延也」，但是在更加古老的雷公炮炙論（五八八）早已經使用「延」這個字，所以李時珍的論述有點奇怪了。而

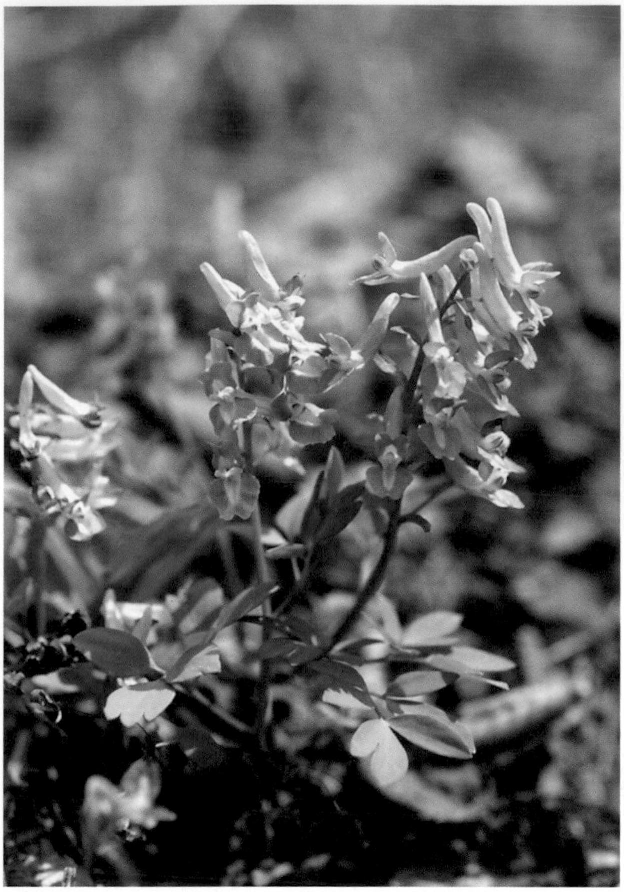

蝦夷延胡索
Corydalis ambigua CHAM. et SCHLTR.
（攝影：山岸喬）

附表

①延胡索 *Corydalis turchaninovii* BESS. f. *yanhusuo* Y. H. CHOU et C. C. HSU 延胡索的正品。分佈在河北、山東、江蘇、浙江等。以浙江省栽培品著名。
②山延胡索 *C. ambigua* CHAM. et SCHLTR. var. *amurensis* MAXIM. 山延胡索之一。遼寧省栽培。從產地考量古籍記載的延胡索應是本種。
③蝦夷延胡索 *C. ambigua* CHAM. et SCHLTR. 中國東北產，山延胡索之一。北海道野生。
④藪延胡索 *C. remota* FISCH. ex MAXIM. （= *C. lineariloba* SIEB. et ZUCC.） 中國東北產，山延胡索之一。韓國、日本本州的山地野生。
⑤土延胡 *C. hamosa* MIGO 江蘇產蘇延胡。
⑥次郎坊延胡索，伏生紫堇。*C. decumbens* PERS. 夏天無。

現在的中國市場等用「元胡」反而較為普遍。雖然認為可能是使用同音的略字，只是這名字的歷史太悠久了。總而言之，是含意不明的名字。

延胡索的基原植物到二十世紀後期，還未確定，教科書上也把前述的次郎坊延胡索和山延胡索、蝦夷延胡索等類似的植物列舉出來，呈現了模糊的狀態。現在是已認定為獨立新種的 *Corydalis turchaninovi* Bess. f. *yanhusuo* Y. H. Chou et C. C. Hsu（罌粟科）。在日本沒有這種植物，其比在北海道和中國東北地區的蝦夷延胡索的葉子稍細，十分相似。把它在地下形成球狀塊莖的乾燥品作為延胡索。因為是類似品，可被利用者如附表所示。

浙江省產延胡索的成分和同為罌粟科的罌粟所含有的鴉片生物鹼同系統，已知是不同的 benzylisoquinoline 型的 corydaline、tetrahydropalmatine、protopine、coptidine、tetrahydrocoptidine 等十幾種生物鹼。蝦夷延胡索其主成分也是 corydaline，雖然與山延胡索稍有不同，但是全都含有多種的類似生物鹼。

名為「夏天無」的次郎坊延胡索也含有類似的成分，這些主要是應用作治療高血壓和腦梗塞等。

總生物鹼混合物除抗痙攣作用以外，還有研究報告證實，約有四〇％嗎啡藥效，具有強烈鎮痛作用。dehydrocorydaline 確認有胃液分泌抑制作用和抗潰瘍作用，tetrahydropalmatine 也有鎮痛鎮靜的作用，由這些研究可說明安中散的一部分藥效。

除 protopine 以外，還有多種生物鹼能抑制有血小板凝集作用，這作用和瘀血、心肌梗塞及腦梗塞的預防非常有關。甲醇抽出物也被認定有抗炎症作用。

配伍延胡索的漢方處方沒有很多。現在有幾家製藥公司以公司名為首的製劑「〇〇漢方胃腸藥」，其大部分是安中散，和劑局方的處方配伍桂枝、延胡索、牡蠣、茴香、縮砂、甘草、良薑的藥方，應用在虛證的胃痛、呑酸、腹滿、腹痛等，所謂神經性胃炎、壓力性的胃炎、胃以及十二指腸的潰瘍、胃酸過多、胃下垂、慢性胃炎，進而也被應用在女性的月經痛、歇斯底里。

牛膝散配伍有牛膝、桂枝、芍藥、桃仁、當歸、牡丹皮、延胡索、木香等的藥方，被用作為婦人病藥，應用於瘀血、月經痛、月經困難、月經不順等。

折衝飲也是非常類似的藥方，配伍有牡丹皮、川芎、芍藥、桂枝、當歸、桃仁、延胡索，牛膝、紅花等，應用於因瘀血而起的下腹部痛、月經不順，妊娠初期的不正常出血、月經痛、子宮實質炎、輸卵管炎、子宮肌瘤等。

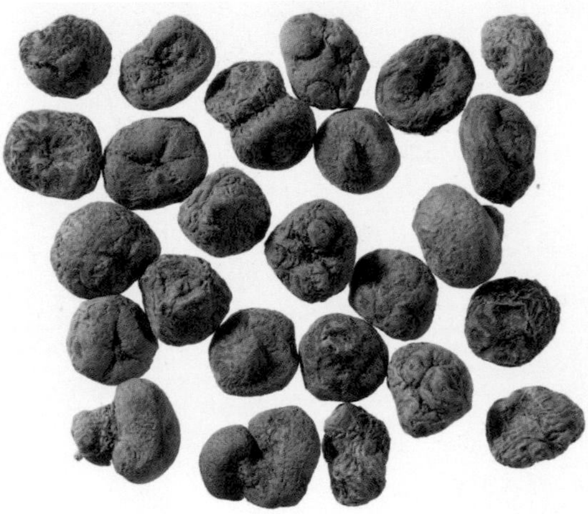

延胡索（浙江省產）

淫（いん）羊（よう）藿（かく）

李時珍的「本草綱目」中有名的記載。曰「西川（四川西部）北部有淫羊，一日百遍合。蓋食此藿所致」（鈴木真海譯：新註校定國譯本草綱目）。這傳說內容的結尾，變成好像是真的，而被使用於各式各樣的精力劑廣告。

德川吉宗將軍在享保六年把小石川藥園擴大，翌年（一七二二），在園內創設了小石川養生所。同年，有位名為丹羽正治的人在獻上的藥草中，即包括有中國的淫羊藿。而小石川藥園和養生所持續至明治二年，更名為大學東校植物園，後來成為現在東京大學附屬的小石川植物園。關於暴坊將軍（勇悍將軍）吉宗、大岡越前守時代的小石川藥園、養生所，早已成為電視歷史劇及電影喜好的編劇題材，直到如今，應該也沒什麼好寫了。

而後大約經過三〇〇年，在小石川植物園內的藥草園裡，被認為種了的箭葉淫羊藿，直到目前仍繼續種植著。在日本幕府的藥草生產獎勵策略之下，好像和其它種種不同的藥草一起被分發下來。於江戶時代，在京都御藥園、南部藩、福岡、熊本、長崎等各地的藥園，「淫羊藿」這個名字就已出現在目錄上。相信輸入到日本應該不只一次，但是，如今在中國四川省西北部高原地帶的原產地已變成罕見植物，而卻在異國他鄉被有系統的保存，仍能神采奕奕地成長著，真的是令人感動。

江戶末期，淫羊藿種植在小石川藥園附近的私人藥園岩崎灌園（本草圖譜等的著者）裡，無庸置疑的應該是向小石川藥園要來的吧！而後被牧野富太郎從岩崎家的遺族取得而刊登在牧野植物圖鑑。戰後，家父木村康一訪問牧野富太郎，而取得了一株，從這兒以武田藥品為首擴展到全國相當多的藥草園。牧野家的植物在博士的葬禮時，反而被記者們踩死了。約在十年前，我從高知牧野植物園那兒送過去，種在大塚敬節老師的銅像旁邊。

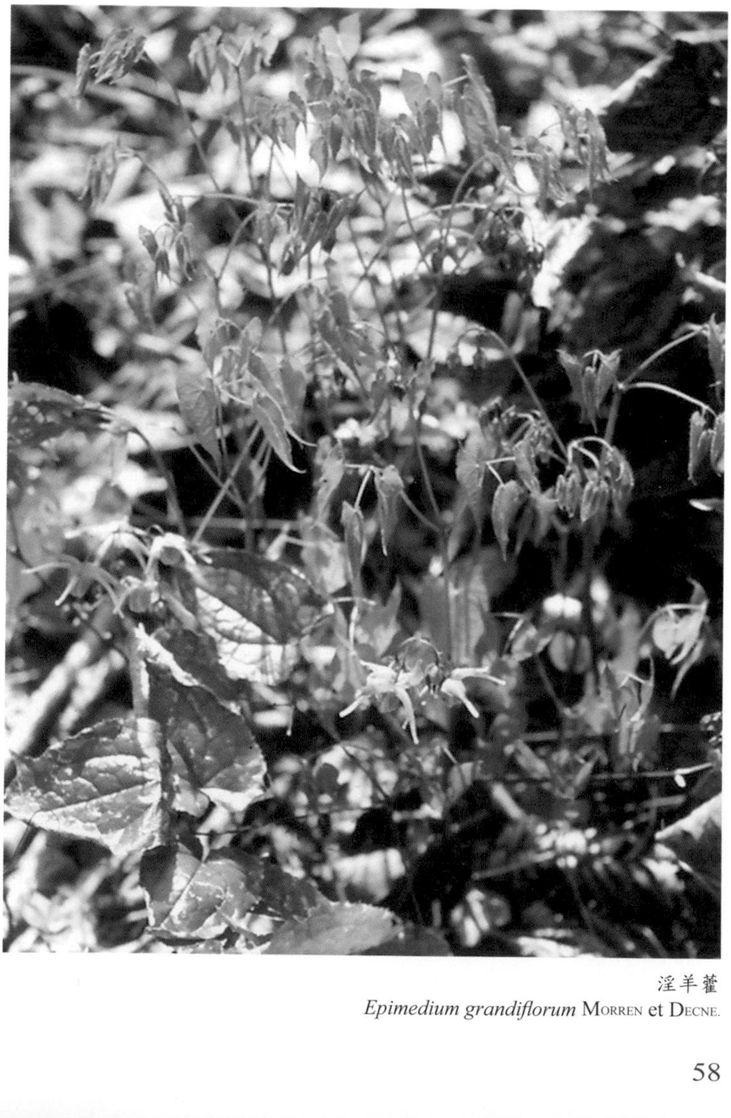

淫羊藿
Epimedium grandiflorum Morren et Decne.

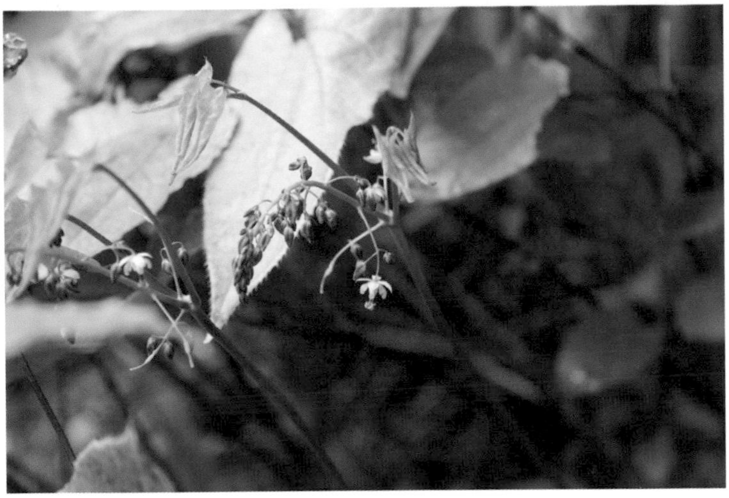

箭葉淫羊藿
Epimedium sagittatum Maxim.（小蘗科）

由此就能很清楚知道，是誰在這三〇〇年間有系統的種植及保存了。

本草綱目記載雖然非常一致，是箭葉淫羊藿 *Epimedium sagittatum* Maxim.（小蘗科），但在最近以中華人民共和國藥典為首的中國文獻，第一個列舉的是心葉淫羊藿 *E. brevicornum* Maxim.，箭葉淫羊藿變為第二。除此之外，也列出三種同屬植物，而中藥大辭典是列舉和日本相同的淫羊藿 *E. grandiflorum* Morren et Decne 為第一。依據新編中藥志（二〇〇一），在市場品裡同屬的基原植物另外還有七種，並不簡單。現在同屬植物在中國有二十七種，而在日本有十一種。在日本是使用淫羊藿和常葉碇草，但現在生產量少。

淫羊藿屬到早春開著美麗的花，割取從夏天到秋天期間生長好的地上部，把莖和葉子經太陽照射乾燥之，乾而裂者為淫羊藿。以三枝九葉草作為基原的箭葉淫羊藿是從湖北、四川、浙江等中國各地賣出。

就各種的同屬植物研究其成分，已知箭葉淫羊藿含有 icarrin、icariside I、sagittoside A、B、C、epimedin A、B、C 等許多的黃酮類化合物。這些淫羊藿類的黃酮類，其共同點是在有 isoprene 的側鏈，呈現有特徵的化學構造。

淫羊藿的藥效用途就如同在神農本草經上也記載了的「主陰痿、絕傷、莖中痛。利小便。益氣力，強志。」即所謂陽萎的藥而相當著名。葉子和地下部的煎液，即使用在動物實驗也能看到性功能的興奮，在狗有呈現腦下垂體荷爾蒙樣的作用，而促進性腺分泌、促進精液分泌的效果；另外，雌鼠的卵巢和子宮的重量增加了。但不知道「絕傷」是什麼含意？對下肢的疼痛性運動麻痺、肌肉和關節的痙攣、手足的麻木等，此與牛車腎氣丸的用法相似，所以認為是不是象徵這個意義呢？也有被應用在陰痿和月經不順的虛證高血壓。

另外，確認能恢復因總黃酮類及多醣類所造成的免疫功能低下。除此之外，已有報告指出有強心作用、血壓下降作用、抗動脈硬化的作用等。

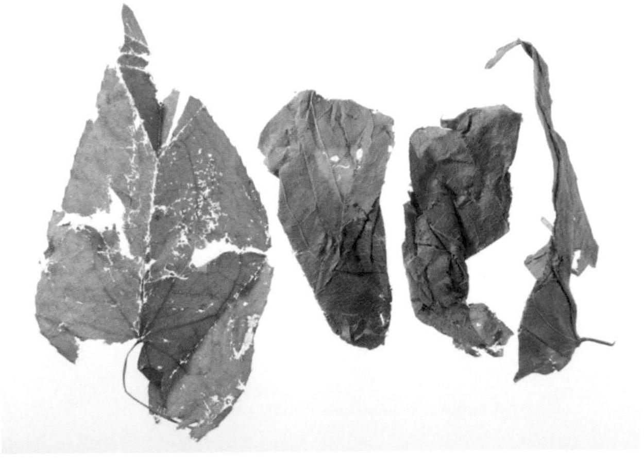

淫羊藿（箭葉淫羊藿）

木瓜（もっか）

伯勞鳥因其鳴叫聲令人討厭，而又稱為百舌。這種鳥不知道是因殘酷的喜好，還是喜歡曬乾的食物？其習性會將蝗蟲、蜥蜴、壁虎、青蛙等扎上在院子裡種植的宣木瓜樹枝的刺上，被稱為「伯勞的箭」或是「伯勞的磔刑」。也不知是忘記了，還是天性殘暴，就任由昆蟲屍體一直擺放在樹枝的刺上曝曬。或許伯勞鳥可作為失智症藥物的實驗動物。

木瓜是因其長在樹上形狀像瓜的果實，而命名的。

中國產木瓜是薔薇科植物藥木瓜、貼梗海棠 *Choenomeles lagenaria* Koidz（註）。在八月左右，將成熟的果實用開水煮五～十分鐘之後，分成兩瓣或四瓣，經日照、夜露乾燥後顏色會更紅，栽培在中國中南部各地，以安徽省宣城產的宣木瓜特別著名。藥木瓜外形有如其別名皺皮木瓜，其特徵是外皮皺摺多，雖然外觀不討喜，但這個才是真品，花紅色，樹高約為三米。

宣木瓜 *C. speciosa* Nakai 也有認為和藥木瓜是同一種，在平安時代輸入到日本，專門推廣為觀賞用園藝植物，因而得名。其樹高約一～二米，花有紅色、暗紅色、粉紅色、白色、有斑點等的各種園藝品種。品種雖不同，幾乎都不結果，也就不能成為藥用。一般輸往歐美，通常作為庭園樹。花很美麗、樹枝多、刺多，能滿足防止許多犬貓闖入草地的籬笆必備條件。

日本木瓜 *C. japonica* Lindl. ex Spach 是這屬唯一日本原產的宣木瓜，在中國也作為觀賞用的園藝植物，栽培在庭園裡。但因為其高度只有五〇公分到一米左右，所以無法防止犬貓闖入庭園。在野外常會意外看到這種大朵花，長出好幾個果實，形狀似蘋果的小灌木而吃驚不已。在本州、九州的草原和松樹等向陽處的林裡很容易被認出來。其果實稱為和木瓜，在日本被利用作為代用生藥。

花梨（榠樝）、光皮木瓜 *Cydonia sinensis* Thouin 也曾歸類為與宣木瓜同屬的植物，而依現在的植物分類已被分到其他的屬了。為高度五～一〇米的喬木，主幹直立。和下面所提到的植物榅桲的莖一樣都沒有刺。花粉紅色而大，果實成熟後，也變成直徑六～八公分、長度一〇～一五公分的大型黃色橢圓球形，芳香，嚐起來卻有強烈酸味，難以說是水果。以冰砂糖和燒酒做成花梨酒，就成為美麗黃色的果實酒。有止咳的效果。

這果實過熱水後之乾燥品，在中國稱

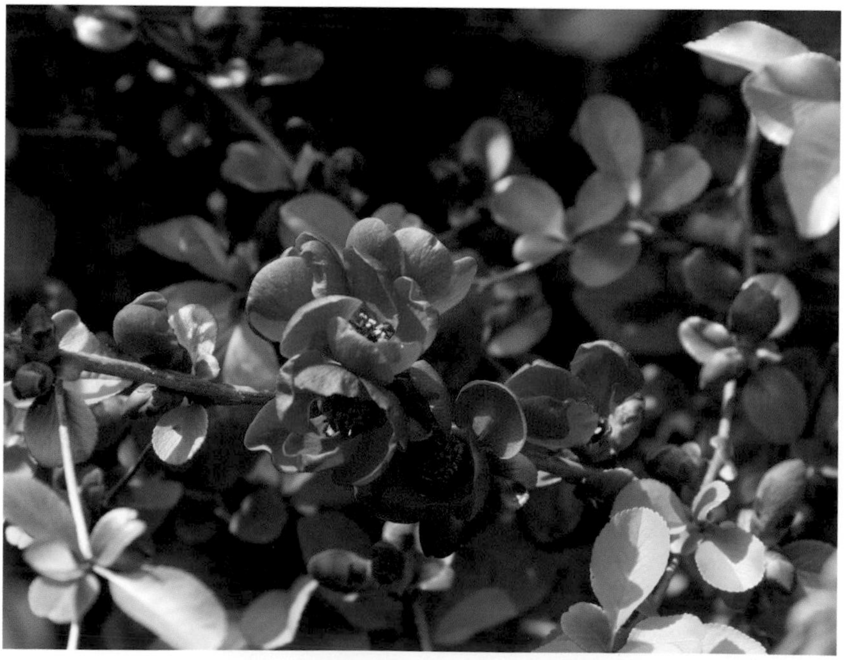

宣木瓜 *Choenomeles speciosa* Nakai

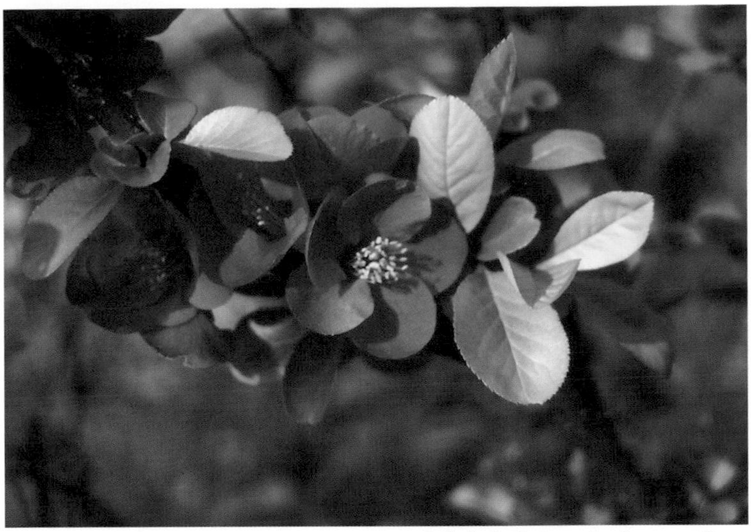
日本木瓜 *C. japonica* LINDL. ex SPACH

為榠樝，但是在中國、日本都被利用為代用木瓜了。從中國進口到日本的木瓜，也是以其表面沒有皺紋的光皮木瓜居多，在日本的日本藥局方外生藥規格集只列了木瓜光皮，作為木瓜的基原植物，從教科書等的學習也是這種，但並不是原本正確的木瓜。一般報導的生藥照片，大概也是花梨。

榲桲（榲從）*Cydonia oblonga* MILL.

是和花梨同屬的中國原產植物，這個有時也作為木瓜的代用品，但不能說是正品。其用法、藥效都與山楂子相近。山楂子在植物學上也是近緣。

除此之外，在中國被當作木瓜的類似植物也有幾種。在中國南部還有因為果實的形狀像瓜的 papaya，也稱為木瓜，極易混淆。

藥木瓜果實的成分，除了含有蘋果酸、酒石酸等的有機酸以外，還有三萜類的 oleanolic acid，也有認為含有皂素之類的成分。從日本產的和木瓜已知含有 epicatechin 等的黃酮類，除了醣類、果膠類、氨基酸等食品分析的結果外，其餘並不清楚。已知含有多量的維生素 C，及少量其他的維生素。

木瓜、和木瓜都有顯著的抗菌作用，已知對黃色葡萄球菌、溶血性連鎖球菌、綠膿桿菌及其他許多的消化管病原菌有抑制作用。在中國的臨床觀察，一般認為有減少尿量的作用，在尿濃的時候不應該使用。

在中醫學的藥效分類中，作為祛風濕藥，具有舒筋活絡、和胃化濕的功效。解除肌肉及關節的麻木，解除緊張，促進循環。

由木瓜配伍而成的漢方藥不多，在日本的實用處方只有雞鳴散加茯苓一方。

對應於腳氣樣的症狀、胸苦、心悸亢進、氣上衝、下肢的疲倦感、知覺鈍麻、腿肚（腓腹筋）的緊張、浮腫，壓痛等的應用。

一方面，木瓜湯等也有用於治療因食物中毒的寒濕而造成的腹痛、腹瀉。

（註）也有把宣木瓜的屬名 *Chaenomeles*，訂正為 *Chaenomeles*。

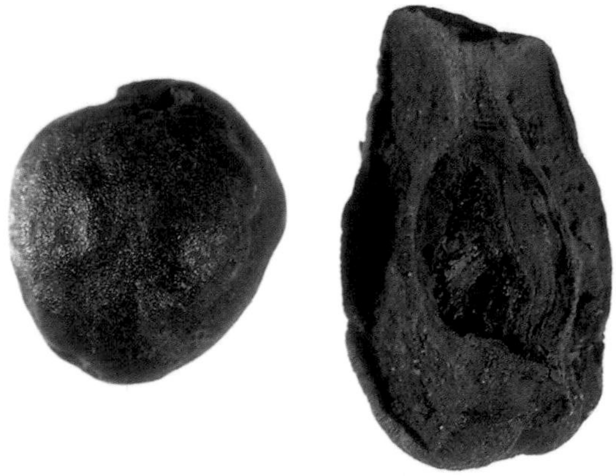
木瓜、花梨的果實被稱為是光皮木瓜的代用品。

杏仁

きょうにん

清晨從北京出發，沿途經過張家口到蒙古首都烏蘭巴托或新疆的烏魯木齊，誇張一點就是搭公車走中國幹道往歐洲方向大約二小時，來到萬里長城的居庸關，牆壁雕刻的是希伯來文和西夏文字，絲路就是從這兒開始。

從這兒登上陡坡的山脊八達嶺附近，正是長城觀光的景點。一九八一年左右初次造訪時，這裡人也少，幾乎沒有觀光設施，可說是黃沙漫漫、殺氣騰騰，能看到與我們想像的長城相同情景。毛澤東的詩中有一節提到「不到長城非好漢」，雖然時空背景已不同，但是，被用在觀光宣傳，就像當地的歌一樣，聽起來十分貼切。站在長城上，看到無盡延伸在地面上最大的建築物，的確會產生出保家衛國雄偉的男人氣概。毛澤東能如此坦率地聯想，奇妙的是似乎真能讓人體會出什麼。

最近的情況到底變成甚麼樣呢？應該說是觀光地的宿命吧！即使是大型停車場、飯店、禮品店，纜車的建設計畫，都應該不被允許，但目前正逐漸朝向低俗而惡化的方向在進行。在當年種的山杏，目前已完全長大，四月下旬就可以看到漂亮的花。幾年之內，以被杏花埋沒的長城纜車的鐵柱子排列的風景為背景，跨騎駱駝拍紀念照，成為長城觀光的選項，這真的是即使見到長城，也無法成為好漢了。

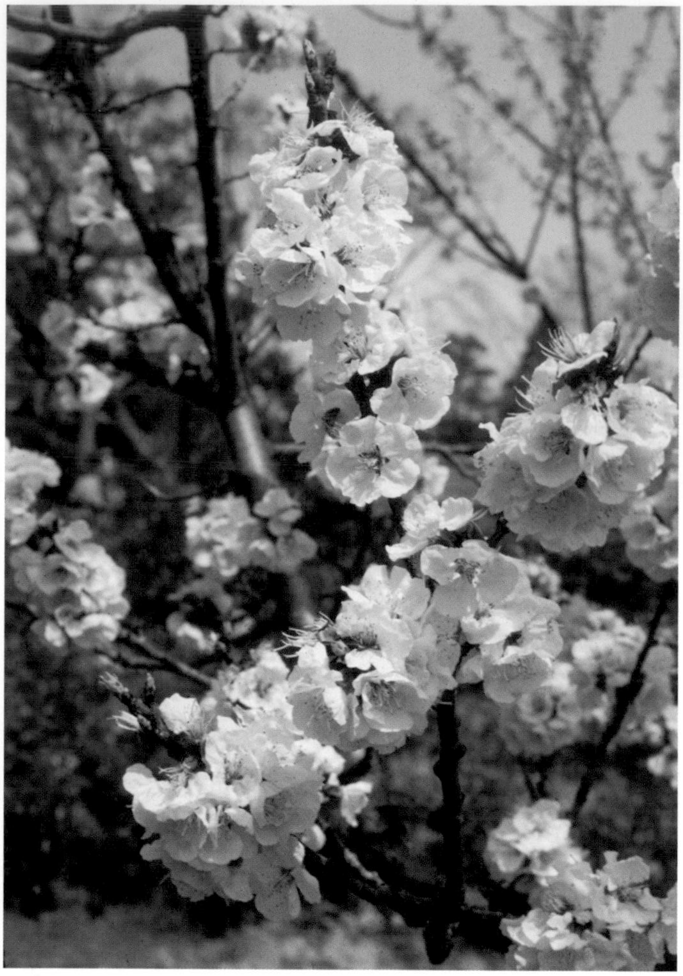

山杏 *Prunus armeniaca* L. var. *ansu* Maxim.（薔薇科）

依據長城山杏的葉子和果實的形狀，判斷可能是薔薇科西伯利亞杏 *P. sibirica* L.（薔薇科），但因是栽培種，故不知道其真正品種。櫻桃、梅、山杏、李子、桃之類，變化多端，究竟哪種果實應該接在哪種植物上，都令人感到困惑。西伯利亞杏分佈於山西、河北、內蒙到東北。

中國長江以北，從東北到新疆的廣大地區，野生或被栽培作為果樹的，通常是杏 *P. armeniaca* L.，葉子大、長五～九公分、寬七～八公分卵圓形，為中國原產，其種名是以中亞高原亞美尼亞高地為其名稱。自古以來經由絲路把杏傳到歐洲的源頭就在這兒。

日本的杏是原產於中國。分佈於遼寧、內蒙、河北、山西到寧夏的山杏 *P. armeniaca* L. var. *ansu* Maxim.，在長野、山梨、北海道等作為果樹栽培。又有一種中國原產的杏，是分佈於東北地區的遼杏 *P. mandshurica* (Maxim.) Koehne。

其它還有許多改良為果樹園藝用的品種，主要做成果醬或曬乾的杏等的加工食品。果肉碩大的品種，種子多不成熟，無法摘到有種子的杏仁。因而杏仁的基原有四種。

山杏和梅花十分相似而難以區別，全都是鮮豔紅紫色的萼片，梅這一類似乎為了支撐花瓣而萼片直立，相反的，山杏類全部萼片前端彎曲主體向後仰。

杏仁有藥用的苦杏仁和食用的甜杏仁。可以由其味道來區別，而苦味的本身作為鎮咳祛痰藥，其有效成分苦杏仁苷，含量多的是苦杏仁，含量少的是甜杏仁。原植物的種類無法明確地區分，大致而言，西伯利亞杏、遼杏和野生杏、山杏的種子是苦的；作為杏和山杏的果樹被栽培的，有苦的、也有甜的。一般而言，栽培在江蘇、河南等溫暖地方的以甜的較多，在北部以苦的為多，所以苦杏仁稱為北杏仁、甜杏仁稱為南杏仁。

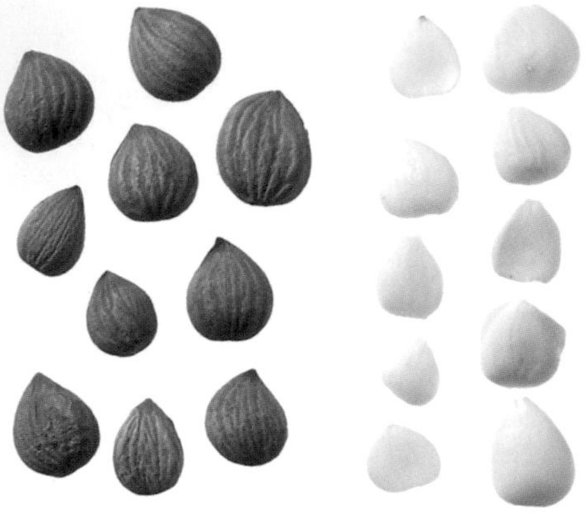

左：杏仁　右：甜杏仁（去皮）

在中國餐館喝啤酒搭配的小菜，經常出現用鹽和油煎的甜杏仁，雖然覺得比一般杏仁小，但在不知不覺中就吃進了許多甜杏仁或杏仁豆腐，它具有潤肺平喘的功效。在中國，甜杏仁是「專用食品」。而在日本行政上，甜杏仁和苦杏仁都同樣被作為「專用醫藥品」處理，所以不能把甜杏仁當作食品來賣，因此也沒有進口。二〇一一年三月的厚生勞動省醫藥局長公告，以甜杏仁的名稱作為食品已認可。如果不想用合成的杏仁精油，而要用真的杏仁來做杏仁豆腐的話，就須從藥局買進「專用」醫藥品的苦杏仁，做出來的杏仁豆腐非常難吃，真是充滿痛苦的回憶。原則上，一份寒天使用七～八粒藥用杏仁調配，若使用甜杏仁的話，甜杏仁的用量要增加三倍，脂肪多，去皮磨碎變白，就不需要加上牛奶。

藥用的苦杏仁含有氰酸配醣體的 amygdalin 三%、脂肪三〇～五〇%。amygdalin 會被共存的 emulsinase 加水分解，經 mandelonitril 產生氫氰酸和 benzaldehyde，發出獨特的芳香。鎮咳祛痰的作用可能是 mandelonitril 的作用，此作用機轉並不清楚。漢方也用作潤腸，被認為是脂肪的作用。

杏仁放久了，脂肪會酸敗而變臭。酸敗的油會引起下痢和腹痛，有酸敗油臭的是不能使用的。

在漢方配成：杏蘇散、麻黃湯、桂麻各半湯、麻杏甘石湯、五虎湯、麻杏薏甘湯、清肺湯、神祕湯、潤腸湯、麻子仁丸等。

因為止咳妙藥的杏仁水不能長期保存，所以須在藥局調製。在用剪刀和釘書機做成的簡陋「調劑」藥局裡，偶爾會接到杏仁水的處方，轉眼間就會引起一陣恐慌。雖然在藥局方上寫得很清楚，但還是會打電話來大學，強烈要求指導製作。這個應該屬於調劑學的領域，不知為什麼總是打電話到生藥室來。不過現在已沒有人使用生藥的杏仁做杏仁水了。

要以杏仁來做，首先要壓榨除去油份，接著水蒸氣蒸餾，取餾出液在氫氰酸的含量到達〇．一四%就停止。再用水、乙醇混合液調整至〇．一%而成。但因開設的藥局就只具有規定的幾樣必備的玻璃器具，故無法處理。

桃仁（とう にん）

桃子是中國原產的植物，不過作為水果，好像從很早以前就已經擴展到全世界，也有人認為早在中世紀原產於歐洲的波斯和黑海的克里米亞半島。日本在古事記也有記載，在萬葉集裡有欣賞桃花的歌曲，根據更古老的彌生時代，就發現有種子的遺跡，甚至有另一種說法說是日本原產的。古代日本的桃子究竟是從中國傳來的，還是日本原生種，現在沒有可判斷的證據。

在寫杏仁的地方提到杏的學名 *Prunus armeniaca* L.，相對於亞美尼亞的歐洲李，桃子的學名 *Prunus persica* Batsch.（中：毛桃）則被命名為波斯的歐洲李，正說明著桃子也與杏一樣從中國經由絲路傳到西方的過程，極為有趣。在裏海北部迂迴的路線上有亞美尼亞，而原本作為絲路的裏海南邊的路線上有波斯，還有現在的伊朗。克里米亞半島和西班牙的桃子是從波斯傳來，一直到後來也是從西班牙傳進美洲大陸。

隨著當作果樹而分佈擴大，產生出許多園藝品種，有核和果肉容易分開的離核種與難以分開的粘核種；外果皮的表面有毛的毛桃類和沒有毛的油桃類；依果肉的顏色可分為白桃、黃桃等各種各樣。

像桃子一樣的果實為核果或石果，果實的結構稍稍特殊。被子植物的果實是由種子和包著的果皮所組成。果皮的發生和葉是相同的器官，外面的表皮稱作外果皮，內側的表皮稱作內果皮，其中間的實質部分稱作中果皮。桃子等表面薄的皮相當於外果皮，可吃的果肉的部分是中果皮。而一般所說的桃子的硬核的種子並不是種子而是內果皮，試著割開後，中間有著被褐色的種皮包住的種子。取出即為桃仁。

桃、梅、李、杏在植物學上是類似的果樹，文字中出現「母」或「子」的字，一般認為與妊娠、生產的現象有關係。桃是在有妊娠徵兆的孕吐反應出現時吃的，據說因為能驅除邪鬼。桃、梅和李也都屬於酸味強的水果，桃演變成現在甘甜的果實，歷史還很短。直到現在中國農曆新年把稱為桃符的桃的畫紙貼在門口上，將桃子轉變為是驅逐惡鬼的神聖水果，有祈願驅散惡靈、無病消災的風俗。

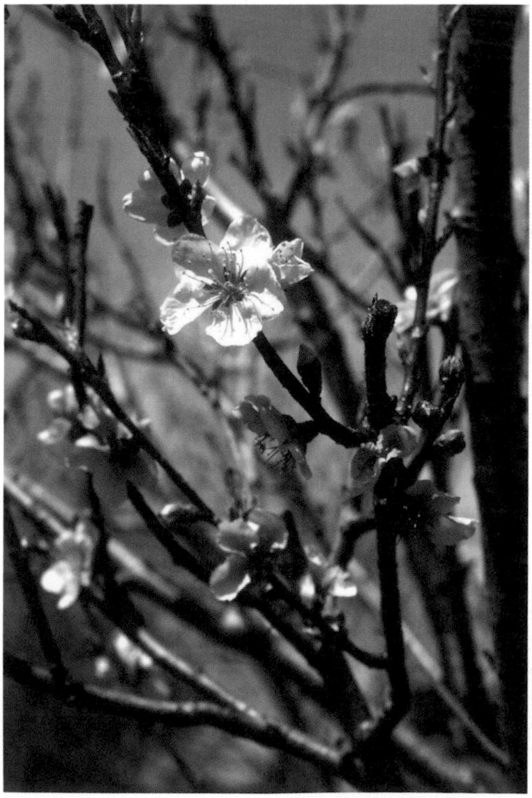

桃子 *Prunus persica* Batsch.

在中國有桃子原種 *Prunus davidiana* 的類似植物，名為山桃，還被列為是桃仁的基原植物之一。桃仁和杏仁很難區別，不過，靠近肩部呈很平整的橢圓形為桃仁（偏桃仁），卵形近三角形的為杏仁。只是，山桃仁為圓滾滾的種子，形狀與杏仁較相似而稍小型，除此之外很難區別。杏仁與桃仁用照片比較，以種皮外面的刻度深淺為特徵。種皮表面有細毛，有以這個形狀來區別的研究，不過因為毛太細小，肉眼看不見。

成分已知與杏仁相同，含有氰酸配醣

體的苦杏仁苷、野櫻苷、β-穀固醇等的植物固醇類化合物及四〇～五〇%的大量脂肪油。藥理實驗已知其煎劑能修復子宮和止血作用，煎劑和脂肪油有弱的血液凝固抑制作用；甲醇提取物能抑制血小板凝集、促進子宮運動；水提取物和酒精提取物能抑制免疫活性；丁醇提取物有抗炎症作用，雖然所含苦杏仁苷量遠比杏仁少，不過，已知具有鎮咳祛痰的作用和與阿斯匹林相同的鎮痛消炎作用。對兩種蛋白質有抗炎症作用、抗活性氧作用、抑制肉芽腫形成等的作用已被認可。

在漢方，桃仁的藥能是被歸納為活血祛瘀、潤腸通便、鎮咳止痛，這些藥理作用已有相當程度的說明，不過瘀血病證要用一句話來對應是有困難的。所謂表現活血的生藥，大體而言，已知能抑制血小板凝集，這個作用也可以考慮是對瘀血的具體作用。

麻子仁和蓖麻子油等使用種子的生藥，以瀉下作用的為多，不過其有效成分還不明白，含大量的脂肪油或者以氧化脂肪酸作為組成成分的脂肪油，一般是以本體作用的為多。

配伍桃仁的漢方方劑有三種方向，在所謂婦女病藥中加入相對應的驅瘀血、鎮痛和瀉下藥使用。在驅瘀血藥與牡丹皮同時配伍的為多。

牛膝散與折衝飲、甲字湯其組成是非常相似的，全都被使用在月經不順、月經痛、月經困難等的婦女病藥。

桃核承氣湯和桂枝茯苓丸、大黃牡丹皮湯與其說是婦科藥，不如說是典型的瘀血治療藥，經常被使用在月經不順、更年期障礙等。如果伴隨便秘就用桃核承氣湯或大黃牡丹皮湯，而桃核承氣湯是以高血壓、頭昏眼花、頭暈、頭痛、精神不安等為治療目標。在更年期伴隨皮膚變粗糙時，用桂枝茯苓丸加薏苡仁。

桂枝茯苓丸不論是男或女都可使用於紫斑症、凍傷、下肢血栓症、眼底出血、眼瞼炎、腎炎、肝炎、風濕、神經痛等種種的瘀血症狀。藥局近來在服藥指導說明上都會清楚記載，不過當交付給男性的患者時，寫著「月經不順，更年期障礙用藥」等的話，容易變成糾紛的爭端。要注意。

針對疼痛，疏經活血湯主要用於關節痛、腰痛等；獨活湯主要是用於因寒症的手足屈伸痛；千金雞鳴散是當歸、大黃、桃仁三個奇妙的組合，被用在跌打損傷、挫傷等。

虛弱者的便秘可使用潤腸湯或滋血潤腸湯，而主要被用為痔瘡治療的秦艽防風湯也配伍桃仁。

腸癰湯是用薏苡仁、冬瓜子、桃仁、牡丹皮等所配伍的簡單藥方，也有被用在月經痛的，不過應用在急性或者慢性的闌尾炎，有可能可以免掉手術。漢方也認定闌尾炎是激烈的瘀血症狀之一。

桃不僅僅是使用種子，還有各種部位分別作為民間藥。花稱為桃花或白桃花，用於便秘或浮腫、腳氣病等；根和根皮稱為桃根，使用於黃疸、吐血等。在本草綱目上記載著「療黃疸，身目如金」。

葉為桃葉，記載著能祛風濕、清熱、殺蟲，有應用於瘧疾樣症狀的例子等；幼枝可稱為桃枝，用於心痛、腹痛；由樹幹產生的樹脂稱為桃膠，使用於血尿的症狀等。

不用說，成熟的果實是可以食用，稱為桃子，具有生津、潤腸、活血、消積的功效。把未熟果實乾燥稱為碧桃乾，應用於盜汗、遺精、吐血、瘧疾。

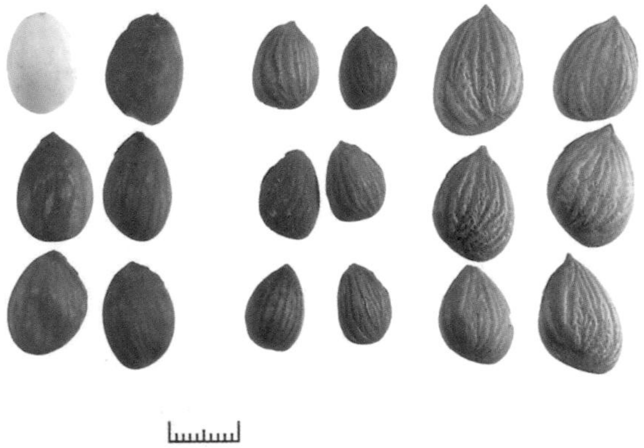

左起 桃仁、山桃仁、杏仁

烏（う）梅（ばい）

視松竹梅象徵為吉祥的植物，是從中國傳來的風俗習慣，並不是日本獨有的。不論是在嚴寒季節裡，能看到翠綠葉子的松樹及竹子，還是在寒冬中又配合年初的節慶，能看到開滿美麗的梅花並聞到其撲鼻的香氣，均能充分顯現出歡樂的氣氛。

梅 *Prunus mume* Siebold et Zucc 原是產於中國的植物，至於是什麼時候傳到日本來的，並不清楚。但是，在萬葉集裡，愛梅的歌曲就有上百首，因此可以肯定的是在奈良時代就已經非常普及了。

關於梅的語源，梅的中國讀法是 mei，韓國語讀法是 mai，較為有力的說法是鄉音的差異。不過，u 是從哪兒來的，無法說明。另有少數意見認為是因弱火乾燥未成熟梅的果實使其會變黑，在其表面上會產生枸櫞酸和蘋果酸的白色結晶。無論是生藥也好，保存食品也好，其乾燥品稱為烏梅。

據說中國古代把食物含在口中的形狀成甘字，放在木之上則成某字，意味著 ume 的字，又說因為孕婦喜歡吃梅，由此而成為人母加個木，變成梅字來使用。而發音全都是 mei。在同一要素下形成的柑字，卻又表示成其他的水果，真有意思。

自古以來，日中都將植物成為文化的一部分，據說就園藝品種而言，單單在日本就有四〇〇種以上，可分成觀賞用的花和果樹用兩類，全都來自於多樣的品種。因為梅是一種無法自家受粉的植物，所以連專業供應花粉的行業都存在。若只種一棵梅樹，怎麼也結不出果實，所以普遍認為「桃栗三年柿八年，梅長十三年」，如果成對種植，那麼三年就可結果了。

如上所述，未成熟果實的乾燥品就稱為「烏梅」，大多以日曬乾燥，也有使用火力乾燥。常見的說明是以煙燻法來燻製，但目前市場上出售的生藥已聞不到有煙臭味。

烏梅是被使用於止渴等的生津藥；同時是類似於五味子的固澀藥；能利大小便、汗出，即用在所謂滑脫的症狀；另一方面有強力的抗菌作用，也被應用在食物中毒。特別是用在慢性的下痢、出血性的下痢等。另外，也說有驅除蛔蟲的作用，但是作用的主因不明。除去烏梅的核，稱為「烏梅肉」，與食鹽水及醋一起磨碎而成的軟膏，稱為「烏梅膏」，外用治胼胝和雞眼。神農本草經以「梅實」條，記載著「主下氣、除熱、煩滿、安心，肢體痛、偏枯、不仁、死肌、去青黑痣、惡疾」。鹽漬的乾燥品，稱為「白梅」，用於

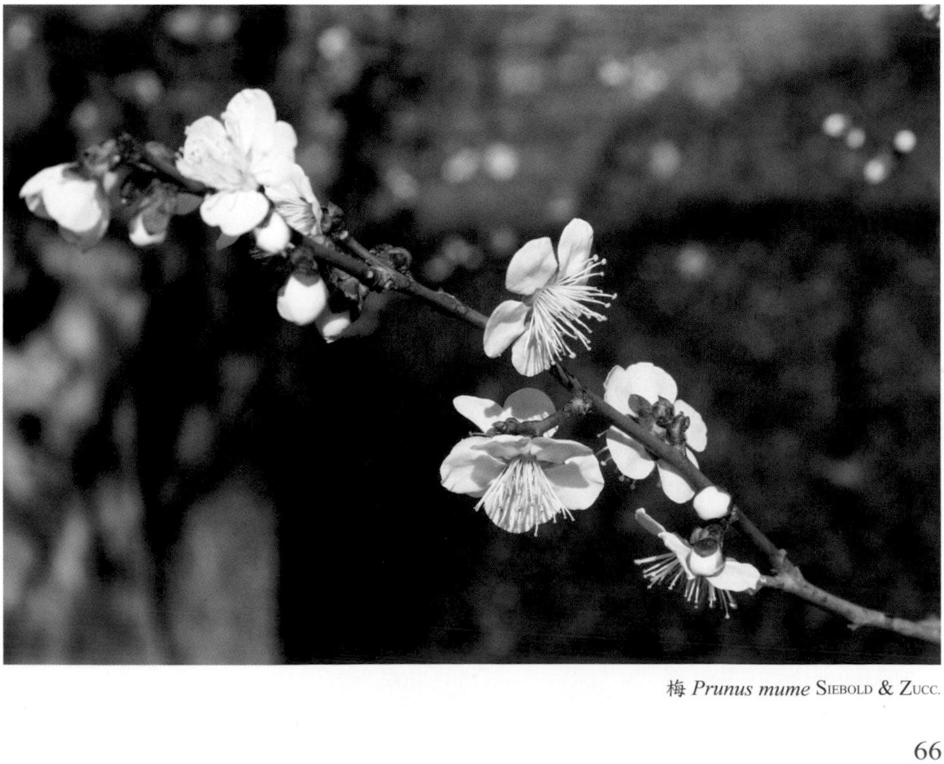

梅 *Prunus mume* Siebold & Zucc.

咽喉痛或腹瀉。用白梅刷牙據說對牙周病很好。白梅和紫蘇一起醃漬的成品，稱為「梅乾」，而只有這種梅乾是他國所沒有的，可以說是日本所獨有的東西吧！受到沙門桿菌感染據說也能用梅乾治癒。

梅籽的堅硬核，在植物學上通常稱為內果皮，把核剖開內有包覆著像澀皮一樣的種子。這個就是「梅核仁」，被使用於中暑或各種婦人病。

把梅乾的核剖開取出的種子，在日本的信仰是，天神說：「吃了這個，頭腦就會變好」。小時候祖母經常拿給我吃，但討厭讀書的情況，總是治不好。

乾燥的花蕾，稱為「白梅花」，花的萼片不會變紅的綠萼品種很受喜愛。使用在所謂梅核氣，就是喉嚨上像塞滿了梅籽的感覺或胃痛、頭痛、頭暈等。花經水蒸氣蒸餾取得的餾出液，稱為「梅露」，用於中暑、止渴、生津等。

梅的根稱為「梅根」，被使用於風痺的遊走性的關節痛、膽囊炎、瘰癧等。

梅的樹枝稱為「梅梗」、葉子稱為「梅葉」，民間藥使用於腹瀉或婦人病。

烏梅除食用、藥用之外，有與眾不同的用途。用紅花染色的時候，紅色的色素 carthamin 無法溶解在水中，而能溶解在經燃燒柳的樹枝等而生成的木灰的鹼性水溶液中。用布浸在這水溶液中，而後，放進把烏梅熬出的酸性液中，就會產生紅色。

即使如此被經常使用於食用上、藥用上，但其在成分研究上，好像都找不到與藥效有關係的化合物。果實已知含有枸櫞酸、蘋果酸、琥珀酸等的有機酸類，植物固醇的 β-sitosterol，三萜類的 oleanolic acid；而未成熟果實的果肉和種子，已知含有少量的 amygdalin。

青梅中毒是以因 amygdalin 被酵素分解產生氰酸來說明，但在實際問題上，並沒有發現因吃幾個用蜜煮的青梅，或喝多了梅酒，而中毒的例子。在梅酒或梅乾的製造工廠等，人進入大木桶或封閉的房間裡，大量地處理青梅的時候，或許有引起中毒的可能。

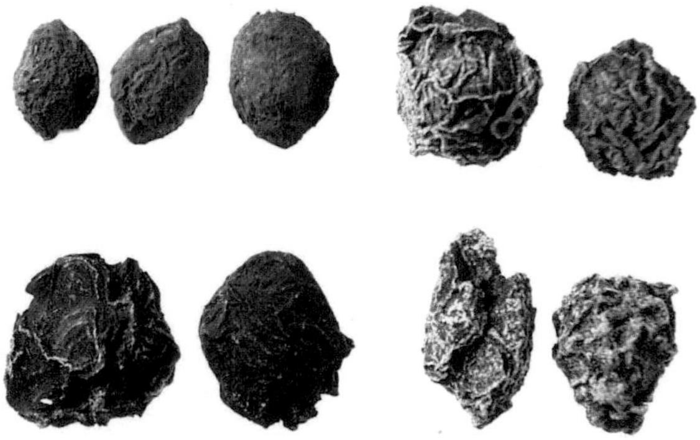

各種烏梅

黃耆（おうぎ）

黃河的中游流域，在山西、陝西、甘肅一帶是廣大的黃土高原。從上空往下看，這片中國黃色大地，廣泛而無限延伸到遠處。如果搭乘火車接近山西省太原時，到處可以見到大峽谷被黃土侵蝕而成的山谷窰洞之穴居住宅，這是個舒適的住宅。

一九八六年夏天，從太原越過佛教聖地——五台山，住在叫做沙河的村莊。進入山區，拜訪朱家坊專門生產生藥的部落，第一個映入眼簾的是辦事處和村長連棟式的家。村裡大部分是窰洞，而且屋頂全都連接在一起，真令人讚歎不已。首先令人感動的是完美隔音的寧靜。在黃土斜坡上挖洞，挖出來的土曬乾做成磚瓦，建造成入口或房間，如果再挖深一點還能再蓋個房間。在這兒的家，除了天花板部分委託專業人士處理外，其它都是全家一起建造的。對外開的窗戶和門是用紅色和綠色的紙，裝飾得像彩繪玻璃，做成半圓形放射狀的紙拉門。牆壁掛著手織的壁掛，看到入口爐灶連結的火炕，就聯想到日本的壁爐。地板乾燥，牆壁濕度適中，真是豪華的設備。

黃耆栽培在附近相當陡峭的山坡上，被覆蓋在草原中。據說是為了避免被放牧的羊馬吃掉，也為能使採收輕鬆。因為要在平地挖出地下深度一公尺的根，是非常辛苦的。如果種植在陡坡，挖掘就容易多了。請求村民試著用虎爪鍬（前端一分為二的鐵鎬），僅須四〇秒就能把根挖出來。從平地的苗圃移植到似乎長滿雜草，完全沒有樹木的黃土山坡上，像是半野生狀態，栽培五～六年。令人感到驚奇的是，這周圍的雜草大部分是藥用植物，如黃芩、遠志、續斷、秦艽等，產品高達二百種。這是在很久以前，為了採集藥草和放牧生活而形成的村莊，把不要的草給羊馬吃，留下藥草。經過幾百年的時間，不知不覺的逐漸形成一個生活圈。站在海拔約二千公尺的山頂上，眺望宛如波浪的黃土高原群山，漢方的業界就是由這樣的人們，苦心經營而成的。雖然只是傻傻的

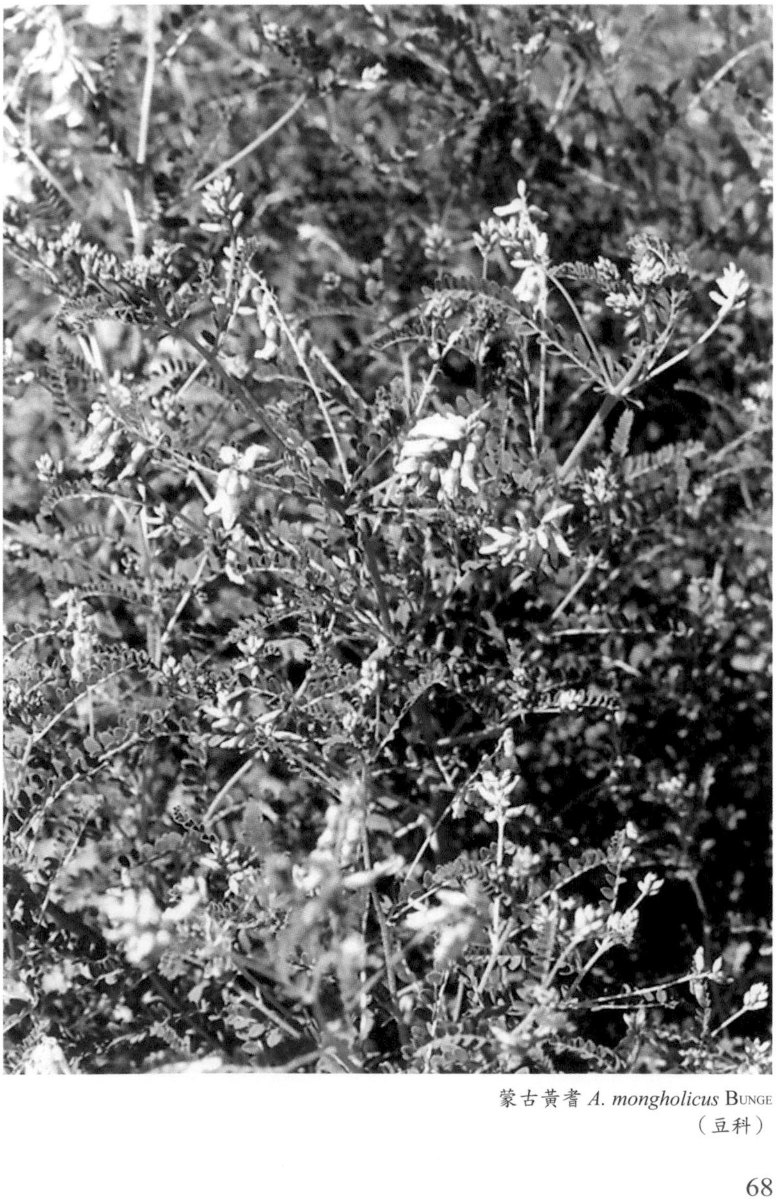

蒙古黃耆 *A. mongholicus* Bunge
（豆科）

佇立著，但是感動和敬畏的心情油然而生。在第二天的歸途，越過約二五〇〇公尺五台山的山頂時，注意到在那懸崖絕壁的岩棚處有黃耆田，真可以獻上「直達天際垂直的田」的稱號，現在回憶起來還是令人相當欽佩。這周圍的黃耆，是約在三〇〇年前開始從內蒙古引進栽培的蒙古黃耆。在這山頂與內蒙古植物研究所的卡車相遇。

日本藥局方記載的是膜莢黃耆 *Astragalus membranaceus* (Fisch.) Bunge 和蒙古黃耆 *A. mongholicus* Bunge 及其他同屬植物（豆科）。由中國河北、東北、四川等或韓國，輸入到日本的大部分是膜莢黃耆，其他品種幾乎沒有進入的可能性。不過，在中國利用同屬植物小白耆、白大耆、川耆（一部分）等作為代用品，其植物的種類有四種以上，因為無效用的偽藥也有很多，所以應該注意生藥的品質，不可怠慢。日本藥局方的判定基準並不完備。

在中國，多序岩黃耆 *Hedysarum polybotrys* Hand.-Mazz. 植物的根也作為黃耆，又稱為紅耆或被冠以過去的產地山西的國名稱為晉耆，在中國很少使用，但好像也出產很多。日本藥局方是為了排除過去使用的日本高山植物岩黃耆 *H. vicioides* 等，所設定的純度試驗，只限定為 *Astragalus* 屬，故晉耆長久以來被認定為偽品。

黃耆的成分已知含有 formononetin 等的幾種豆科植物含量多的異黃酮類、命名為 astragoside Ⅰ～Ⅳ 的皂苷類、血壓下降作用的 γ-aminobutyric acid 等。

其藥效多用於消化系統和呼吸系統功能不足的氣虛，當作補氣的強壯藥，如補中益氣湯就是強調對中焦補氣有益的作用，其皂苷對血中環單磷酸腺苷有增加作用，間接地促進糖解、心收縮增強一連串作用，並不是不能理解，只是有效成分還不明確。

日本對蜜炙黃耆並不以為然。但在中國，卻認為施以蜜炙修治而成的「炙黃耆」有補中益氣的作用，生黃耆主要用於皮膚的癰疽或「水」症。而蜜炙也可用於甘草，其方法是首先將蜂蜜加熱至稍呈黃色，並除去浮上來的泡沫，用少量的水稀釋後，使用大炒鍋，把斜切的黃耆一面沿著鍋面放進去充分浸漬，一面加熱，炒至酥脆而乾，切口呈淺棕色即可。經加熱，成分藥效會有什麼變化？蜂蜜又是如何作用？最適當的條件為何？並沒有清楚地解釋，看來生藥學的研究課題，還有很多值得更進一步探討的。

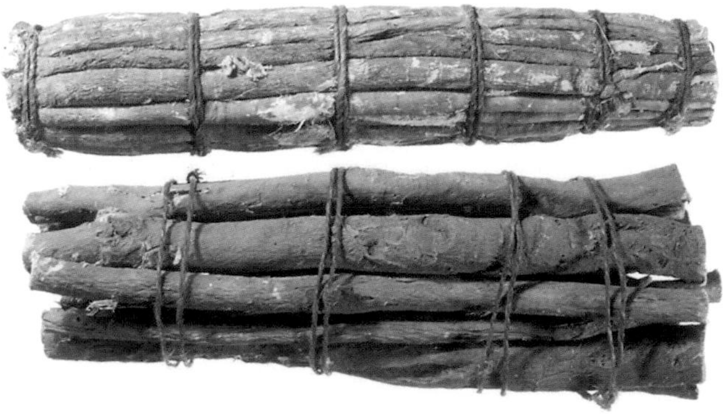

上：晉耆、下：黃耆（都是山西省產）

甘草（かんぞう）

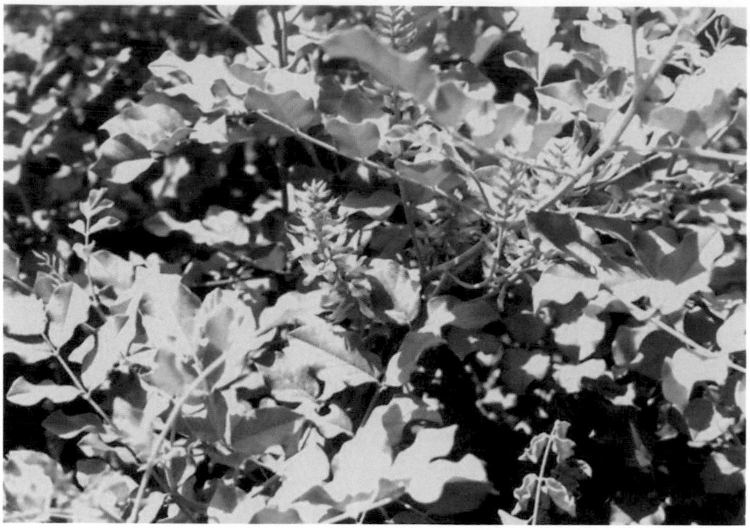

烏拉爾甘草 *Glycyrrhiza uralensis* Fisch.（豆科）

漢方方劑每四方之中，就有三方配合甘草。再者，日本每年為了大量使用當作醬油和香煙等的甜味佐料，甘草的進口量是一萬公噸以上，從消費量來說，毫無疑問是漢方藥的第一位。

到了二〇〇〇年左右，甘草原植物被栽培在日本的大學藥用植物園，作成標本，大體上在書中都有照片和寫生圖，其果實的豆莢密生著很大的刺毛，稱之為「西班牙甘草（*Glycyrrhiza glabra* L.）」。

十九世紀末，德國的科拉出版社（KÖHLER'S MEDICINAL PLANTS）出版藥用植物圖集。這本書附有解說，並有再版的計畫，筆者也負責執筆。但這計畫中途喊停而沒有出書，但就在這時候，我們注意到刊登在那本書的 *Glycyrrhiza glabra* 的圖，與我們在日本看到的「西班牙甘草」是完全不同的植物。

之後，筆者由美國留學返國時，經過巴黎，到巴黎大學的藥用植物園參觀。正好是花盛開的季節（六月），看到了和科拉出版的圖集一模一樣的 *G. glabra*。確信日本的「西班牙甘草」是錯誤的而回國。筆者必須扛起直到那時候為止的圖鑑和教科書等錯誤的責任，加以道歉。

一九七八年日中締結平和友好條約後，我們也常常有機會到中國，與中國的專家往來更加密切，也請教了很多。那時，日本的「西班牙甘草」就在推展藥用植物的會議時，與莫斯科以交換種子的方式取得。筆者將大學裡開花結果品種不明的甘草之臘葉標本帶到北京，請中國醫藥科學院藥用資源開發研究所的肖培根博士鑑

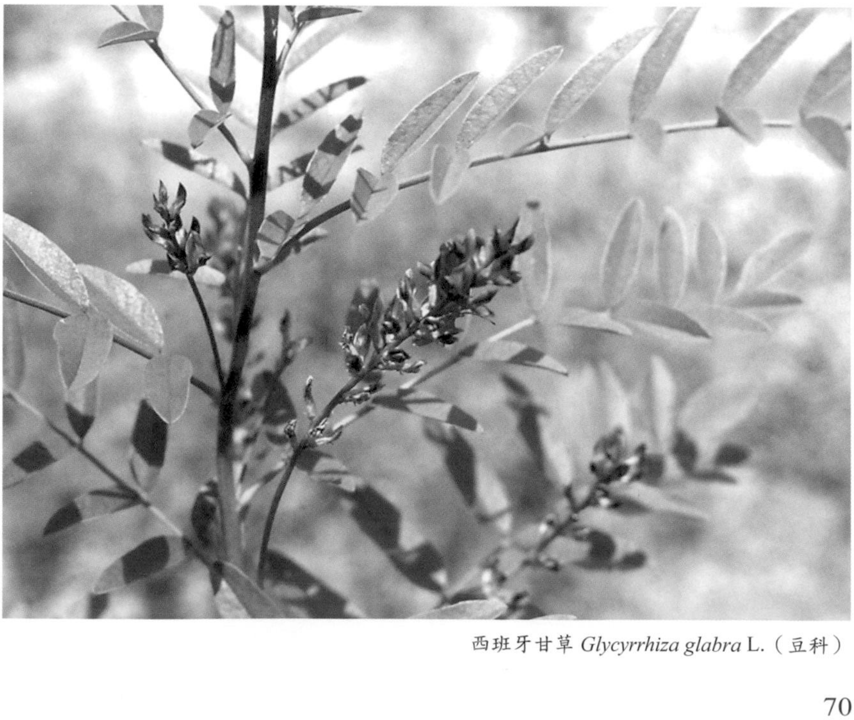

西班牙甘草 *Glycyrrhiza glabra* L.（豆科）

定。肖博士從中國東北、內蒙古、新疆經吉爾吉斯共和國、伊朗到西班牙，追查甘草來源，並用步行來調查這類的分佈範圍，可說是一位猛將。

果然不出所料，在半年後，日本稱為「西班牙甘草」經鑑定，是在中國數量很多的刺果甘草 *G. pallidiflora* MAXIM.，由莫斯科取得的是歐洲產真正的西班牙甘草 *G. glabra* L.。

中國的甘草被分成東北甘草、西北甘草、新疆甘草等三種。到八〇年代為止的教科書上記載，東北甘草是烏拉爾甘草 *G. uralensis* FISCH.、西北甘草推定是 *G. glabra*、而新疆甘草或許是 *G. inflata* BATAL.，大致推論勉強說得通。

有一次，同時取得這三種品種，作成切片用顯微鏡比較，卻無法區別是東北、西北還是新疆。之後，每次去中國，都向各種人打聽這三種怎麼區別？產地在哪兒？

據中國的調查，烏拉爾甘草分佈於西伯利亞東南部到新疆的廣大範圍；東北甘草和西北甘草的基原全都是烏拉爾甘草；新疆甘草大部分是烏拉爾甘草，混有 *glabra* 種的五、六種同屬植物在內。

glabra 種從新疆到蘇聯南部，經伊朗到土耳其，這個又是生長展範圍廣大的植物，分成 var. *typica*，var. *glandulifera* 等幾個變種。

依據肖博士的說法，這些連續變種的形態，並無法清楚的區別。姑且不說西班牙甘草究竟是誰命名的，因為西班牙並不生產，主產地是土耳其。

那麼，東北甘草和西北甘草有何差異？以常識而言，差別在於東北甘草甜味強，而西北甘草混雜有苦味。東北甘草的主產地在內蒙古東部的大興安嶺南部附近，以內蒙古的伊克昭盟杭錦旗地區所產的品質最優良。

西北甘草的主產地並不太清楚，從北京正北邊周圍到西邊的內蒙古，包括陰山山脈的北側、甘肅省北部的戈壁沙漠。東北甘草包括東北三省的黑龍江、吉林、遼寧。事實上，連山西省及陝西省黃土地帶的產品，也都以東北甘草名稱而出貨。

無論如何，甘草還是有東邊和西邊地理上的區分，若說以味道來區別，或許比較容易理解。聯結味道和地理就會牽涉到土壤和水。東北甘草的產地在黑龍江、遼河、黃河等流域，水流進大海，水混濁而鹽份少。相反的，西北甘草的產地以內陸湖為多，水不流進大海，而是鹽份和鹼性多的地區。這或許是個假設，但依大阪藥大太田教授的研究，發現西北甘草含多量的鎂，與事實相符合。因苦汁（鹵水）的主要成分是氯化鎂。

總之，只要去看看甘草的產地，就會發覺有許多的問題仍然是無法了解。

聽說最近甘草過度採集，令人驚訝的是，可能會枯竭。

澳洲已經栽培生產，日本各地也開始研究栽培。今後，要是在中國的生產減少，價格上升的話，要從日本及其他生產地採收的可能性也不是沒有。而這種情形不僅止於甘草。

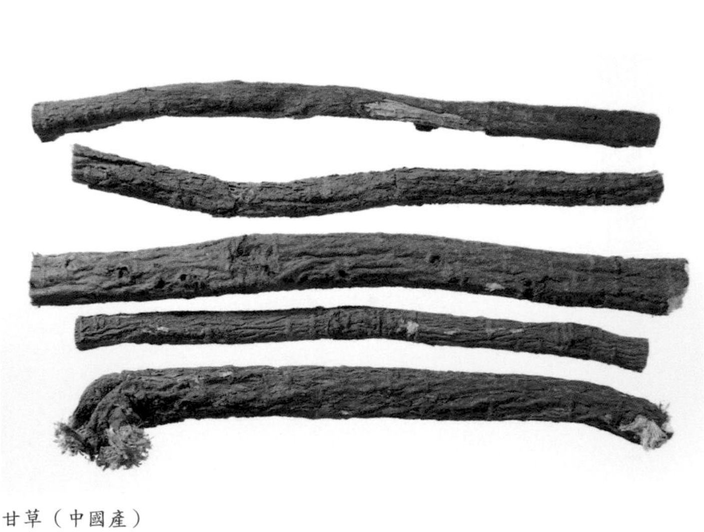

甘草（中國產）

葛根（かっこん）

英文的 Japanese Kudzu Vine（日本・葛・藤）有令人討厭的毛，現在是美國森林的害草，這一切的開端是這樣子的……。

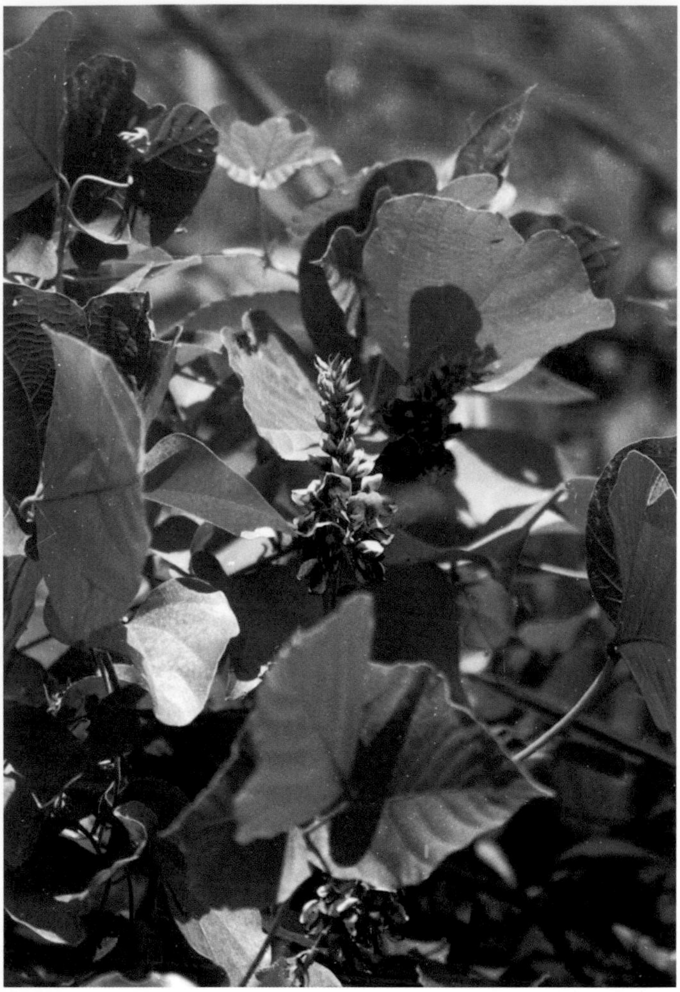

葛 *Pueraria lobata* Ohwi（豆科）

與美國東海岸平行的阿巴拉契亞山脈的南端，從大煙山往西邊下方的小田納西河流域，在一九四〇年左右，田納西河流管理局（TVA）建設了許多水庫和水力發電廠，在歷史上留下偉大的綜合開發計畫。為了預防這個水庫堰堤的土砂崩塌，種植從日本引進的葛。有著粗而長纖維的強韌根部，深深的竄入地底，趴在地面上的藤莖也十分強壯，所以日本也在鐵路沿線的斜坡上種植許多。

這在日本可能是無法令人想像的，以田納西河流域作為起點，這長著濃密毛的大型草，開始快速的繁殖，高度達數十公尺的巨木排列著，覆蓋並纏繞在東南部大森林的表面，使樹木日趨衰弱。目前，已擴展到美國東部、南部、中部，一半以上的森林面積遭受損害。令人感到厭惡的是森林工作人員所騎乘的馬，腳也被莖拌住而無法行走。在日本和中國，因為有喜歡吃嫩芽的蜆貝蝶類幼蟲存在，所以不會有這種的情形發生。

在過去大和國栖人從葛的根中提取澱粉，名為「國栖粉」，步行到各國販賣，現在名為「吉野葛」。與其說是葛澱粉的名稱，倒不如說是一般通稱。事實上，目前在市場上出售大部分的「吉野葛」，是使用進口自台灣生產的根，在福岡縣秋月製造，純粹吉野產的已變少了。

葛粉具有優良的特性是，結合力大。一旦凝結，不會膨脹也不會粘著，可作為製藥用的賦形劑或結合劑，但現在幾乎不被使用，而專門用於製餅的葛湯、葛細切、葛細長切等。在市場上出售的「吉野葛」，就是葛粉中添加多量的甘薯粉。若把純葛粉做成葛湯，其黏度過強，因為消費者長時間已習慣黏度較低的馬鈴薯作成的「太白粉」，故不適合做為太白粉原料。不單單只是為了增加重量，若原料沒有標明清楚還是讓人擔心。

野葛的基原植物是豆科的 *Pueraria lobata* Ohwi，從日本到中國南部，分佈於除了青海、新疆、西藏之外的整個中國。也有

認為與中國產的 *P. lobata* OHWI var. *chinensis* OHWI 有區別，但在藥用層面上，可認為是完全相同物種。中華人民共和國藥典還列出另一種甘葛藤 *P. thomsonii* BENTH.。據中藥志，還有食用葛藤 *P. edulis* PAMP.、峨眉葛藤 *P. omeiensis* WANG et TANG、三裂葉葛藤 *P. phaseoloides* BENTH.、雲南葛藤 *P. peduncularis* GRAH. 的四種被部分的地區使用。

做為澱粉原料和藥用的葛根是使用同樣植物的同樣部分，乍看之下好像相當不一樣。富含澱粉的葛根稱為粉葛，色白且纖維少，而作為生藥的角葛根像是曬乾的甘藷。相反的，澱粉含量少的葛條是土黃色，又粗又強韌的纖維，使切口毛茸茸的。如果是比較板葛根縱切曬乾的狀態，這區別就很明顯。好像是因陽光和營養狀態不同所產生的差異，即使挖掘同樣部位的葛，也會有澱粉含量不同的狀況。雖然究竟哪邊比較適合藥用還有待商榷，不過，傳統的粉葛還是較受歡迎。

有效成分是 daidzin、daidzein、pueralin 等，豆科植物含量多的異黃酮化合物或其配醣體。含澱粉多的異黃酮含量少，而有豐富纖維的就含有多量的異黃酮。一般而言，北方產的異黃酮含量多，南方的澱粉含量多。其總黃酮量差距可達一．七到一二%，有顯著的差異。植物品種的差距是 *P. thomsonii* 比 *P. lobata* 少很多。澱粉的含量從一五%到三七%的幅度變化。

daidzein 具有抗痙攣的作用，黃酮混合物對腦及冠狀動脈有增加血流量的作用。葛根湯有時也用於心臟障礙，中國把葛根的黃酮混合物做成錠劑，代替硝酸甘油，用在心臟發作的改善藥。另外，daidzein 也被認為具有能增加未成熟老鼠的子宮重量的女性荷爾蒙樣的作用。雖然成分不明，但其抽出液已被確定具有解熱作用，及血糖值初期上升，之後下降的作用等。

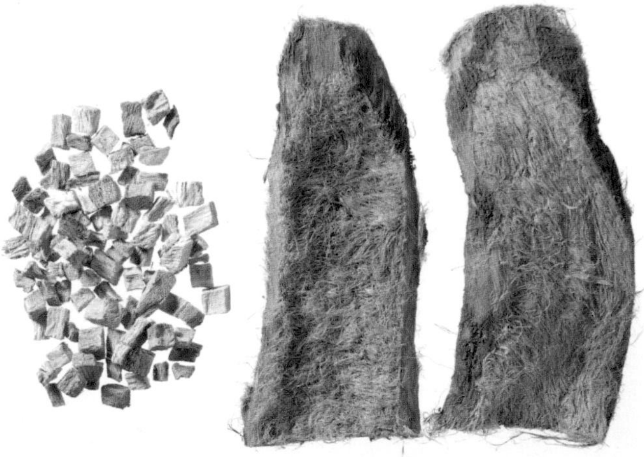

左：角葛根 澱粉多的粉葛。中：板葛根、澱粉少的葛條。
右：板葛根、澱粉多的粉葛。

葛根的傳統藥效是解表退熱、生津止渴、止瀉，使用於發熱無汗、口渴、頭痛項強、麻疹不透、泄瀉下痢等。雖然傷寒論的葛根湯，是桂枝湯加葛根和麻黃，但葛根湯的功用只提到葛根的藥效。

由葛根配合的漢方方劑不多，葛根湯加辛夷、川芎是蓄膿、鼻炎藥；葛根黃今黃連湯用於桂枝湯證的下痢。除此之外，只有升麻葛根湯、葛根紅花湯等。這些的共同目標是項背強痛，解釋為肩膀僵硬的藥是有點勉強。所謂項背是脖子和背部，因而所謂肩膀僵硬應該不太有效。倒不如說對背骨向後曲，呈現出對肩胛骨周邊的肌肉、上腕、脇部等痙攣性的肌肉痛時，相當有效。

得流感且以腕當枕頭支撐頭部看電視的話，造成腕、頭、軀幹等如痙攣般的全身疼痛且身體無法活動，經服用葛根湯後，隔天早上就不痛了，這是筆者自身的經驗。在上課時提到這件事，學生的父母正好有同樣的症狀，經孩子的一通電話，服用葛根湯休息一會，流感治癒了，有如神助。

泰國產的類似生藥ガウ・クルア *P. mirifica* AIRY et SUVATABHAND 的根，在泰國北部是促進沒有奶水的母親分泌乳汁的民間藥。宣稱有豐胸、變年輕的功效，流行了一陣子。不過大豆和葛根含有女性荷爾蒙樣的類黃酮，已是眾所皆知。並不認為適用於十幾歲的年輕少女身上。

陳皮

ちん ぴ

柑桔類的生藥很多。目前在中國和日本市面上的生藥整理如附表，只有主要部分的基原植物就有二〇種以上，其他的花、果實和果皮、以及未成熟果、成熟果及其中央部位、果皮外側和內側、蓬鬆的纖維部分，更進一步的種子、葉子、樹枝的刺、根、蒸餾液等，各種的靈活運用。品種的多樣性容易形成很多中間種，瞄準水果的商品價值，也積極進行品種改良，使變得越來越複雜。

在神農本草經記載的柑橘類生藥只有橘柚和枳實兩種。橘柚別名橘皮，鮮品因有噁心等副作用而被嫌棄，經採收後一年以上的陳橘皮就受到歡迎，簡稱陳皮。宋代和劑局方以後，處方幾乎多用陳皮的名稱，即使現代中國的藥學書籍使用橘皮，陳皮為別名。

橘、柚、柑、橙、枳等全都是柑橘類的植物名，雖是同一種名稱，其實在日中之間還是有些差別。橘是大紅蜜柑和椪柑，日本的溫州蜜柑品系，果實小而稍平、果皮為深紅色；柚是果實大的柚子類；柑為中國茶枝柑，又圓又甜的品系；橙是香橙、酸橙等酸味強的品系；枳意味著有刺，屬於枳殼品系。

枳殼是接近成熟的果實，枳實是小型未成熟果實。使用橘和柚等植物名的是成熟果實，皮是指果皮，而青皮是分成未成熟果實和果皮兩種。夾帶紅色果皮的外層精油多，氣味強烈。白色（皮）是果皮的內層，含許多黃酮類和檸檬苦素類有苦味。橘絡是剝皮時留在橘瓣表面上的纖維狀白色維管束部分。

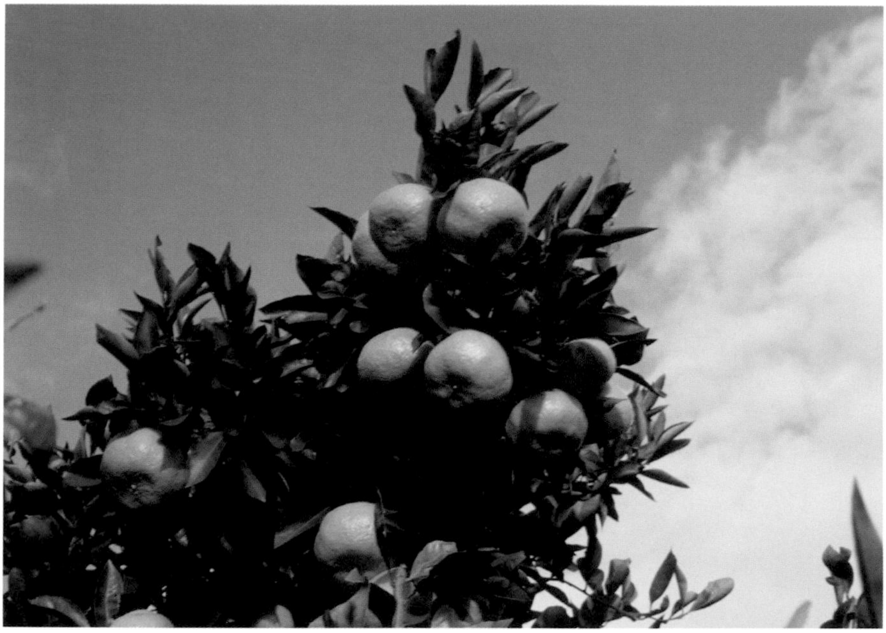

温州蜜柑 *Citrus unshiu* (Swingle) Marcow.
日本產量最多的水果。果皮是陳皮。
（在福岡）

以温州蜜柑為基原的日本產陳皮，本來是大量輸出的，最近變成從中國進口的增加了。果皮用手很容易就剝下的溫州蜜柑，經乾燥後使用，用小刀將果皮切五～六刀，再用熱水燙至前端向內捲曲，中國陳皮一般就像整過形的美國警察徽章。採收後一年以上顏色還是很紅，氣味強烈的為佳。雖說是「陳」，可是太久而變黑，還是不能使用的。

果皮的精油成分大部分是檸檬烯（limonene）。檸檬烯具有透過抑制中樞的鎮靜作用，促進膽汁分泌，促進腸管蠕動等作用。苦味的主體是黃酮類配醣體的hesperidin，已知具有抑制毛細血管滲透性的作用。也含有類似腎上腺素的化合物欣樂芬素（synephrine），其交感神經興奮作用說明了陳皮的理氣健脾、燥濕化痰、鎮咳等的大部分作用。

理氣藥可治療因氣滯引起的胸腹脹滿而苦，或激烈的疝痛等，被認為能消除自律神經緊張，平滑肌的痙攣等。

配合的漢方方劑很多，一般用、醫療用的方劑約有四十五方。五積散、清濕化痰湯、二朮湯、鈎藤散等的鎮痛藥；平胃散、補中益氣湯、胃苓湯、茯苓飲、溫膽湯等使用於胃腸症狀；香蘇散、杏蘇散、清肺湯、神祕湯等，用於除了感冒以外的呼吸器官症狀等作用十分顯著。之前，在京都發現只放入陳皮的喉糖，不只味道好，想法也有創意。

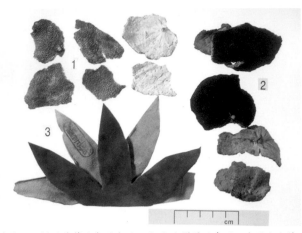

陳皮：1. 採收後第 1 年的成品。2. 太久變黑的東西。由於太久精油成分和欣樂芬素都沒有了。3. 中國產陳皮。

柑桔類生藥

Citrus tangerina Holt. & Tanaka 福橘 *C. erythrosa* Tanaka 朱紅橘	橘、橘皮、陳皮、青皮、橘紅、橘白、橘絡、橘餅、橘核、橘根、橘葉
C. reticulate Blanco 椪柑	橘、陳皮、橘皮、青皮、橘絡
C. unshiu (Swingle) Marcow. 温州蜜柑	橘、陳皮、橘皮
C. natsudaidai Hayata 夏蜜柑	枳實（日）、枳殼（日）
C. aurantium L. var. *daidai* Makino 橙酢酸橙	枳實、枳殼、橙皮（日）
C. aurantium var. *amara* 玳玳花	玳玳花、枳殼、橙皮（日）
C. grandis (L.) Osbeck. 柚 *Citrus grandis* var. *tomentosa* Hort. 化州柚	柚、化橘紅、橘紅珠、柚花、柚核、柚根
C. medica L. 枸櫞	香櫞、香櫞根、香櫞葉、香櫞露
C. medica L. var. *sarcodactylis* (Noot.) Swingle 佛手柑	佛手花、佛手柑根
C. wilsonii Tanaka 香圓	香櫞、香圓子、枳實、枳殼
C. limonia Osbeck 檸檬 *C. limon* Burm. 洋檸檬	檸檬根、檸檬皮、檸檬葉
C. junos Tanaka 香橙	橙子、橙子核、枳實
C. sinensis (L.) Osbeck 甜橙	橙皮（中）、青皮
C. chachiensis Hort. 茶枝柑	柑、青皮
Poncirus trifoliata (L.) Raf. 枸橘	枸橘、枳實、枳殼、枸橘核、枸橘葉、枸橘刺、枳根皮
Fortunella margarita (Lour.) Swingle 金橘 *F. crassifolia* Swingle 金彈 *F. japonica* (Thunb.) Swingle 圓金柑	金橘、金橘核、金橘根、金橘葉、金橘露

枳實

かん　ぞう

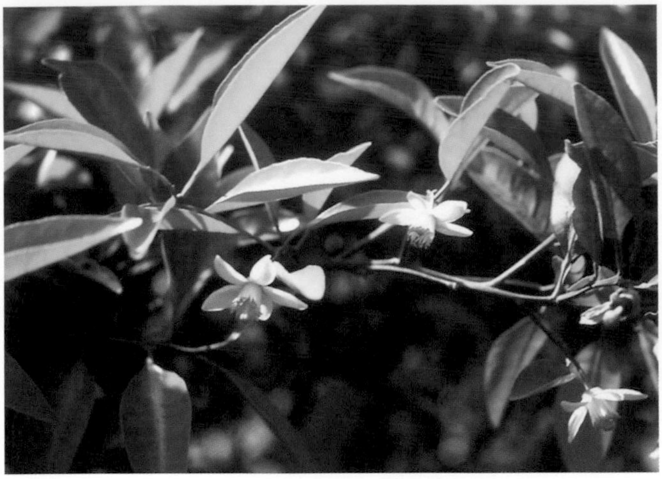

夏蜜柑 *Citrus natsudaidai* Hayata 的花

柑橘類生藥的基原植物十分複雜，多達有二十種以上，這還僅侷限在日本、韓國、中國三個國家。如果把範圍擴展到東南亞、中近東、西歐，那麼數量就非常龐大了。柑橘類不論古今東西方再怎麼看都是水果，同時也是藥。但若作為藥被使用的數量和作為水果被吃掉的數量相比，就相當的少。因此，柑橘類生藥的生產，被作為果樹的柑橘類產業所支配，也是沒有辦法的。柑橘類生藥的基原植物會隨著時代變遷而有所轉型。

日文寫成枳殼 *Poncirus trifoliate* (L.) Raf. 讀作 ka ra ta chi。在中國寫成枳或枸橘，從根端就長滿了許多帶刺的樹枝，所以可做為防止竊賊入侵的籬笆。在日本蜜柑田周圍的籬笆也多採用枳殼。其目的有防範小偷的功能，也有為了在更新老化的蜜柑（橘柚）樹的時候，把不畏寒冷的枳殼，拿來當作接枝的砧木使用。在中國北部好像也只有枳殼，歷史上把枳殼的果實當作枳殼、枳實來使用，但現在幾乎已不被使用。中藥大辭典把枳殼列在第一個，但是，令人不能置信的是，看看目前的市場品，枳殼並不是主要被使用的。

在神農本草經中，柑橘類生藥只有橘柚和枳實兩種。橘柚是指現在的陳皮。而神農本草經的枳實，究竟是指何種植物才算正確，就不是那麼簡單可以理出頭緒來的。傷寒論記載的大柴胡湯和金匱要略的排膿散正確的應該是包含枳實，在後漢時代到底使用什麼就不清楚了。在張仲景居住的長沙，是中國國內最熱的長江流域，可以想見有各種各樣的柑橘類。

作為生藥的枳實是以小的未成熟果實，直徑一～二公分，經輪切的乾燥品。而枳殼是以同樣的植物但比較大的果實，直徑二～四公分，經輪切的乾燥品。外皮是未熟而綠的稱為綠切，有顏色變化的叫做紅切。枳實和枳殼的基原植物本質上是一樣的。

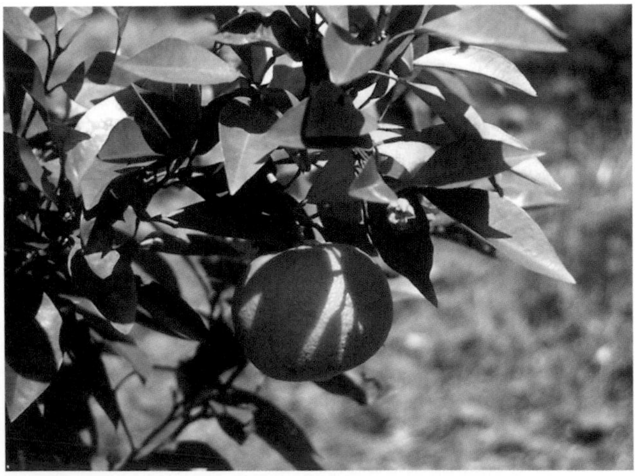

玳玳 *Citrus aurantium* L. var. *daidai* Makino 的果實

日本藥局方並沒有登載枳殼。現在日本實用處方中，含有枳實的有二〇方以上，而指定用枳殼的只有荊防敗毒散和實脾飲二方，全都是萬病回春的藥方。荊芥連翹湯和五積散可用枳殼或者枳實。兩者從外觀比較之後能了解，與枳實相比，枳殼擁

枳殼

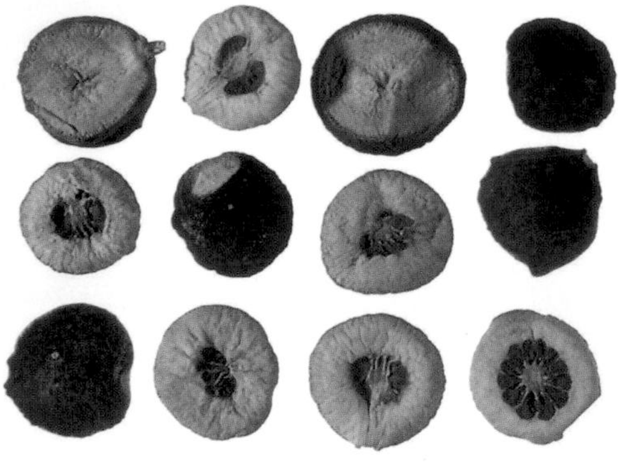

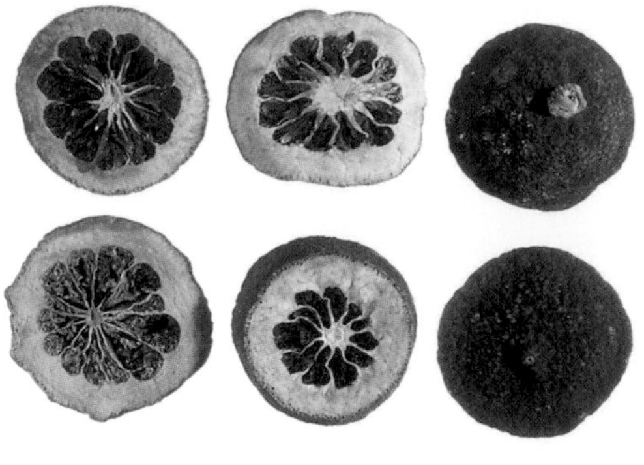

枳實

有種子瓤囊的果皮部分相對變大，但被認為在成分的定性上應該不會有太大的差異。

目前中國主要是使用與日本的玳玳非常相似的酸橙 *Citrus aurantium* L.。在日本藥局方到第十三修正版之前，是登載玳玳 *Citrus aurantium* L. var. *daidai* Makino 和夏蜜柑 *C. natsudaidai* Hayata 及其他同屬植物，自第十四修正版（二〇〇一）加上中國的酸橙 *C. aurantium* L.，同時刪除「其他同屬」的字句。只是，酸橙的亞種八朔 *C. aurantium* L. subsp. *hassaku* Hiroe 是包含在酸橙內來處理。在分類學上，西洋的酸橘和苦橘都與酸橙相同。從一九六〇年代開始生產的甘夏蜜柑是夏蜜柑和八朔交配的雜種，雖然是稍有模糊地帶，但被公認是枳實、枳殼的基原植物。現在幾乎沒有栽培真正酸味強烈的夏蜜柑。或許應該說是配合時勢上的說法。結論是枳包含橙在內。

日本藥局方「橙皮」的基原是玳玳和酸橙任一種完全成熟的果皮，但夏蜜柑除外。但是因為橙皮在漢方並不使用，所以在此不做討論。

由於若依據種，基原植物並不算確定，因此不以特別指定的成分，而是用共同成分，應該比較有意義吧！柑橘類共同的芳香成分是單萜系列的精油，其九十%是檸檬烯(limonene)。

而檸檬烯具有鎮靜、抑制中樞、促進腸管運動、促進膽汁分泌等的作用。呈現苦味的是橙皮苷（hesperidin）、柚皮苷(naringin)等的黃酮類配醣體，其量多；有強烈的苦味的三萜類苦味質的檸檬烯，其量少。歸屬於黃酮類的 vitamin-P，強調能針對毛細血管脆弱性作用，現在更因具抗氧自由基的作用，而受到關注的多酚類之一。也有的是具有瀉下作用和利尿作用的。柑橘類一般含有欣樂芬素（synephrine）或是 N-methyltyramine 等的苯乙胺類。苯乙胺類是以 epinephrine 或 ephedrine 為代表，有交感神經興奮作用，作為理氣劑或鎮咳藥的陳皮的作用互有關聯。因為陳皮含量多，所以被當作理氣劑使用，而含量少的橙皮和枳實則不作理氣用。

漢方的枳實、枳殼的用法是多樣的。多使用於胃腸的衰弱、腹痛等，如：延年半夏湯、溫膽湯、加味溫膽湯、茯苓飲、茯苓飲加半夏、茯苓飲合半夏厚朴湯等。

配伍為瀉下藥的麻子仁丸、潤腸湯、滋血潤腸湯、大承氣湯、小承氣湯、大柴胡湯等。

作為鎮痛藥的五積散、四逆散、延年半夏湯等。

使用於全身浮腫等的實脾飲（枳殼）、分消湯。

使用於化膿性疾病或皮膚病的排膿散、排膿散及湯、荊芥連翹湯（枳殼或者枳實）、荊防敗毒散（枳殼）、清上防風湯等。

成為婦人病藥的通導散、芎歸調血飲第一加減。其它，成為感冒藥的參蘇飲、竹茹溫膽湯，作為驅蟲藥的椒梅湯等的配伍。

吳(ご)茱(しゅ)萸(ゆ)

山茱萸和吳茱萸除了茱萸這個名稱共通外，幾乎是完全不相關的兩種植物。冠上「山」的接頭詞是為了和一般劣質的代用品有所區分，而安在真貨上的。「吳」是指吳國，就是現在的蘇州，但為什麼都要加上茱萸這個植物。茱萸不就是胡頹子屬嗎？關於這一點，植物學者北村四郎教授判斷，茱萸是賈思勰寫在齊民要術（約五四〇年）的山東產同屬植物 *Euodia danielii*（Benn.）Hemsl.。因為吳茱萸不是生長在山東省，而是在更南方的長江流域，所以掛上吳國的名稱來加以區別。

陳藏器的本草拾遺（七三九年）記載著「以吳地者為好」而稱之為吳茱萸。

江戶時代享保年間，傳入日本的吳茱萸 *Euodia ruticarpa*（A. Juss.）Hook. f. & Thomson，在日本不知何時開始把它稱為偽吳茱萸。而把沒有傳進日本的 *Euodia officinalis* Dode 叫做本吳茱萸，好像認為這種吳茱萸的基原植物才是真貨。

現代的中藥大辭典或中華本草是以上述的偽吳茱萸為正條品，而本吳茱萸用中文名寫成石虎，當成可同樣使用的。現在的日本藥局方已刪去偽的字，定義為吳茱萸。

雖說吳茱萸是落葉性的小灌木，但是，如果生長的比較快，用插條增殖加以種植，也能長成高度五～六公尺的喬木。與同為芸香科的黃柏相似，由五～九小葉組成的奇數羽狀複葉對生，葉子背後和葉柄上有黃褐色的毛，雌雄異株。鳳蝶的同類附著在葉子上產卵，而幼蟲喜歡吃葉子，這點也與黃柏一樣，如果在都市正中央的大學藥草園種植黃柏或吳茱萸，那麼本來應該只在深山幽谷裡的珍奇蝶類烏鴉鳳蝶有時也會飛過來。是否是因與鳳蝶的食物相同而引誘費洛蒙的發散呢？

成分是以色氨酸作為生合成的原料，產生吲哚類生物鹼的 evodiamine、包含 delydroevodiamine、rutecarpine 等數種類似的化合物，而由 DOPA 來的化合物只承 higenamine 和 synephrine。

higenamine 與附子的強心作用物質相同，明顯能加強心搏、增加血流量，有顯著的溫暖四肢冰冷的機能。synephrine 是合成化合物，最初從陳皮發現類似的腎上腺素的胺類，

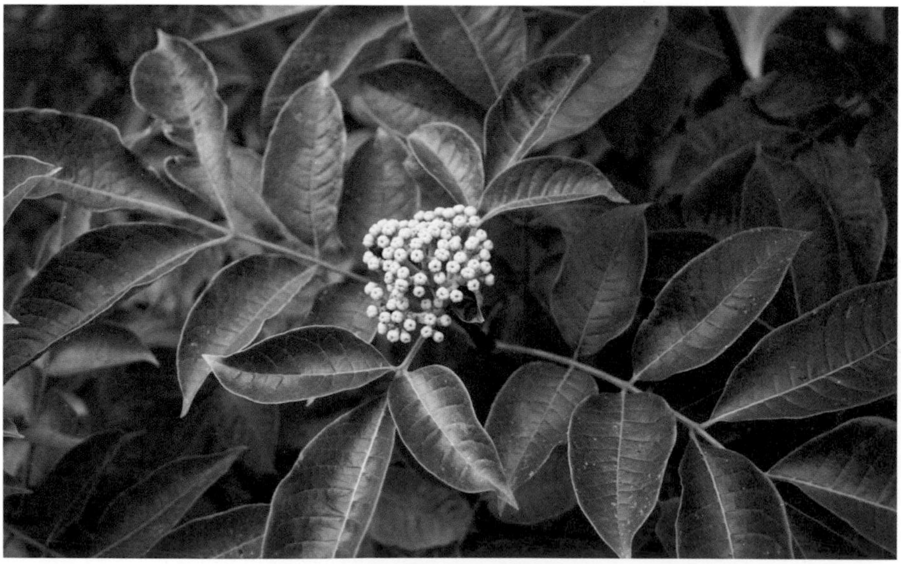

吳茱萸 *Euodia ruticarpa*（A. Juss.） Hook. f. & Thomson 的果實
稱為偽吳茱萸，但這個是真品（在奈良縣十津川村）。
把裂開前的未成熟果實乾燥。

對自律神經是呈現腎上腺素樣作用，代表作為陳皮的理氣劑機能的成分。事實上未成熟果實比完全成熟果含有較多 synephrine，因此一般喜好使用吳茱萸的未熟果。

higenamine 的強心作用是呈現持續性，而 synephrine 是暫時性，若把這兩者混摻在一起的話，強心作用被期待有相當強而有力的相乘作用。其藥性被認為是大熱。因其溫中、理氣的作用，這些成分為主角。

dihydroevodiamine、rutecarpine 等已知具有鎮痛作用，對老鼠有子宮收縮作用等。

驅蟲作用、抗線蟲作用和抗菌作用，與同為芸香科植物的山椒相似。被認為是有小毒性，若給予有陰虛火旺者或熱證者，則其病情會進一步惡化。

獨特強烈的芳香是單萜化合物的 ocimene 等的氣味，而強烈的苦味其原因是與檸檬果皮相同的三萜系統苦味質的 limonin。總之，有吳茱萸的漢方藥有強烈的氣味和苦味，全都是有名的物質。只是，能夠忍受吳茱萸湯等苦而臭藥方的患者，實在不多。其共同點是能針對在冰冷、頭痛、胃腸障礙，特別是適用於呈現強烈寒冷感證者。

溫經湯作為婦人病藥方而出名，使用於冰冷症、更年期障礙等。有足腰和下腹冰冷而月經不順、不孕、濕疹、凍瘡等的特徵。已有臨床報告指出，使用在無排卵性不孕症，有顯著的排卵誘發作用。

吳茱萸湯被認為能用於慢性的強烈頭痛和噁心的鎮痛、鎮吐藥。手足、下腹冰冷，有心下膨滿者。也應用在偏頭痛、胃下垂、胃酸過多、打嗝、孕吐而有頭痛等。偏頭痛的藥是罕見的。

當歸四逆加吳茱萸生薑湯是用於因手足顯著冰冷的極端的冰冷症且頭痛強烈者。也被用於凍傷的治療。適應於就連夏天不穿襪子，就好像無法入眠的人。對因山難而造成的低體溫症也是有效。據說對由於東日本大震災的海嘯，失去家庭的受災者低體溫症很多，停電造成西醫醫術無法施展，讓中醫師大大地活躍完成任務。

延年半夏湯是用於慢性胃炎而有手足冰冷、胃痛、腹部、胸部、肩背部等有主訴痙攣疼痛的患者。

雞鳴散加茯苓使用在下肢有倦怠感、知覺鈍麻、腓腹肌的緊張、壓痛、浮腫、時有心悸亢進者。以有腳氣症狀，四肢冰冷為治療目標。

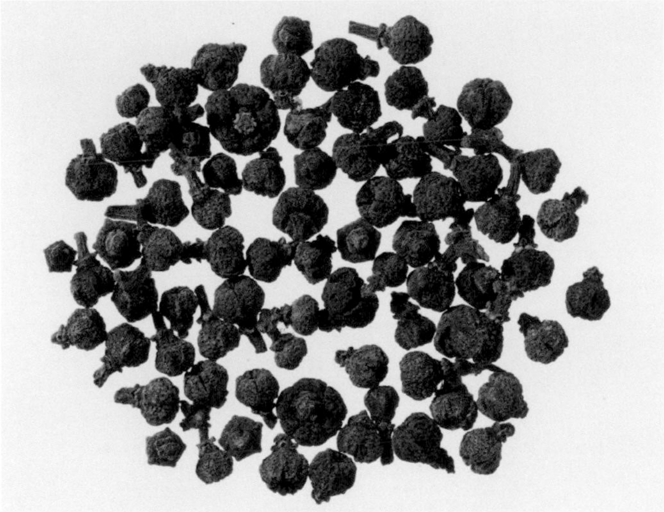

吳茱萸（中國、貴州產）。直徑 2 ～ 5mm

黃柏（おうばく）

以前寫過曾經去探訪四川省天下名山的峨眉山，唐朝孫思邈為了著作「千金方」、「千金翼方」二書而隱居的牛心寺。鑽過小山門，左手邊是正堂，在正面的台階下有一株烏頭，開著美麗的花。右手邊的小屋是有荒廢屋頂的廚房，還留著灶、石桶和石臼等。因為有各式各樣非常特殊的工具，還留有曾製藥的痕跡。順著這個小屋後面的道路約走一〇〇公尺就是煉丹洞。在這個小屋前面，生長著一株高度有十五公尺以上的黃皮樹，就是川黃柏的基原植物。當年孫思邈仙人是不是也一邊仰視著這棵樹，一邊帶著畏敬的信念而生活著，不過，這個想像是純粹天馬行空的，因為那已經是一千三百年以前的事。

黃柏的基原植物主要是關黃柏 *Phellodendron amurense* RUPR.，在日本和中國都是同一種。黃柏廣泛分佈從北海道到九州，幾乎是日本全國、烏蘇里江、蘇聯阿穆爾州、朝鮮半島、中國東北到華北、寧夏，是所謂落葉喬木的山毛櫸林的樹木之一。日本與中國雙方都有野生種和栽培種。東北產的稱為關黃柏或東黃柏。分佈於北海道和本州北部的日本黃柏 *Phellodendron amurense* RUPR. var. *japonicum* OHWI 在日本也被利用，不過，其生藥難以區別。

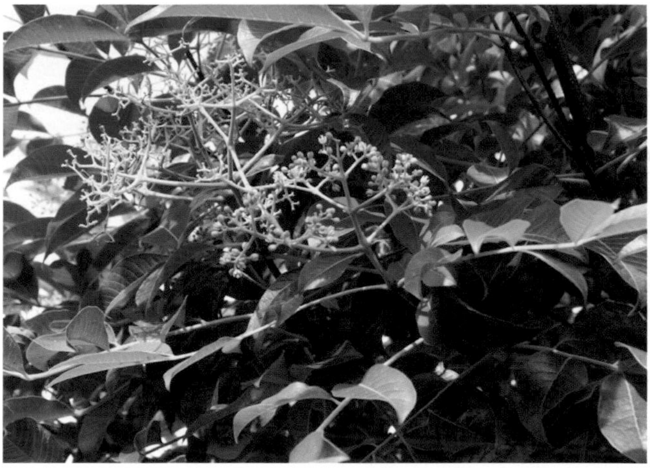

黃柏 *Phellodendron amurense* RUPR.
像山椒的果實（河北省安國）。

也有可能插枝，不過，通常是種子繁殖，在樹齡二十五年到三十年間，於梅雨期結束的時候從根元採伐，使用鐵製的小刀去皮，除去表面的栓皮採收鮮黃色的皮部。因為是生長非常旺盛的時期，如果以植物學來說，是木部和篩部之間的形成層，以及皮層和栓皮層之間的栓皮形成層，因為是新出生的細胞，其結合力很弱，所以可以很簡單地剝離。到了八月，剝離工作就變得困難。在中國的古書有記載，採收後，可削去栓皮，不過，如果選對時機的話就能輕鬆地剝離，我想或許記載的人並不知道這種事。據說在中國南部出產的桂皮也是一樣，在產地只要過了雨多的清明節剝皮就變得十分困難。

中國西南部的四川、貴州、雲南、廣西、湖北、陝西、甘肅等的黃皮樹（*P. chinense* C. K. SCHNEID.），也一樣當作川黃柏使用。樹形比黃柏小一輪，栓皮幾乎不發達。生藥也稍稍較薄。

在台灣有台灣黃柏（*P. wilsonii* HAYATA et KANEHIRA），以上四種主要有效成分以小蘗鹼（berberine）為主。依其含量來看，台灣黃柏可以說是品質相當優良的黃柏，其小蘗鹼的含量通常在四％左右。據說與日照有關，南方的比起北方的出色，其差距也有達到九％的。

在北大植物園開拓前的札幌，蘊藏著許多闊葉黃柏的大樹，而闊葉黃柏（*P. amurense* RUPR. var. *sachalinense* SARG.）的分佈自北海道到庫頁島、西伯利亞、黑龍江省，以東北黃柏的名稱由黑龍江省出貨，不過小蘗鹼含量少。因為價格便宜，被作為氯化小蘗鹼的製造原料，但是作為漢方藥配伍的生藥，依日本藥局方的規格，一般都無法達到含小蘗鹼一．二％以上。

此外，日本和中國有數種同類，不過，這些幾乎已沒有出產。

主要成分已知是含有與黃連一樣的 berberine，而副成分就相當的不同，含有 palmatine，jateorrhizine，magnoflorine 等生物鹼，obakunone、limonin 等的三萜類苦味質及植物固醇化合物，而且還含有大量的粘液成分。和黃連最大的不同點在黃連不含苦味質和粘液質。

其藥能被分類為具有與黃芩或黃連一樣的抗菌、解熱、抗炎症等的清熱燥濕藥，溫清飲、黃連解毒湯、加味解毒湯、荊芥連翹湯、柴胡清肝湯等也都配伍黃連、黃柏、黃芩三者。對清熱燥濕作用特別強而有力。七物降下湯、梔子柏皮湯、滋陰降火湯、半夏白朮天麻湯等只加入黃柏，並沒有加入黃連或黃芩。在中醫學的說明，黃芩是清肺熱、黃連是清胃熱、黃柏是清下半身的濕熱。

在中國黃柏被施以種種的修治。撒上鹽水炒的鹽黃柏、撒上黃酒炒的酒黃柏、浸薑汁液之後炒焦的薑炙、浸稀釋蜂蜜之後炒焦的蜜炙、進而附子製的、也有撒上鹽和黃酒炒焦的黃柏炭。

生黃柏可降實火、鹽黃柏可降下焦火、酒黃柏可治陰火上炎，據說有這樣的區別。不過，其成分的變化、作用的變化，不知是要等到何時才能說明清楚?目前還不清楚。

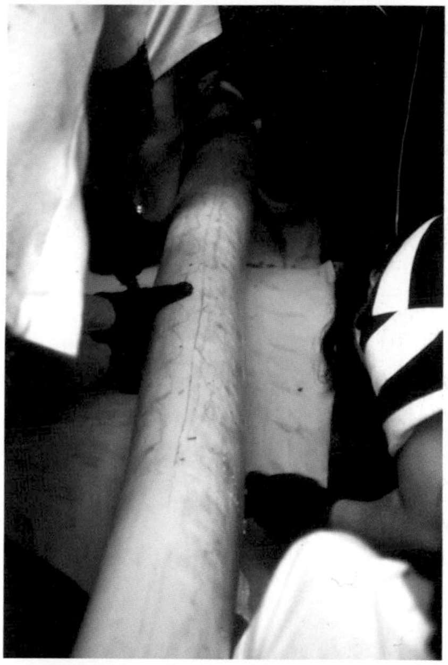

黃柏的採收。從梅雨季開始2週間決勝負。這時期不論栓皮或皮部都能輕鬆剝離。栓皮是碎壁材、木材是黃柏主要原料（奈良縣）。

黃柏在漢方傳來日本以前，就已經在大和民族、阿伊努族民族中使用，是具有代表性的日本的民間藥。大和的陀羅尼助、木曾的練熊等與山嶽宗教結合的山伏藥（修驗道修行者的用藥），福岡、佐賀傳來的凝膠貼劑等的家傳藥，到現在仍與現代新藥並存。被認為是日本藥業發祥地的奈良、富山、烏栖全都有大量出產黃柏的土地，而且是緊鄰著。木材雖然柔軟而脆弱，不過，對線蟲和白蟻作用強，所以被使用作為在靠近地面的部分使用的建築木材。黃柏即使作為染料也很好，根據媒染劑能調出青、綠，紅銅等各種各樣的顏色，佐賀錦等傳統工藝的染色現在仍被應用。到最近也被大量的使用在氯化小蘗鹼新藥的製造原料。曾看過在被保護的深山的大台原、信州的鬼無里等的原生林裡大量的生長著，不過，並不是因為過度採集，而是自然林日漸減少，現在野生的黃柏可以說是銳減。

含有小蘗鹼的植物相當多，如果是為了抽取出氯化小蘗鹼的純品，應該不管什麼植物都可以，雖然黃柏是主要原料，已由熱帶各地進口許多與刺葉桂花南天竹相近的數種小蘗科植物的提取物。最近越南很有效率從防己科的樹薑黃 *Coscinium fenestratum* Colebr. 的肥大根提取出來，在國際傳統醫藥討論會曾被提出報告。

以京都大學農學院作為中心，對毛茛科的秋落葉松的根進行組織培養，小蘗鹼以直接結晶化的狀態生產的系統已經完成，也打算開始由植物生物技術，進入真正的醫藥品生產。黃柏作為抽提原料的時代應該即將結束，將來生藥生產也有減少的可能性，不過，在日本的雜木林幾乎消失身影的黃柏樹，期待著靠吃這個葉成長的鳳蝶蝴蝶的女王－烏鴉鳳蝶應該能因為黃柏的復育，再次恢復活力。

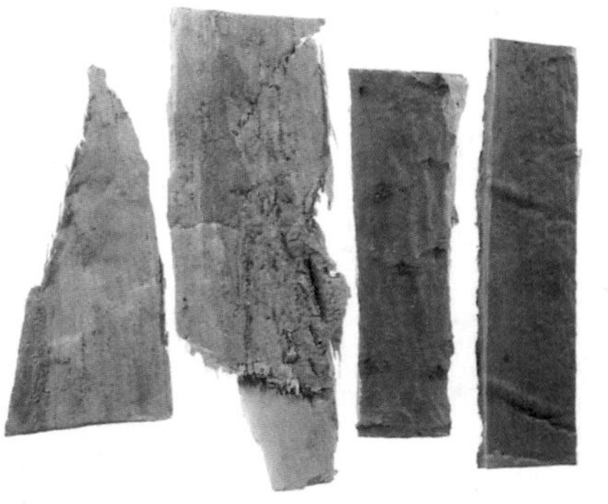

左：東北黃柏　右：岐阜縣產黃柏

山椒（さんしょう）

在四川流行著所謂火鍋的大眾料理。這與日本也有的牛雜鍋相似，只要想著整鍋湯的表面覆蓋著一層厚厚的辣油就行了。要夾肉或蔬菜來食用時都必須要通過那層辣油。而且，那層辣油可不是普通的辣油，而是用四川原產地的花椒和蕃椒的粉末，看起來有如文字敘述那樣黑色的辣油，麻辣的四川料理就是加入許多辛辣物。第一次在成都的公園吃的時候，曾笨笨地坐在順風處，初次的體驗是迎面而來辛辣的熱氣。儘管如此，為了要滿足喜歡辛辣的人，在每張桌子都準備著混有花椒和蕃椒粉末的大罐子。

中國主要使用的山椒與日本的並不相同，華北山椒（花椒）*Zanthoxylum bungeanum* Maxim.（芸香科），雖然在河北省栽培，但是果實卻用「花椒」的名稱流通著。在漢方藥的處方上一般寫著「蜀椒」，不過花椒都當作蜀椒使用。河北省的產物和四川的蜀產物不是不一樣嗎？日本藥局方並沒有認可蜀椒作為山椒使用。它比起日本的山椒稍小，可以看到表面有疣狀的突起。

漢朝神農草本經記載「秦椒」、「蜀椒」、「蔓椒」三種。秦椒和蜀椒被認為與現在被稱作花椒的是同物，蔓椒被認為是蔓藤性植物的兩面針 *Zanthoxylum nitidum* DC.。秦嶺山脈是穿越四川省和陝西省的大山脈，不過，冠上這周邊地名的巴椒、

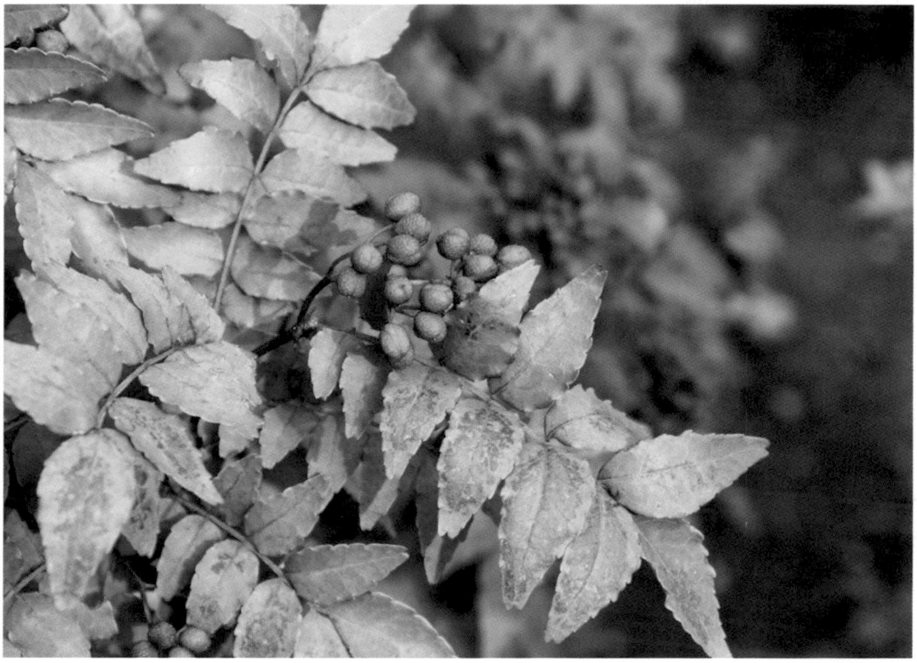

山椒 *Zanthoxylum piperitum* DC. 的栽培品種

川椒、漢椒、南椒等當做特產品的名稱很多，可說是自古以來的名產地。在秦嶺山脈北側的陝西省（秦）的品種稱為秦椒，四川省（蜀）的則稱為蜀椒，這是非常自然的。

中國有許多類似的植物，在地方的代用生藥很多，譬如在日本也有的犬山椒（香椒子、青椒、青花椒）*Fagara mantchurica* Honda、冬山椒（野花椒）*Z. simulans* Hance 等也被使用作為花椒的代用品。犬山椒在日本作為跌打損傷等使用的外用民間藥。香氣很差，不能作為食用。

日本的山椒 *Zanthoxylum piperitum* DC. 只在日本和韓有，而中國沒有。山椒在葉的基部有對生的刺，不過，沒有刺的朝倉花椒 *Z. piperitum* DC. f. *inerme* Mak. 或短刺的山朝倉花椒 f. *brevispinum* Mak. 也一樣可以用。

在日本是使用葉和未成熟的果實被作為食品用的香辛料，與芥末並列為日本調味品的代表。在和歌山縣和奈良縣栽培的山椒是香味優質的大粒品種。一度曾被進口的花椒所取代而使栽培生產荒廢了，不過，到最近不知是不是受到舌頭敏感的日本人要求而再次亮相，在奈良縣南部以前曾經大量栽培

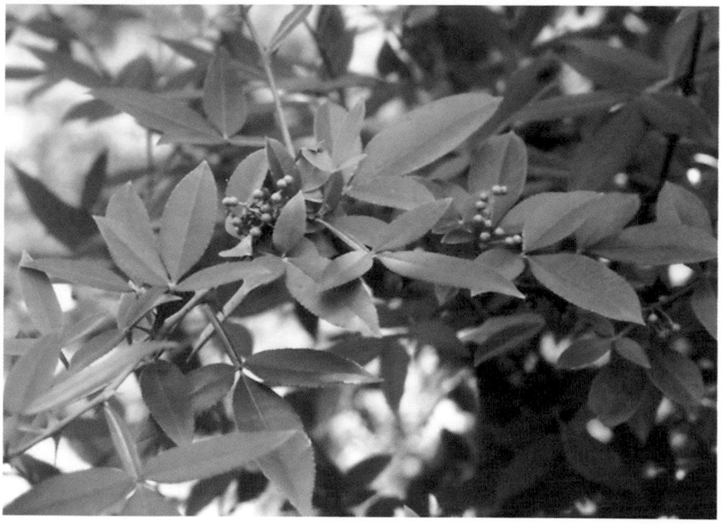
華北山椒 *Zanthoxylum bungeanum* Maxim. 花椒

當歸和芍藥的田地，積極栽培山椒。當歸和芍藥也都是曾經被中國產大和當歸（？）和中國產的芍藥所取代，大和產形成風中殘燭的狀態。成為大和當歸是使用從日本將種子移植到四川省栽培的時代。

醫療保險可以給付漢方藥已經很久了，不過，像最近藥價基準連續不斷下降，擠壓到中國的生藥行情，造成認真生產製作漢方藥原料的生藥農家無法生存，轉向到與日本的藥價基準無關的賺錢產品，這種傾向在中國也同樣發生。生產量降低與品質降低相互牽連，這就是被殺價購買的結果。真是十分為難的問題。

使用完全成熟的果實作為藥用，不過，古籍是使用除去種子（椒目）的果皮，然而，實際上是非常麻煩，藥局方也認為「儘可能除去」，所以種子多的蜀椒也上市了。

椒目被使用作為利水消腫、祛痰平喘藥，用於水腫和激烈的咳嗽。

山椒的辛味物質是α-、β-、γ-山椒醇等的不飽和脂肪酸的醯胺類，在醯胺酸這點以胡椒和辣椒、細辛的辛味物質和化學結構的一部分是類似著。山椒獨特的香氣是單萜類的精油，香茅醛、檸檬烯、水芹烯、香葉醇等，還含有槲皮苷、阿福苷(afzelin)、橙皮苷等的類黃酮配醣體。除去醯胺酸類的辛味物質與陳皮和枳實等柑橘類生藥有許多共通點，也就是芸香科生藥的特性。花椒的成分是辛味物質、萜類也些微的不同，雖是有類似，不過不完全一樣。

神農草本經不知什麼原因把秦椒放在中品藥，蜀椒放在下品藥。性味全都是辛溫，藥能是主風邪氣、溫中、除寒痺，大體上是一樣的內容。有趣的是有這樣的記載，秦椒是生髮、而蜀椒是頭不白。

大建中湯是山椒加入乾薑、人參、膠飴而成，針對腹部的冷和有膨滿感，使用於胃弛緩、膽結石、腎臟結石等痙攣性的疼痛等。最近在手術後，作為預防內臟的粘連，所以常用於術後。

當歸湯是當歸、半夏、芍藥、人參等九種加上山椒而成，被應用於背部有寒冷感，腹部有膨滿感的腹痛等。

椒梅湯是加入烏梅、山椒等十二種生藥，為驅蟲藥，被應用為驅除蛔蟲、蟯蟲。

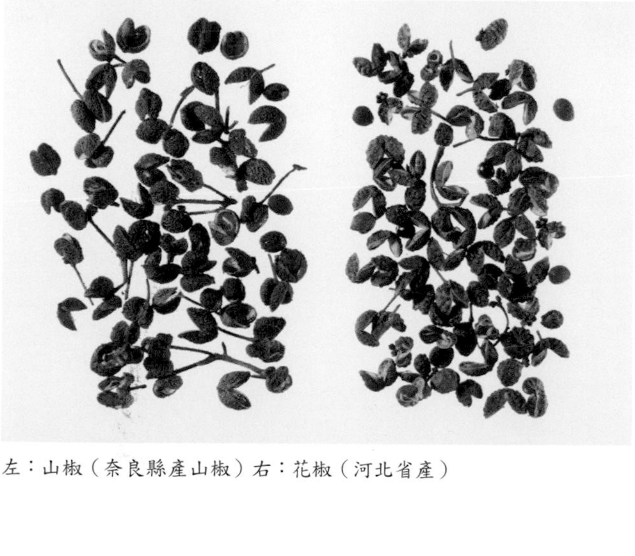
左：山椒（奈良縣產山椒）右：花椒（河北省產）

遠（おん）志（じ）

在河南省洛陽看了龍門，經過太原、五台山、大同到達內蒙古的呼和浩特的縱貫山西省的路線，對尋求事事都要有中國風味的日本人旅客來說，能更深入了解中國的歷史及風土民情，是最佳的推薦路線。太原是煤和鐵礦盛產的重工業城市，從春秋時代至今屈指一算已有三千年，也是有悠久歷史的古都。五台山是在黃土地帶的正中央，形成綠油油豐富而美麗的盆地，又是禪宗的故鄉，說是日本人的心之故鄉也不為過。在靠近洛陽的三門峽若能看到黃河就滿分了。在這附近水量也大，黃河也澎湃。出了河北平原之後黃河的水量減少，這和剛剛所見的是一樣的黃河嗎？覺得水流是有點細小了。還有覺得非常舒適的是穴居住宅—窰穴，如果不進去看看是不能明白的。

因為所推薦的這條路線的兩端還沒去過，而不敢信口開河，不過，筆者約在一九九〇年為了要了解黃耆的生產過程而曾進入山西省。越過五台山北方，拜訪了藥用植物的生產專業村莊朱家坊，正因為擁有三百年藥用植物生產的歷史，在附近的山上生長著有二百種以上的藥用植物。在沒有樹木的乾燥黃土的山上，其比較平坦的地方是放牧牛和馬，而牛馬無法站立的急斜坡是黃耆粗放的栽培，而附近的雜草大部分是藥用植物。氣喘噓噓的走往黃耆的田地途中，發現了開著很多直徑一公分美麗花朵的卵葉遠志 *Polygala sibirica* L.。再稍微往上走，找到了真正的遠志（絲姬萩）*P. tenuifolia* Willd.。葉子像名字一樣，有如線那麼細，花直徑約三毫米，花比日本的遠志要小，作物高度幾乎高達四十公分，要是沒有相當注意的話是很難發現的草。小草這個植物名稱實在很恰當。由遠志粗而堅實的根實在無法想像其植物的外觀。如果嘗試著挖掘出根，一見有直徑一公分的則是真正的遠志。

兩種都被作為生藥使用，絲姬萩是真正的遠志，而卵葉遠志的根以甜遠志或用大遠志的名稱來區別。其藥效也幾乎相同，生藥的形態也非常地相似，出貨時，筆者打聽是不是有好好地區別，得到的答案是也有攙混出貨的，正是非常無奈的回答。

關於遠志這個生藥的名稱，在本草綱

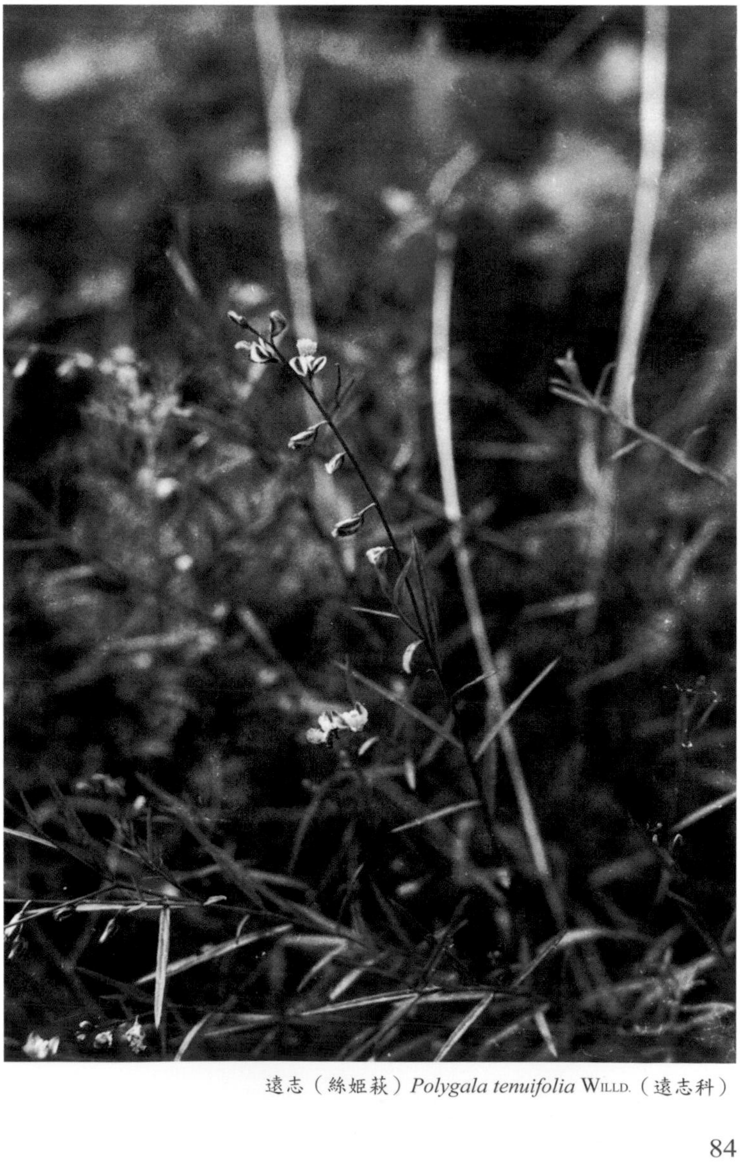

遠志（絲姬萩）*Polygala tenuifolia* Willd.（遠志科）

目說明著「強志」，不過「遠」卻沒被說明。

中國道教的寺廟，常可看到「寧靜致遠（心靜的話可擴展到遠方）」這些話。到廣州的大學去講演時，曾拿到寫著「寧靜致遠」的書。自此以來，遠志的名稱以安心益智的作用連結這個道教的教義，好像感覺更能體會。

北美洲原產由來自塞涅卡族的民間藥的美遠志 *P. senega* L. 是類似的植物，一般認為是來自費城的英國籍醫生喬治・特內特發現了止咳的作用。美遠志糖漿是又甜又好吃的藥，受到以前孩子們的歡迎。還記得在幼稚園時，嘴唇內出血而腫起來時，老師把原液塗在嘴唇，一會兒就好了。不可思議的是不知是什麼樣的想法，竟把這樣的東西使用在跌打損傷上，不過還真有效。

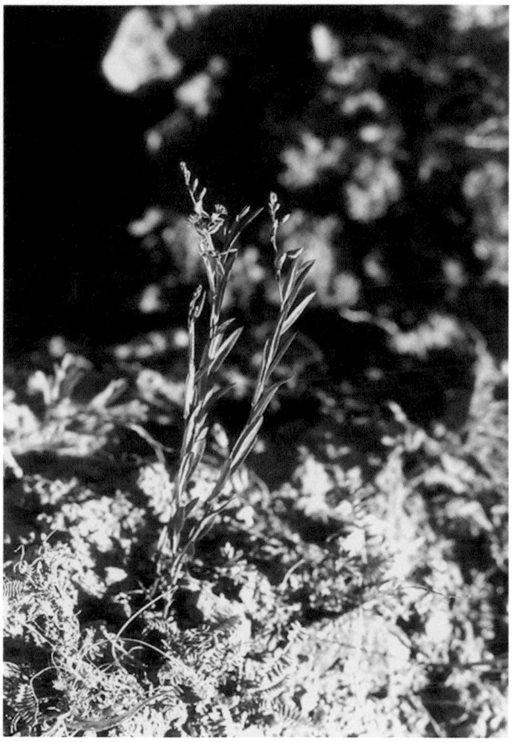
卵葉遠志 *P. sibirica* L.

已知遠志和美遠志都是含有皂苷的生藥，在成分上也相當一致。從遠志被抽取出的 onjisaponin A 與 B，和在作為美遠志的皂苷的 senegin IV與III各自是一致的。遠志還含有其他 onjisaponin C、D、E、F、G，而美遠志已知含有 senegin II 等。

西洋醫學的美遠志糖漿的止咳藥，教科書也把遠志當作是鎮咳祛痰藥，不過，漢方不使用做為養心安神藥、止咳祛痰藥。漢方是使用於心血虛、肝陰虛等的虛證，做為動悸、不眠、不安、多夢、焦躁感等的治療。與茯苓或大棗、人參、白朮等的組合使用。

代表性的方劑可舉出人參養榮湯、歸脾湯、加味歸脾湯、加味溫膽湯的四種，全都被用於精神神經不安等的藥方。藥理實驗只知其被提取物具有預防抗壓性潰瘍的效果。像這種作用，美遠志也具有，說不定美遠志也與遠志一樣地能使用作養心安神藥。

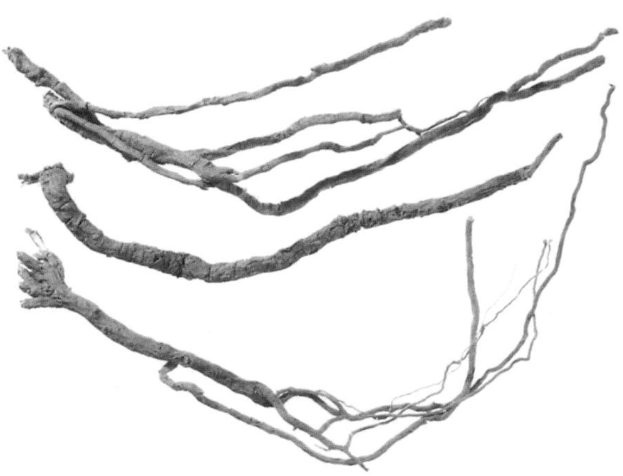
山西省產的遠志

五倍子（ごばいし）

天平勝寶八年（七五六）聖武天皇駕崩時，光明皇太后和孝謙天皇將遺物捐贈東大寺，被留在正倉院當作寶物，其中，有所謂正倉院藥物。六十種藥名被記載於捐贈的藥帳目錄中，大約有三分之二直到現在都還被保留著。如果以科學角度來看，應屬於世界最古老有名稱記載的標本。比較記載於唐代本草書與目前正在使用的藥物，作為相同物種的證明，可說是相當的完美。早在西元七五四年鑒真就來到日本，因此他所帶來的東西或許也包含在這裡面吧！

中國並沒有生產乳香、沒藥、沒食子等，而是現在的伊朗、阿拉伯半島和土耳其附近的物品。這又是經由絲路從中東帶到唐朝來的天然產物的確實物證，由此可說明許多的事。

五倍子為野生在中東地區山毛櫸的一種，櫟樹 *Quercus infectoria* Olivier（殼斗科）的新芽，被膜翅類的沒食子蜂 *Cynips tinctoria* Olivier 寄生產卵，其幼蟲分泌的物質對植物引發異常的生長，在枝頭形成球狀的蟲癭。在這幼蟲還沒出來的八、九月時採收，乾燥後即為沒食子。

沒食子的「沒」字，表示否定之意，雖然這種植物真正的果實團栗可以吃，但同棵樹所形成的蟲癭卻不能食用，意味著沒食子是不能吃的果實。也稱無食子。日本樫類也有類似在枝頭上形成蟲癭的，但在日本沒人理會它。

在東亞地區，是使用與沒食子相似的五倍子。漆樹科的鹽膚木 *Rhus javanica* L. 是落葉性的樹木，春天四月，其樹幹被沒食子蚜蟲 *Schlechtendaria chinensis*（蚜蟲科）寄生產卵。從卵孵出的幼蟲有雄雌兩性，但是沒有翅膀、生長後交配。交配後，雌蟲登上枝頭緊緊抓住葉子和花的新芽，一邊吸汁液、一邊依蚜蟲類的慣例，只有雌蟲反覆單性繁殖。由於是受蟲的分泌物質刺激，引起植物的芽異常地生長，緊緊抓住蟲體，形成不規則的塊狀蟲癭。進到裡邊的沒食子蚜蟲反覆單性繁殖，中間成空洞，至九月底就會擠滿四千個仔蟲。到了這時候，一旦形成蛹，而後羽化離開，在地衣的蘚類上產卵。其幼蟲在地衣鱗片葉的底部作成白色蠟質繭，在這裡過冬。到了春天，經蛹成蟲羽化，飛去尋求新的鹽膚木。

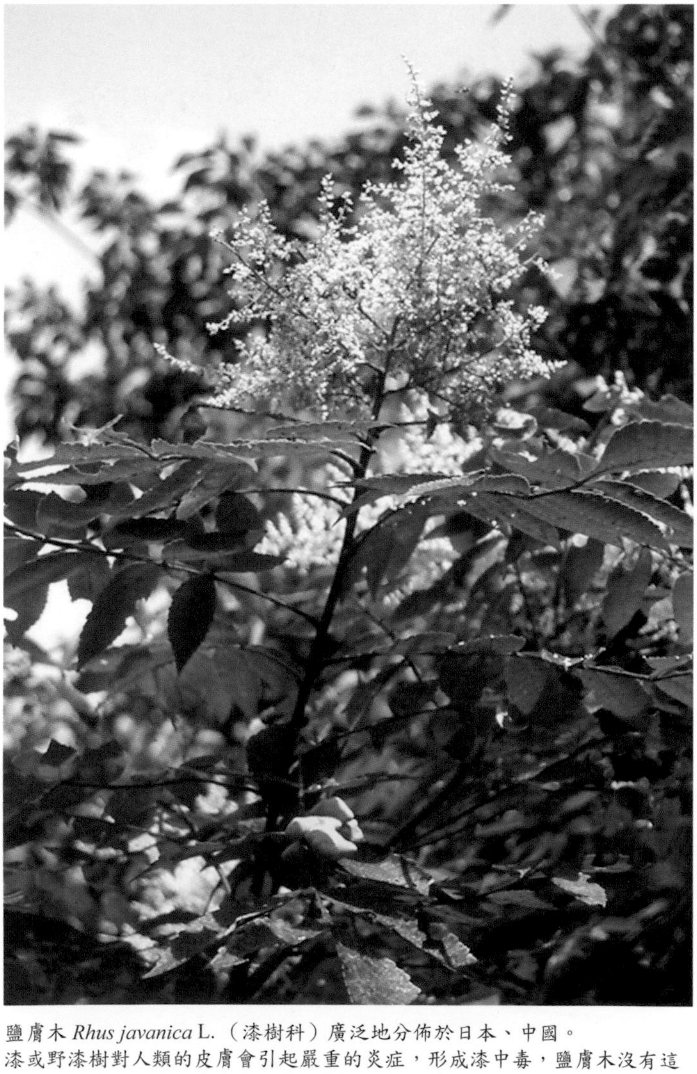

鹽膚木 *Rhus javanica* L.（漆樹科）廣泛地分佈於日本、中國。
漆或野漆樹對人類的皮膚會引起嚴重的炎症，形成漆中毒，鹽膚木沒有這種刺激成分，不會造成中毒。葉子中心軸有葉翼，所以容易區別。

這個生活史直到最近才明白。

在九月間，收集擠滿子蟲的蟲癭，用溫水浸後乾燥即為五倍子。兼具宿主的鹽膚木和中間宿主蘚類以及沒食子蚜蟲，三者齊全才是五倍子。

據本草綱目，五倍子的「倍」字是表示鹽膚木的植物名的「構」這一個字，「倍」本來就不正確，應該是沒有意義的字吧！

中國的五倍子稱為肚倍，沒有凸凹不平的橢圓球形品質佳。據中藥大辭典，與鹽膚木近似的植物青麩楊 *Rhus potaninii* MAXIM. 和紅麩楊 *R. punjabensis* STEW. var. *sinica* (DIELS) REHD. & WILS. 等為蚜蟲類的倍蛋蚜 *Melapis peitan* TSAI & TANG 寄生形成蟲癭。

另一種稱為角倍，是鹽膚木 *Rhus chinensis* MILL. 的芽被蚜蟲類的五倍子蚜蟲 *Melapis chinensis* BELL 所寄生而生成的蟲癭，與日本的五倍子有同樣的凹凸。

五倍子和在中東及西洋使用的沒食子是單寧生藥的代表。也被當做藥用，在工業的用途廣泛，被利用作鞣皮的加工、纖維等染色的媒染劑、藍墨水的製造原料等許多功能。大約在二百年前十八世紀末被稱之為單寧，是從沒食子分離出可以把動物的皮變成柔軟鞣皮的成分。

各國的藥典上稱為單寧酸，有點像化學藥品名的藥。沒食子或者五倍子是以乙醚、乙醇的混合液抽出，再用水和乙醚振搖分離精製而得，並不是純的化合物。單寧分子的化學結構上有多數的酚性羥基，呈現酸性，和蛋白質結合呈現不溶於水的沈澱性質。而酚性羥基有殺菌作用，用單寧處理蛋白質塊的皮革作成的鞣皮，不會腐敗。而且纖維性的蛋白質表面附著丹寧，消除靜電而不會互相緊貼在一起，使皮革變得柔軟。

如果單寧進到口中，在口腔內、和消化管的內面會形成單寧皮膜。為了要完全覆蓋炎症、潰瘍表面，血管、神經的末端等露出的部分，除殺菌以外，還有止瀉、抗炎症、止血、鎮痛、解毒、抑制胃液分泌等各種作用，即呈現所謂的收斂作用。

五倍子的單寧加水無法分解，和大黃及肉桂的單寧不同，如果用酵素或鹼加水分解，則失去單寧的性質。因為會與胃及腸壁的蛋白質結合，所以不被吸收，在血管中不會發生收斂作用。真是形成的恰到好處。訶梨勒和老鸛草的單寧也是這系統。

五倍子在漢方處方中不太有配方，是唐代的本草拾遺所記載的古老藥物，不僅止瀉，應用廣泛的民間藥，大量記錄在本草綱目等。

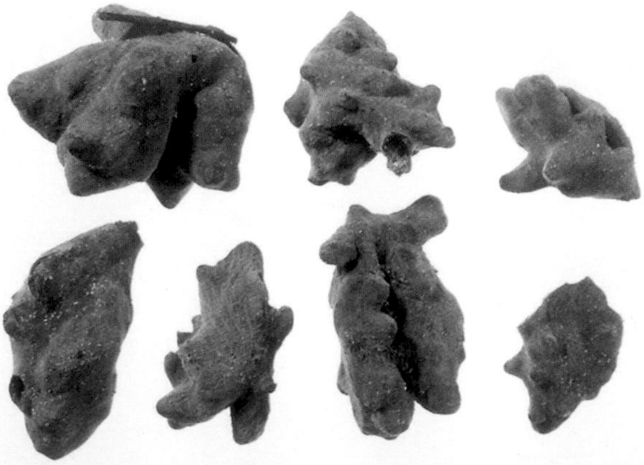

五倍子 新品表面是淡綠色。

龍（りゅう）眼（がん）肉（にく）

泰國曼谷的交通堵塞和排放廢氣氣體都是很驚人的，列為世界有名交通情況最壞都市。不過，久居則安，雖然只是簡單的料理，牛肉和水牛肉更是沒有油脂，但是食材豐富再加上最高級的香料，料理好吃也是理所當然的。國立衛生試驗所所長刈米達夫教授，曾保證過曼谷的啤酒味道是世界第一的。

總之，曼谷是水果非常豐富的地方。果王榴槤就是有人認為臭，但也有人認為不臭的高級品。一年四季都有香蕉、鳳梨、木瓜、椰子。常夏的國家也有季節差異，乾季結束後就是一年之中變得最熱的四月時產芒果，進入雨季再稍後就開始出現紅毛丹和羅漢果。好像無論何時，都有西瓜和朱欒，但也有完全沒有生產的季節。荔枝和龍眼只在七月左右，非常短的期間販賣。

像日本一樣的溫帶地區，多生產草莓、蘋果、桃子、梨、杏等薔薇科植物的水果，熱帶地區幾乎沒有薔薇科的水果。在溫帶地區沒有，而熱帶亞洲特有的水果是紅毛丹、荔枝和龍眼等無患子科的植物。無患子是不能作為食用的，其假種皮含有大量的皂素，可被利用作為清潔劑的植物。在泰國北部偏僻地方的小河旁邊有無患子的大樹，村民用竹棍敲下果實，夾在洗濯物間敲擊，用來洗衣服。黑且圓的種子，稱做無患子，有當作消炎藥一樣的用法，亦可當做打羽毛毽子的球，相當的堅硬。據說做成粉末，吹入喉嚨可以止咳，但是究竟要怎樣才能作成微細的粉末呢？

而龍眼 *Euphoria longana* (Lour.) Steud. 開黃白色小花成穗，但是不太醒目。果實的大小像大一點的葡萄，褐色的球形。也稱做桂圓，可能是因為果皮的顏色是褐色的緣故吧！像肉桂顏色沒有光澤，剝去薄而革質的果皮，則出現晶瑩剔透半透明肉質的假種皮所包圍的黑褐色的大種子。光潤的黑褐色球形的種子，稱為龍的眼睛很適合。食用假種皮的部分，而作為生藥用的龍眼肉也是使用同樣部分。為保持果實的原貌，用溫水浸後，剝皮，除去種子的假種皮用火力乾燥。因為糖分高，所以要完全乾燥是有困難的，生藥呈濕漉漉的結塊。古籍記載的性味為甘，其

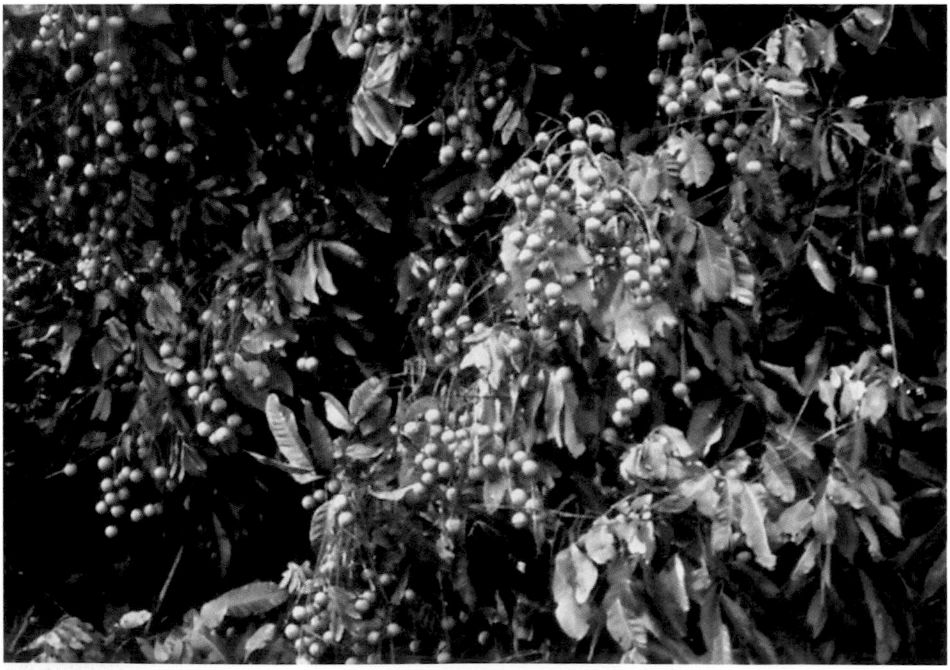

龍眼 *Euphoria longana* 在泰國清邁。

實是相當甘甜的。神農本草經記載是性甘平，而後世認為是性溫。

成分只是作為食品的分析數據，只說明藥效，幾乎沒有成分的資料。乾燥的生藥已知有二五％的葡萄糖，少量的蔗糖、酒石酸等有機酸。

葉是雲南省民間的感冒藥，作成茶飲目的為治療瘧疾，葉的成分已知也是只有植物常見的 β-sitosterol 等的植物固醇類化合物、quercetin 等的黃酮類。

神農本草經記載：「一名益智、味甘、平。生山谷。主五臟邪氣。安志厭食。久服強魂，聰明，輕身不老，通神明。」益智目前是指薑科益智的果實，已經完全是另一種生藥。益智與其說是別名，倒不如說是用來表示藥效更合適，而「主五臟邪氣」和「輕身不老」只能解釋為是使五臟六腑的狀態調順、保持最佳的狀態。其餘的記載，全都是關於精神作用的內容。「安志」可將其解釋為漢方病因論述的七情五邪裡的「思」的過度，使由於種種的胡思亂想而變得奇怪的狀態得以平靜。而「厭食」根據詞典的敘述也有討厭吃的的意味，在這兒希望把厭當作動詞解釋為抑制食慾之意。即使依現代文明病認為有因壓力而吃得過多的肥胖症的，若依這也解釋精神問題，似乎範圍包括過多了。「強魂，聰明」就如文字之意，作為結論的「通神明」可以解釋為正常的精神活動。

後世的本草書解釋為補益心臟和脾臟衰弱的補血藥，作為改善因心血虛引起的不眠、不安、健忘、驚悸、動悸等精神不安的狀態，其要點是補心安神、補脾養血。

漢方藥方的配伍例少，包括歸脾湯及其變方的加味歸脾湯。全都是記載在十三世紀南宋時代濟生方的後世方的藥方。

歸脾湯是配合多數的補脾藥和精神安定藥的藥方，人參、黃耆、白朮、茯苓、大棗、甘草具有補脾、健胃強壯作用，提升消化功能，補氣虛也就是補身體能量的不足。酸棗仁、龍眼肉、遠志是安神藥。當歸和人參的組合被認為具有生血作用。木香是使氣運行的行氣藥。遠志是皂素的生藥，依西洋醫學的解釋是為鎮咳祛痰藥，

這種情況，用道教的說法「寧靜致遠」（心靜自然想得遠且廣）來附和在遠志的名稱就容易理解了。應用在胃腸虛弱的人呈現身心疲勞過度、引起內臟出血、不眠、健忘、心悸亢進等的神經症狀。

加味歸脾湯是歸脾湯加入柴胡和山梔子的藥方，應用在稍有熱證者。

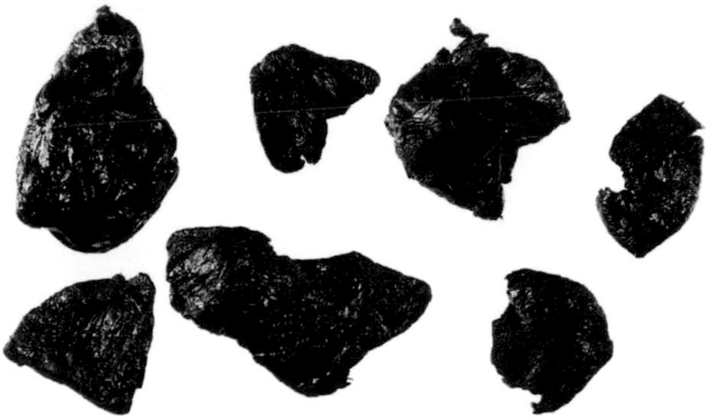

龍眼肉

酸棗仁（さん そう にん）

單單「朿」這個字就象徵「刺」，如果上下重疊就成「棗」，左右排列就成「棘」。讓人摸不著頭緒的是大棗幾乎沒有刺，但是若看到酸棗仁的基原植物 *Z. jujuba* Mill.（鼠李科）的刺，就會恍然大悟。葉及小樹枝的基部等由原本的托葉轉變成的刺針。這又細又長且尖銳特別的刺，竟能形成得令人感動，隔著衣服扎入也會很痛的。有很多細小的樹枝，而刺沒有一定方向，在粗莖先端生成反鈎型的鈎狀刺，一旦被刺到就不容易脫落。一不留神把腳踩入，就會發出哀號聲。在河北省鄉下看到，在土牆上密密麻麻地並排著，防止小偷的侵入。發明鐵絲網的人，據說是因玫瑰的刺而獲得的靈感，若是先看到酸棗仁的話，毫無疑問的，必定會有更殘酷的鐵絲網出現的。「棗」字是仿照酸棗仁樹枝的象形文字。在中國「棗」也好，「棘」也好，本來都同是酸棗仁的植物名。即便是大棗的基原植物 *Z. jujuba* Mill. var. *jujuba*（=var. *inermis*）都被認為是從酸棗仁誘導的果樹用的園藝種。棗的種子在江戶時代也曾以和酸棗的名義代用過酸棗仁。

這種植物野生於東南歐到中國北方乾燥地帶的向陽地。日本沒有野生種，中國北方非常多。在乾燥地的野生狀態，其高度都不太高，通常是三〇公分～一公尺左右，樹枝很多的灌木，生長在岩石的縫隙。如果根據栽培的條件，高度應該可達二～三公尺的喬木狀。令人不可置信的是經秦始皇有目的地種植，所以只在萬里長城的石頭牆上長很多，以前的蒙古軍隊應該很辛苦吧！看到仙人掌也應該明白，在乾燥地帶可預防葉子水分的蒸散，和不被動物食用的有利條件，刺多的植物才能倖存。在放牧山羊和羊的地方，因為只有滿是刺的酸棗仁才能不被吃掉而殘存下來，所以可見造物者真的很用心。

五月左右，葉腋簇生著三～四朵黃綠色的小花，果實近乎球形，直徑一～一．四公分，九～十月成熟時呈紅色、酸味強。果實成熟時採收，用水浸泡一夜，使柔軟，搓去果肉。這類的果實與桃、杏同為核果，因為內果皮為堅硬的果核，所以用石臼碾碎，放入水中，殼即下沈，種子會浮在水面。用竹簍撈出、乾燥，即為酸棗仁。

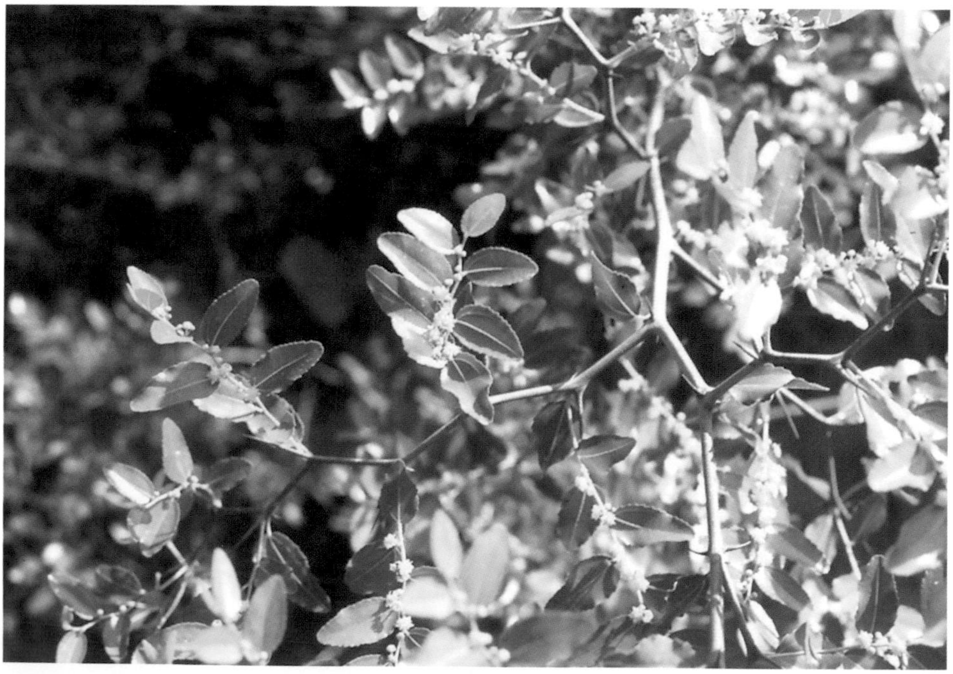

酸棗仁的野生種（在河北省）

此時殼無法完全被除去，即使收載在日本藥局方外生藥規格集，也容許有四%的混入。完全成熟果實的種子表面是赤褐色～紫褐色，未成熟的種子色淺，有時也帶有黃色。果實雖小，但種子大，所謂「核太夏」芽被認為是植物名的由來。河北、陝西、遼寧、河南、山西、甘肅等的產品也被進口到日本。

酸棗仁在一般用漢方處方的藥效分類上，全部被認為是用於精神神經用藥，而神農本草經只記載：「主治心腹寒熱，邪結氣聚，四肢酸痛，濕痺。」而對精神科的應用完全沒有記載。到了名醫別錄：「煩心不得眠，臍上下痛，血轉久洩，虛寒煩渴，補中益肝氣，堅筋骨，助陰氣，能令人肥健。」呈現截然不同的藥效。

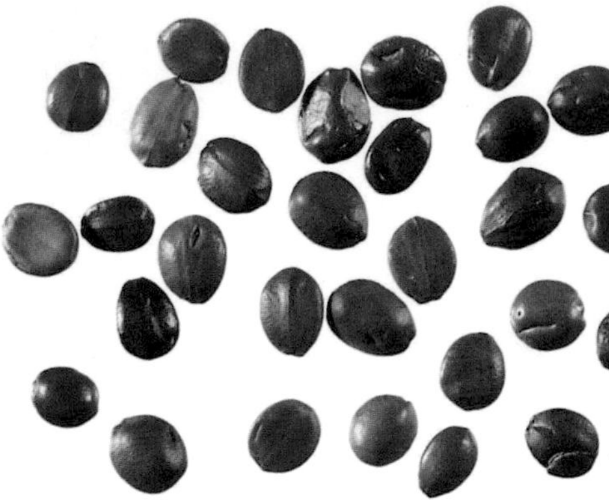
酸棗仁

大約是同一時期的金匱要略之酸棗（仁）湯，記載「虛勞虛煩不得眠」，所以越覺得神農本草經的記載無法理解。另外，只稱「酸棗」而未加上「仁」，被認為含有內果皮的殼也有使用的緣故。

在漢方及中藥學把鎮靜藥、精神安定藥稱為安神藥，分成兩種，把龍骨、牡蠣、珍珠、磁石、紫石英等貝殼和礦物質類列為重鎮安神藥；把酸棗仁、遠志、柏子仁等植物類作為養心安神藥。重鎮安神藥大致治實證，養心安神藥治心血虛、肝陰虛等的虛證，易驚嚇、動悸、不眠等，多與補血藥配伍。

酸棗仁應用於陰虛養肝、寧心、安神、斂虛汗、不眠等。

成分已知有三萜類的betulin、betulinic acid、皂苷類的jujuboside A、B等，只知道具有鎮靜作用的水溶性物質，其有效成分還未確定。總之，已證實是有持續性的中樞抑制、血壓下降的作用。

把酸棗仁放進鍋內，用文火炒至種皮鼓起，加熱至顏色稍為變化呈微黃色，是炒酸棗仁；用武火炒至表面變暗紅色，是焦酸棗仁。在中國通常使用炒酸棗仁。鎮靜效果生的較強，被認為是因熱而變弱。

據本草綱目記載：「生酸棗仁療好眠，炒酸棗仁療不得眠」，但其根據不明，吉益東洞判斷這是李時珍的妄想，有誤導之嫌（重校藥徵）。

其配合的漢方方劑不多，全都用於失眠症，有酸棗仁湯、溫膽湯，加味溫膽湯、歸脾湯、加味歸脾湯等。這些處方全都與茯苓配伍，雖然說懷抱松根的茯神鎮靜作用較強，但是，它沒有特別指定茯苓或茯神，好像不必在意。

酸棗仁的棘針雖然不太清楚，不過是以白棘的名登載在神農本草經中品，並記載：「主治心腹痛，癰腫，潰膿，止痛」。葉（棘葉）、花（棘刺花）也被用作民間藥。

大棗（たいそう）

在泰國的研究所工作的時候，在曼谷發現有淺綠色的，形狀、大小剛好和鴨蛋一樣，橢圓形而有光澤的水果。咬看看有點像青蘋果的味道。問一下從植物研究所畢業的人，拉丁名是什麼？聽到的回答是這樣「嘰嘰吧吧・嘰吧吧」。聽說日本也有，也使用於漢方藥。大概花了一個星期左右，才知道這個原來是棗的學名 *Zizyphus jujuba* Mill.。因為泰國語沒有「zi、ji」和「ju」的音，所以全都成為「嘰」的音了。

其長度、直徑均有日本大棗的二、三倍大，因為實在是太過巨大而感到吃驚，日本的大棗頂多像櫻桃大。然而種子的大小差異不大，所以果肉部分就變成園藝品種。內果皮硬梆梆，形成了核。

在酸棗仁的部份，敘述「棗」字是仿照多棘的酸棗仁樹枝形狀的象形文字。漢字的左右邊或上下重疊，表示是同一個意思的很多。也就是「棗」等於「棘」。野生酸棗仁的棘就是棘中之棘。如果那樣，則大棗的棘是不是更大嗎？真正的粗棘倒是很少。本草綱目記載喬木的棗是上下重疊的棗，樹低的酸棗仁使用左右並列的棘，真是奇妙的說明。

據稱棗原產於南歐、北非或中東，在相當早的時代就擴展到中國等亞洲地區，在中國的栽培歷史悠久。希臘迪歐斯科里斯（四〇～九〇AD）寫的De Matria Medica（約七八AD）即所謂希臘本草中以濱棗之名記載著。並簡單地說明：「廣為人知的灌木，多刺結實。種子含有油分，色黑，服用對咳嗽有效、能溶化膀胱的結石。被蛇咬傷也有效。葉和根有收斂作用，服用此煎汁，可促進排便、利尿。被毒獸咬傷時作為解毒劑。把根弄碎作成藥膏貼，可消散結節和浮腫。」（鷲谷泉翻譯）。與中國使用種子的酸棗仁的精神安定藥，似乎其藥效用途相當不同，而灌木多刺的記載則與現在的酸棗仁一致。這是棗把酸棗仁作為母種想法的根據吧！

在南歐似乎不太當作水果，而東亞除當藥用，也栽培作為水果。如果栽培成為果樹的話，樹形高、日照佳、果實甜而大，以處理層面而言，當然是偏好無刺的東西。

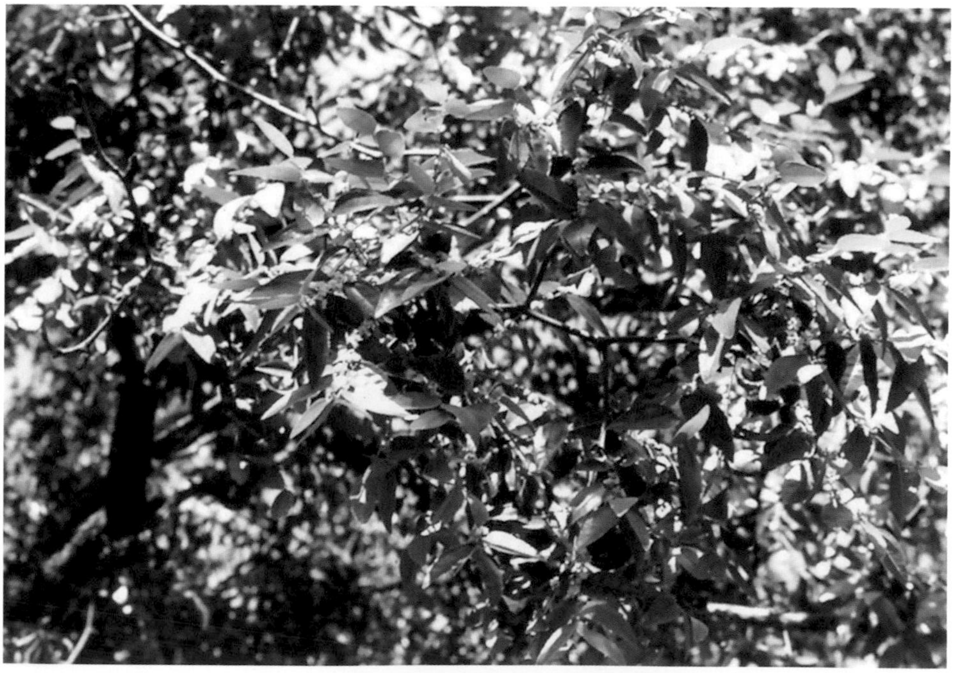

棗 *Zizyphus jujuba* Mill.（鼠李科）的花
與野生灌木的酸棗仁相比，主幹是明顯的喬木狀

由於人類的篩選，並經培植，其外形逐漸改變。即使同樣的棗，從巨大的泰國產，到日本產長度只有二公分小型的品種，各式各樣，也沒有什麼奇怪的。在中國的栽培品大小不一，長約在二〜六公分之間。河北、河南、山東、四川、貴州等生產量多。鮮品作為食用的水果，而更多乾燥品作為食用。而目前日本沒有生產作為藥用的。

夏天，果實成熟、紅色時採收，以太陽光乾燥，或者用沸水浸數分鐘，乾燥後的東西叫做紅棗。依筆者的經驗用溫水浸，其色澤佳，均質、乾燥也快，所呈現的成品很漂亮。藥用的好像比較喜歡以日光乾燥，有何差別就不得而知。一般甜味淡的輕質品，多作為藥用。鮮紅色、甜味、酸味都強的好品種，可作出非常優質的藥用產品。把完全成熟的果實蒸了以後乾燥，就成黑色重質的黑棗，主要作為食用。因為含有多量的黏液質和糖分很難乾燥，保存期間容易遭受蟲害。不知為什麼乾燥品太乾被認為品質不好。如果剖開堅硬的內果皮，就能取得種子，也曾代用酸棗仁，通常，不會單用種子，而是使用果實全部或分為兩部分煎之。

大棗在漢方製劑二一〇個處方中，含有六十七方，約與三分之一方劑配合。不過，幾乎沒有以大棗為主藥的處方，僅僅在甘麥大棗湯，因甘草和小麥無法說明對歇斯底里的藥效，只有假設是大棗應用的影響了。因而，要分析大棗的藥效是相當困難的。如果綜合中國傳統和現代的藥書，就其作用綜合如下：使消化變好而益氣、補脾胃的氣虛、養營血、降低精神不安等、緩和生薑等的藥性或附子等的毒性、調和諸藥等。

生薑大多和大棗同時配伍，這兩個互相彌補缺點，能增進食慾、幫助消化，滋養強壯，即呈現益氣的作用。而且也可幫助同時服用的其他藥物吸收。

成分已知除果糖、葡萄糖、蔗糖以外，也含有多量的果膠、阿拉伯聚醣等黏液質多醣類，另外，也含有多量人體細胞內代謝調節功能的環單磷酸腺苷、具有利尿作用的三萜類 ursolic acid、獨特的 zizyphus saponin I、II、III 以外，還有二、三個酚類配醣體等。這些已知的成分還是無法充分說明漢方的藥效。

在日本藥局方附錄的藥效分類中，並列有感冒藥、鎮痛藥、鎮痙藥、健胃消化藥、止瀉整腸藥、精神神經用藥等。

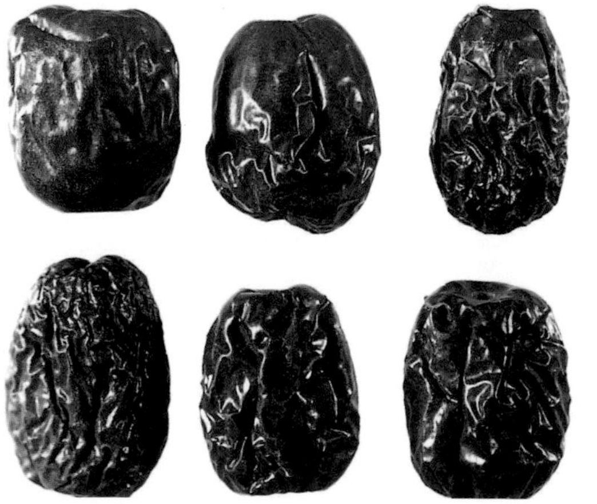

大棗

栝（か）樓（ろ）

栝楼是名稱複雜的生藥。從後漢神農本草經到明代本草綱目的中國傳統藥書都使用「栝樓」，使用原來的字是正確的事。在日本，因為常用漢字表上沒有登載「栝」這個字，但是不能因為沒有就自行更改，而「樓」字因為常用漢字表有簡略字「楼」，所以在日本藥局方的中文名為「栝楼」。而一般書寫在常用漢字表的「瓜呂」也沒有問題，「楼」和「呂」的中文發音是有差異，但在日本、香港和中國的生藥流通界是通用的。中華人民共和國藥典把日本的栝楼根寫成「天花粉」，栝楼仁為「瓜蔞子」，栝楼實為「瓜蔞」，果皮的栝楼皮為「瓜蔞皮」。可見得不全是日本的國語審議會的罪過。

好像很囉唆吧！然而由李時珍的本草綱目，看到用「栝楼」已經是簡化了，聽說本來是「果蠃」（音裸）。

夏天的夜晚，在漆黑的夜路上，看到開著有美麗白色蕾絲般編織而成的花朵，令人吃驚，就是栝樓屬植物。栝樓屬植物有五十種左右分佈在亞洲、大洋洲，日本有烏瓜和黃烏瓜等五種。雖有程度的差異，但全都是花瓣前端有細絲般的分裂。從傍晚開始開花，十點左右全開，在半夜看的話，確實像是天上花朵般的美麗，到了黎明，捲入內側而枯萎。

這屬的植物有栝樓 *T. kirilowii* Maxim. 和黃烏瓜 var. *japonica* (Miq.) Kitam. 等，進一步分為械葉栝樓類 *T. bracteata* (Lam.) Voigt 和烏瓜類 *T. Cucumeloides* (Ser.) Maxim. 二種。前者莖和葉幾乎無毛，光潤可見，葉深裂，果實大，熟時黃色。後者因為莖和葉上有短毛，光澤呈消失狀，果實一般是鮮紅色。種子大而形狀不同，栝樓類的種子比南瓜的大一些，是普通的種子；而烏瓜類簡直是螳螂的頭，兩側像突出眼球般的部分叫做側室，是中空的。

栝樓廣泛分佈於從韓國到整個中國、中南半島，在中國安徽省等也有栽培。黃烏瓜是非常類似的植物，在日本作為獨特的變種加以區別。械葉栝樓從四國、九州擴展到東南亞、馬來半島附近。葉是掌狀五〜七裂，深裂，果實紅色，根非常肥大。除此之外，這類植物包括中國產的二、三種類

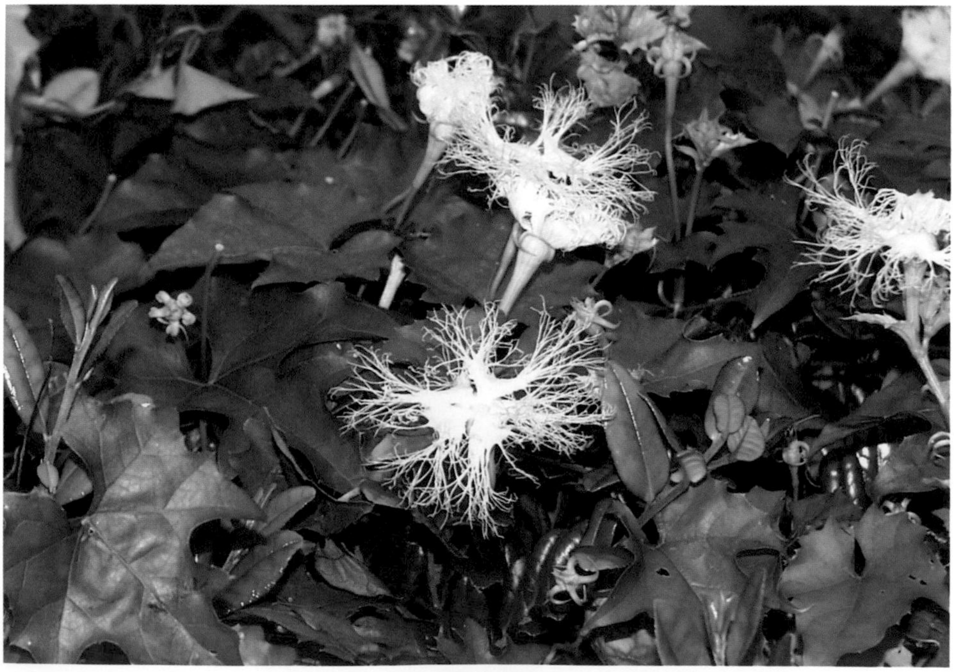

烏瓜 *Trichosanthes cucumeloides* (Ser.) Maxim. 的花
黃烏瓜的葉有光潤，掌狀深裂。

緣植物在內，其肥大的根稱為「栝樓根」或「天花粉」，蒸之而乾燥的果實為「栝樓」或「栝樓實」，果皮為「栝樓皮」，種子為「栝樓仁」，莖和葉為「栝樓莖葉」，全都被當作藥用。

成分已知幾乎是澱粉，及數種三萜類、多醣類黏液質的trichosan A～E等。藥理實驗已有報告，能抑制壓力性胃潰瘍、促進血中酒精的代謝、抗腫瘍作用，多醣類有降血糖的作用。

神農本草經記載，栝樓根：「味苦寒。主治消渴、身熱、煩滿、大熱、補虛、安中、續絕傷」，現代的中醫學概述是清熱潤燥、排膿消腫、生津止渴等。

因為消渴或口渴都是糖尿病的症狀，所以是降血糖的作用，而安中某程度的說明是作為抗壓力性潰瘍，關於主要的漢方應用的「熱」與「燥」，可說還未解釋明白。

與栝樓根配伍的藥方有柴胡桂枝乾薑湯和柴胡清肝湯。柴胡桂枝乾薑湯是應用於支氣管炎、肝炎、婦科病症等廣泛範圍，以發汗而表熱裏寒、口渴、氣上衝為目標。柴胡清肝湯是應用於孩童的扁桃腺炎、淋巴腫、瘰癧、各種皮膚病等，內容是四物湯和黃連解毒湯合方的溫清飲加上桔梗、薄荷葉、牛蒡子，栝樓根。其目標是因風熱而起的炎症，一看就知道是兩種藥效的關係，在血、熱、燥加上壓力等方面有其共同性。

天花粉的名稱，最早出現在十一世紀蘇頌的圖經本草中，也有寫其調製法，是採用在水中弄碎，使澱粉沈澱的一般作法，所以，認為原來是指根的澱粉。總之，現在中國所指根的生藥，是使用濕潤縱切薄片而成的飲片。而栝樓是指果實。於洗澡後，把汗擦乾時使用天花粉，是利用其澱粉的吸濕性，與礦物性的滑石粉是完全不同的。

烏瓜的根稱作王瓜根或土瓜根，種子叫做王瓜仁。植物學上或藥效也都非常類似，神農本草經記載：「主治消渴內痹、瘀血月閉、寒熱酸疼、益氣愈聾」，對瘀血、疼痛的部分不同。曾作為過栝樓根的代用品，現在當作不同東西使用。

栝樓仁收載於藥局方外生藥規格集，配伍為栝樓枳實湯、栝樓薤白半夏湯、栝樓薤白白酒湯等。在中國一般採用整個果實的栝樓實，而日本多只用種子。

栝樓枳實湯是和枳實組成，用於支氣管炎、肺炎、喘息等的咳嗽胃熱，消化不良等原因者，認為與柴胡桂枝乾薑湯似乎有關聯。

栝樓薤白半夏湯是把薤乾燥而成的薤白和栝樓仁加上半夏，用稀釋十倍的清酒或食醋熬煎而成的新奇湯劑。應用於心臟神經症、心肌梗塞、心肌不全等。栝樓薤白白酒湯是將此方除去半夏，幾乎被使用於同一目的。

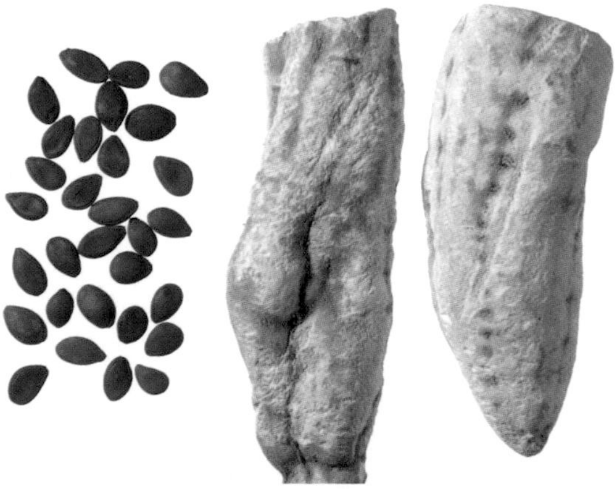

左：栝樓仁　右：栝樓根

山茱萸

さん しゅ ゆ

春天，很快就開著鮮明金黃色花的山茱萸，近來變成可以種植作為庭園的花木。山茱萸本來是中國的植物。宮崎縣的民謠所指的「庭園的山椒樹，掛上響鈴」指的是山椒，而不是山茱萸。日本在享保七年（一七二二）將軍德川吉宗時代，經由現在的韓國而輸入，有記錄稱曾在小石川藥園播撒了七粒種子。剛開始使用果實的目的是做為藥用，不過，在以園藝插花用的目的被育種的期間，發現好像是無法結果的品種。即使試著買樹苗來種植，大多是完全無法結果的情況，令人大失所望。其實要在大約五月到苗圃，確認有很多綠色的果實長出來的時候才買就行了。因為花期結束了價格也便宜。即是以插枝繁殖也很容易。

有人認為是因為遠渡來到日本的只有雄株，所以無法結果，不過，這種植物並不是雌雄異株，所以看法是錯誤的。但是單單被附在樹上的毛毛蟲刺到的話就相當痛的，即使沒有看到毛毛蟲，只要觸摸到被蟲爬過後留下刺毛的葉，也會出現水腫。花匠們普遍討厭種植這種樹，這種情形倒也不是不能理解。在夏天修剪期間最好小心避開，免得被毛毛蟲的刺刺到。然而，在長出花芽前修剪的話，花相不佳，故直到落葉前，還是不做修剪為宜。

牧野富太郎博士認為本草綱目記載錯誤，這個植物使用山茱萸的名稱是有疑問的，因為從花的顏色為春黃金花、果實是紅色，所以提倡別名為秋珊瑚，並記在植物圖鑑上，不過，在中國對同樣的植物也使用山茱萸的名稱。

使用在漢方的生藥，名字非常相似，常常使用的有吳茱萸。吳茱萸是芸香科植物，花為綠色不顯眼，果實稍帶紅色，不過完全不像。為什麼會使用這樣的名字，就連本草綱目也沒有說明。據說所謂茱萸是會變成紅色果實的樹，中國從前在九月九日人們會拿著這個樹枝與菊花酒登上山崗，宣稱可以祈禱無病消災。經過推測茱萸可能是胡頹子屬，不過，沒有確證。山的字或許是指野生的，經常使用在稍稍小型的劣等品的接頭詞。吳茱萸的吳也不太明白，吳國是現在的蘇州。登上與比薩斜塔對比的，有中國比薩斜塔的蘇州虎丘山時，筆者曾試著尋找有沒有吳茱萸的樹，但是，完全沒有找到。蘇州並不是所說的吳茱萸的產地。現在是一大工業城市。

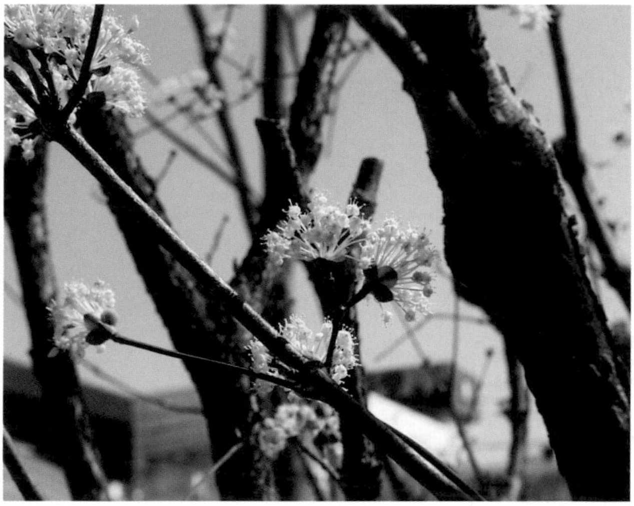

山茱萸 *Cornus officinalis*（山茱萸科）的花
三月開美麗的花。又稱為春黃金花。

而這種奇特的果實，在植物學上就是所謂假果。山茱萸在植物學上稱為果實的部分，是由很紅的成熟果肉多部分所覆蓋，隱藏在中間硬而黑的核部分。這個肉多的部分稱為花托，其花的基部成熟後形成果實。像蘋果或梨、山楂子、對醒酒好的枳椇子等，也還有其他例子。這個肉多的部分因為小鳥喜歡，筆者試著吃吃看，味道很甜且清爽，西洋的西洋山茱萸被用作果醬等的原料也能接受。

從前也有包含硬的核部分供藥用的跡象，不過，現在山茱萸的生藥稱作山茱萸肉是用乾燥的花托部分，正確的說法是除去果實的部分。時機好像很難拿捏，不過，在完全成熟之前採收的果實置入沸水中略燙，用熱水氽燙之後除去核部分，急速晒乾。有厚度、表面紅、無霜、酸味強的為優。在日本也算是需求量稍大的生藥。不過，從很早以前在日本就已經沒有生產，而是從韓國和中國大量輸入。韓國南部、中國華中平原的浙江、安徽、湖北、河南等是主要的產地。

成分是含有大量氧原子結構，被稱為鳶尾類（iridoid）的化合物群為其特徵，已知有loganin、morroniside、sweroside等的鳶尾配醣體類。併用多的地黃其主要成分也是類似的鳶尾類，及含有相似的化合物。

已知單寧類的cornusiin A和B、isoterchebin、tellimagrandin I和II及其他構成單寧有機酸的沒食子酸等，具有利尿作用的三萜類的ursolic acid和oleanolic acid等。

這些成分的藥理作用完全沒有達到古籍所敘述的藥能的地步，不過，報告指出其煎液具有抗組織胺、抗過敏、抗菌、利尿、中樞抑制、血管內過氧化物抑制等的作用。ursolic acid、oleanolic acid等三萜類儘管是水不溶性卻已知具有利尿作用，也是西洋生藥的熊果和民間藥的夏枯草等的有效成分。也有報告對糖尿小鼠有改善效果。oleanolic acid有實驗的肝障礙改善作用。與利用八味地黃丸和六味地黃丸於腎虛、消渴的尿量異常、糖尿等有其相關連。

單寧類能阻礙脂質分解、抑制脂質過氧化等所謂游離基捕捉劑的作用。

形成山茱萸酸味的各種有機酸類，能促進其他生藥的生物鹼成分的煎液的溶出，山茱萸與未修治的附子之草烏頭共存的話，強化在煎液的附子生物鹼烏頭鹼等的毒性，這是很有趣的研究。

查閱古籍看到能暖補肝腎、活化精氣、安五臟、通九竅、暖腰膝，能治療風、寒、濕所引起的疼痛、麻痺。還有，對鼻塞、目黃、耳鳴、重聽等也有效果。

加入山茱萸的漢方處方眾所周知的是六味丸（六味地黃丸）、八味丸（八味地黃丸）、牛車腎氣丸系列，在日本幾乎沒被使用在其他方劑。

六味丸是由地黃、山茱萸、山藥、牡丹皮、澤瀉、茯苓組成，這六味的粉末用蜂蜜煉合而成，八味丸是再加上肉桂和修治附子，牛車腎氣丸是在八味丸裏加入牛膝和車前子成十種生藥，依次增加方劑的組成，應用也隨之變化。

全都針對虛弱或衰老的強壯藥使用，六味丸是用於腎虛證的頻尿或排尿困難有浮腫，時有口渴者等，八味丸是用於手足末端冰冷，即所謂四肢逆冷，加上頭昏腦脹等，夜間頻尿、腰痛、腎炎、高血壓、腳麻木、痙攣等，到初期的白內障為止，應用範圍更擴大。更加衰弱者用牛車腎氣丸。

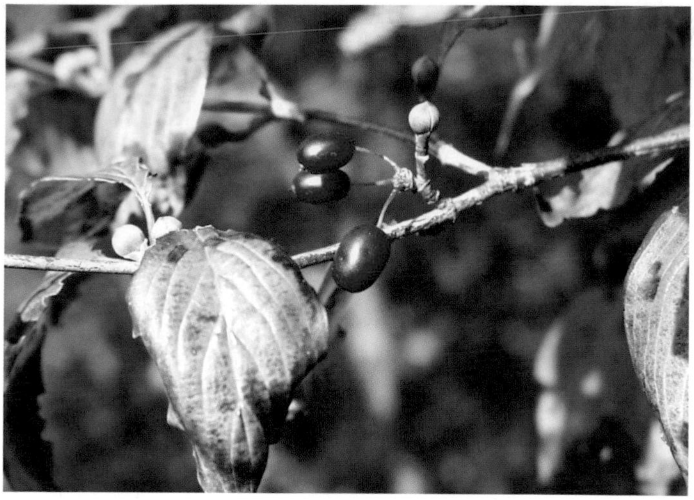

果實、10月間成熟變紅又稱為秋珊瑚。

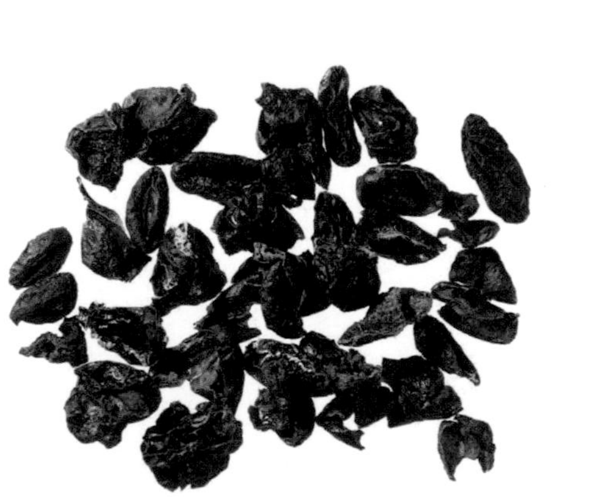

在假果成熟前摘取、用熱水氽燙後除去中間的核乾燥。在紅色未變前完成。

獨活（どくかつ）

日本藥局方從明治十九年（一八八六）的第一版以來，仿照德國、荷蘭、英國、美國等的藥典，直到戰後被佔領下制定的第六改正版（昭和二十六年、一九五一）止，記載的並不是漢方生藥，而是以西洋生藥及其代用生藥為中心。日本藥局方好不容易脫離歐美，朝向日本適用的是從昭和三十六年（一九六一）的第七改正版開始。儘管如此，沒有記載在藥局方的生藥，依然以常用漢方一直都悄悄地收載在「日本藥局方外生藥規格集（局外生規）」中。並不斷努力把這規格集整合到藥局方中併成一本，自第十五改正版（二〇〇六），第十六改正版（二〇一一）的局方中，生藥已大幅度增加了。

獨活是從「局外生規」第一版就開始記載了，直到日本藥局方第十五改正版第一追補（二〇〇七年九月）初次被藥局方收載。因為在藥局方的生藥的名稱是片假名，所以，局外生規一直是用ドクカツ的名稱，但修改時究竟是用ドクカツ呢？還是用ドツカツ，好像有經過一番討論。此時也暴露了日文的不明確性，若以羅馬字化的時候，會產生相當不一樣的標記，所以首先還是需要標準化吧！只是，這次作為別名也留下了ドツカツ的寫法，好像問題仍然存在。葛根、木香、薄荷等好像也有同樣的問題發生。

結果，葛根在局方是寫作カッコン，那麼獨活葛根湯要怎麼書寫呢？經東洋醫學會、和漢醫藥學會、生藥學會協定的羅馬字記述法是Dokkatsu-kakkonto。

獨活的基原植物在日本和中國是相當不同。這次登載在日本藥局方的獨活認為是五加科植物的土當歸 *Aralia cordata* Thunb. 的一般根莖，但是二〇〇五年版的中華人民共和國藥典是指繖形科植物的重齒毛當歸 *Angelica pubescens* Maxim. *f. biserrata* Shan & Yuan 的乾燥根。而唐獨活是指後者。即使是日本也使用與這個近緣的毛當歸 *Angelica pubescens* Maxim. 的根當作獨活用。中國的重齒毛當歸比日本的毛當歸稍微小，如同其名葉周邊的鋸齒成為雙層鋸齒。連中國的獨活也沒有一致，稱為興安白芷的這一種東北產大型白芷的根莖為大活或獨

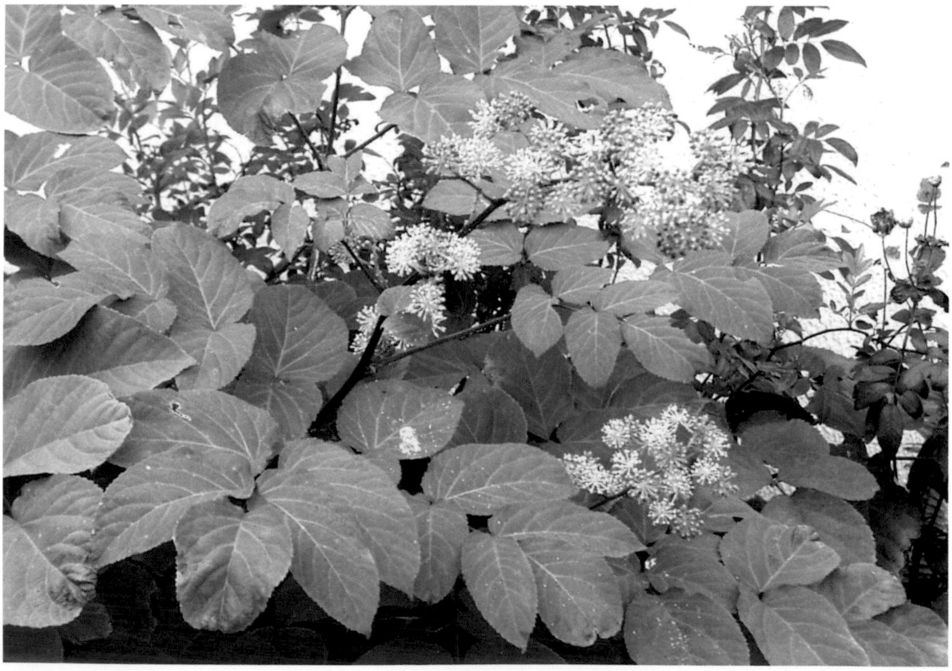

土當歸 *Aralia cordata* Thunb.（五加科）

活，另外，和日本相同的土當歸的根莖稱為九眼獨活或土當歸，有時也作為獨活來使用。依中華本草之記載，除了土當歸之外，被作為獨活使用的 *Aralia* 屬的植物有三種。

六世紀，陶弘景繼神農本草經，追加再編的「名醫別錄」記載著「此草得風不搖，無風自動，故名獨搖草。」浮在眼前的是很難拍到搖動的照片，即直立粗莖的毛當歸或重齒毛當歸表現的樣子，感覺不是土當歸。

麻煩的是和羌活的關係。局外生規把土當歸的根作為和羌活、同樣的土當歸的根莖作為獨活。藥局方把羌活認為是和中國的 *Notopterygium incisum* Ting，或 *N. forbesii* Boiss 相同，已取得兩國間的國際共識了。趁這時候捨棄與「獨活」混亂的「和羌活」，統合為中國產真貨「羌活」的事，為先決條件吧！

所含的成分是個問題。雖然具有相似的氣味，然而和獨活與唐獨活的成分相當不同，說成分類似其實是相當勉強的。五加科土當歸成分為 pinene 等的單萜類、caryophyllene 等的倍半萜類、進而還含有雙萜類、三萜類、皂素等萜類系的化合物。

繖形科的重齒毛當歸的成分和毛當歸類似，為繖形科共同的香豆素類或苯類，已知含有 columbianetin 或 osthole、bergaptene 等。

土當歸成分的藥理學只知是有鎮痛作用，還沒有充分的研究報告。關於重齒毛當歸在中國已有許多研究報告，已知具有暫時的血壓下降作用、抑制血小板凝集、鎮痛、鎮靜、抗炎症、抗痙攣、對 HeLa 細胞的抗腫瘤、抗菌作用等。有不良影響的光敏作用，據說容易因紫外線或日光而引起皮膚炎。對黃色葡萄球菌或大腸桿菌的抗菌作用需要有光的存在。

性味苦、微溫，藥能是祛風濕、通經絡，因項背部的肌肉或下半身關節的風濕而造成的疼痛、背部、腰部、膝等的痛，麻痺等，另外也有使用於頭痛、牙痛等的場合。

荊防敗毒散和十味敗毒湯全都被使用於急性化膿性皮膚或過敏性疾病，是消炎排膿藥。前者為十四味，後者是由十一味藥物所組成的複雜處方，雙方相同的除獨活外，還有荊芥、連翹、桔梗、川芎、生薑的六味藥。

另外是鎮痛藥，獨活湯使用在因冰冷而造成的手足的屈伸痛等。

獨活葛根湯是應用在血虛之外感的肩和背中強項、四肢疼痛、四十肩、五十腰、腦出血後的疼痛等。

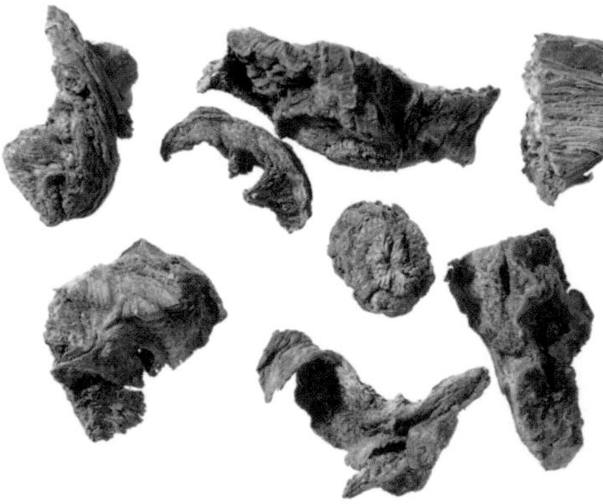

和獨活

人参（にんじん）

神農本草經是中國最古老的本草書，關於它的出現有很多謎。從所記載的地名來看是後漢時代（二二～二五〇）的書籍，大概在三世紀左右。那個時候，能寫出這本書的，可能是寫傷寒論（二一九？）的張仲景，或同時代的華佗所寫的，傳聞十分含糊。甚至也有追溯至數百年前的秦代（西元前三世紀末）或者戰國時代（西元前四世紀）的說法，若要深入討論成這樣就已經進入考古學的領域了。神農本草經在這數百年之間，經過好多次改寫，直到後漢還不是以印刷流傳的時代，已修改得相當完整。本草書自宋代之後才開始以木版印刷。原本早已失傳，從被證類本草等引用的片斷來看，原文不過是被推測的。直到明清代，慮復等四人嘗試復原，最後森立之的復原本（一八五四）是最值得信賴的。

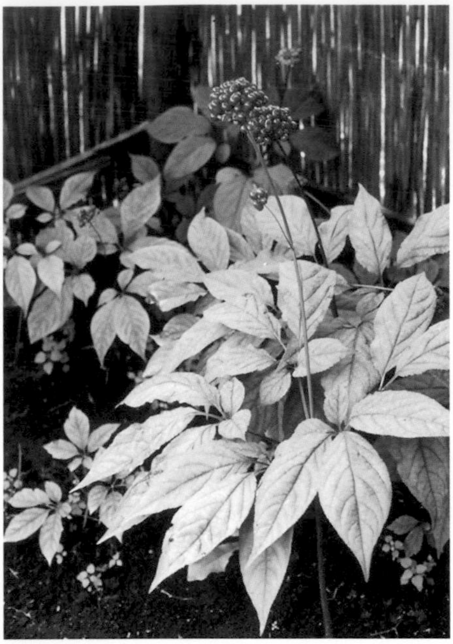

御種人參 *Panax ginseng* C. A. Mey.
為防止日光直射、風、雨引起的泥濘，栽培在小屋內。

序文有名的一段是「上藥一二〇種，中藥一二〇種，下藥一二五種」。總共三六五種剛好是一年的日數，不過，森立之書的本文是，上藥一二五種，中藥一一四種，下藥一一八種，共計三五七種與序文的記載有差異。

秦始皇帝做了焚書坑儒的暴行，不過，據說留下了醫藥、農業的書籍。在還沒有被發掘的秦始皇陵中，五百公尺四方、高度八十公尺的金字塔中，裡面大概還有地下宮殿，也大概會有圖書館，而神農本草經、傷寒論、黃帝內經等的原版本會一本一本的出現吧！…筆者站立在這個牢籠般的金字塔頂端所假設的想法，是沒有任何根據的。

而根據這本森氏本神農本草經，針對人參只記載著「人參。一名人銜。一名鬼蓋。味甘微寒。生山谷。補五臟。安精神。定魂魄。止驚悸，除邪氣。明目。開心益智。久服輕身延年。」查閱其他復元本的藥效部分二十七個字，一點也沒有改變。能如此簡潔而完美地記載人參的藥效或許是困難的，因此經常被利用來說明神農本草經可靠性的例子的部分。實際上，用現代藥理學來證明藥效幾乎全在這些文字中，沒有記載而被新發現的卻意外地少。

人參的基原植物認為是生長在朝鮮半島國界的長白山脈，不過，從前好像分佈於從中國東北部到華北的山西省周邊。現在的中國幾乎沒有野生品，對庶民百性來說，是虛幻的藥物。在日本更古早以前就是虛幻的藥，最初想要栽培這植物的有加藤清正或是豐臣秀吉的這兩種說法。一般認為在這以前也有嘗試栽培的人，不過，因為是栽培極為困難的植物，即使進入德川時代怎麼也無法上手。經過一百年以上，在日光地區做成的幕府藥園才栽培成功，這已是享保元年（一七一六），就任八代將軍的吉宗的時候。吉宗在小石川藥園成立醫院等，是提高江戶時代的醫療水準的將軍，這人參的種子分配到諸藩，獎勵栽培。因為是由將軍所授與的種子，所以用「御種人參」名稱呼之，而且是拼命的栽培，開始了開發技術的競爭。

雖然栽培生產成功，但到現代為止只留下在火山灰地的會津若松近郊，和全島由沙洲組成的島根縣的大根島兩處。到明治時，用從會津轉移的種子生產成功的是以長野縣的佐久作為中心的地域。福岡藩到江戶末期即現在的博多車站西方約五百公尺的地方也有栽培。雖設有人參畑塾這樣的醫學校，不過，其栽培技術如何，到現在並不清楚。大根島的人參栽培到二十世紀，被現在的韓國拓展，自日中恢復邦交後，才首先由中國吉林省傳入了。

因此在中國，到了最近，在栽培生產還未上軌道之前，人參是極為缺乏的。八十年代去北京的人，會看到在玻璃的蓋子內用絲絨裝飾的盒子裡，以紅線固定的生曬參（移植到田地肥大的野生品），一株以五萬日元高價售出，一定會記住這種異樣的感覺。因為這價錢是當時在大學教授月薪的七～八倍。然而它並不是藥，只是為祈禱健康的護身符。

普通的人是不使用人參，而是以黨參（桔梗科，川黨參或黨參的根）代用。從美國和加拿大進口的西洋參（類似人參的美國人參的根）也經由廣州進口，因此稱之為廣東人參等，從戰前就開始一直被利用。然而也在使用代用品的時候，發現有所差異，因此在日本打算推動中國醫學的人，感嘆在日本黨參比人參還要高貴，是不是因為移民到加拿大的華僑和中國本土各地也都在栽培美國人參了。其實黨參是黨參、西洋參是西洋參，人參又是另外的東西，已是公認的。

人參的成分研究是從一八四五年開始，不過，到了一九六〇年代與俄羅斯、德國的研究陣容有了激烈的競爭，東京大學柴田承二教授一族徹底的進行研究。一般認為初期的研究是三萜類皂苷，有十一種皂苷被分離精製出來，並命名為ginsenoside R0、Rb1、Rb2、Rb3、Rc、Rd、Re、Rf、20-gluco-Rf、Rg1、Rg2。R意味著是根的成分，這個順序正好是來自剛開始流行的薄層層析分析法的結果，從移動距離短的成分開始的順序。之所以會有數目字是因為最初認為只有一個成分，後來又再被分離出另一成分的緣故。這些皂苷是三萜類部分的結構被分成三個，不過，除了R0外，均是以稍稍特殊的dammarane型四環性三萜類作為基礎，不具有與桔梗或遠志、美遠志等皂苷相同的止咳祛痰的作用，化學的性質也相當的不同。

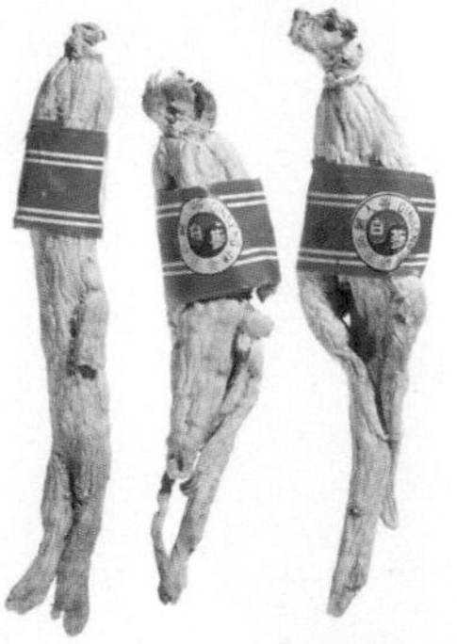

韓國產的白參。

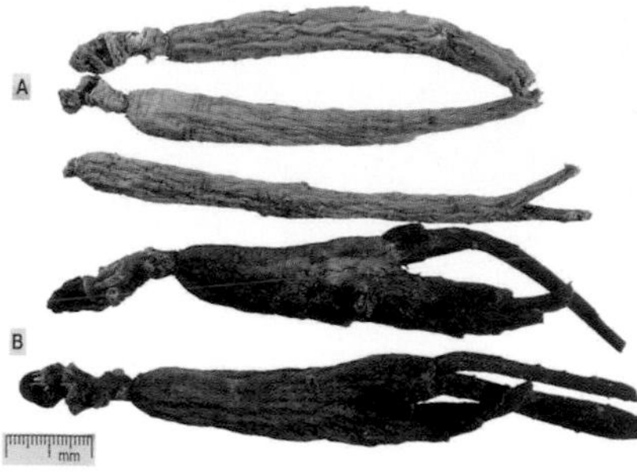

日本產的御種人參 (A) 和紅參 (B)。

以量而言，主要成分可以說是ginsenoside Rb1，其次是Rc、Rb2、Rg1。成分研究的概要，是莊司順三博士在日本生藥學會五十週年紀念雜誌（Natur. Medicines, 53, Suppl. 2(1999)）上做了很有要領的歸納。最近以中國的國家中醫藥管理局為中心所編寫的「中華本草」，收載了做到最近為止包含成分、藥理的龐大人參研究成果，筆者也斷斷續續看過許多藥理學家的論文報告。人參的成分另外已知還有聚乙炔類的panaxynol和、倍半萜類、木酚素類、多醣類、肽聚醣，非蛋白性氨基酸等許多的成分，而藥理研究也以各種的提取物、成分的混合物、多數的純物質等為基礎取得豐碩的成果。

稍為蒸而乾燥的白參或曲參、煮而後乾燥的紅參等加工過程的種種化學變化也已經被研究，大部分也能合理地說明在漢方的傳統用法。因此，只要有關人參再也不能提出「漢方不科學」這種侮蔑的說法。雖然沒有詳細介紹的空間，不過，試著羅列人參被配伍的主要藥方，有人參湯、歸脾湯、小柴胡湯、柴胡桂枝湯、十全大補湯、補中益氣湯、人參養榮湯、六君子湯、麥門冬湯、半夏瀉心湯、白虎加人參湯等，是可以看出其作用的傾向。基本上神農本草經是必要且充分說明，廣泛地應用在腸胃虛弱原因的諸多病症的重要生藥。

竹節人參（ちくせつにんじん）

可說是相當久遠的事了，兩個自稱北韓出身的老伯抱著紙箱來到家裡。因為在奈良縣發現了與在離中國的國境相近的自己故鄉山上看到的人參是同樣的，所以希望尋找協助。因為「根據你的書上寫的在日本是沒有的，但是確實是有的，不是嗎？只是位置很隱密。」不過，總是感覺根部好像不太一樣，所以請求幫忙鑑別。這個是栃葉人參，為人參的同類，地下的部分和竹子的根很像，所以稱為竹節人參。雖也當作藥用，但其成分、藥效和人參完全不同，遺憾的是，也不能作為代用品，回答後就請他回去了。過了一個月左右，又來了，由於他自己的朋友無論如何都要購買，一根賣了三千日元。「因為不能欺騙朋友，所以，再一次請好好地鑑定，而且是在同樣的位置採來的，如果是真貨的話，也有朋友願意用三萬日元購買」的緣故。真教人為難。

竹節人參（栃葉人參）*Panax japonicus* C. A. Mey. 是自北海道到本州、四國、九州，零零落落的分佈在整個日本山地森林的區域內，為稍罕見的植物。因為在初秋長滿了美麗深紅色的果實，所以在這時期非常引人注目。

在中國是以竹節三七或是大葉三七的名稱而出名，四川、雲南、陝西省等可採得野生品。因為需要量不多，即使日本也可以在各地採得野生品，根莖浸溫水後作為市場品。在江戶時代，稱為薩摩人參，在九州南部作為人參代用品的不是朝鮮人參（御種人參）而是竹節人參。只是，被稱為薩摩人參的和藥用人參是含有相同的成分，據說比起一般的竹節人參含量多。

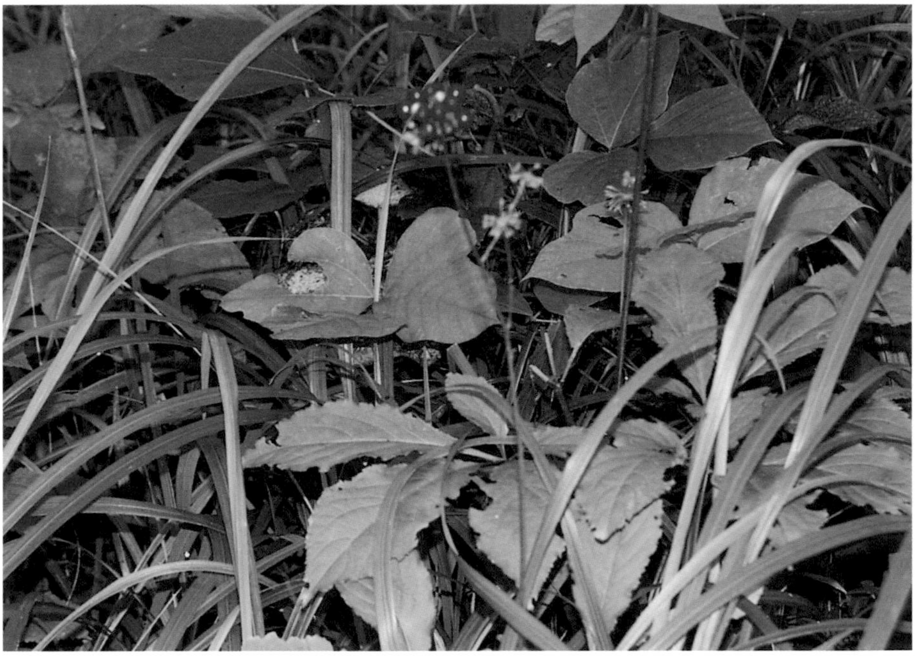

竹節人參 *Panax japonicus* C. A. Mey.（五加科）在福岡市近郊。

朝鮮人參 *Panax ginseng* C. A. Mey. 的根莖部分非常小，被稱為藥用人參的根像蘿蔔一樣地粗大，而竹節人參其由鬚根生出的根莖部分很發達，能看見一層層年輪出現的粗莖，由生藥就知道其年齡。成品經過數年，其莖的另一邊的最尖端部分，有時會出現小而粗的根。這個部分有時稱為珠子參，中國產的珠子參認為是與桔梗科的土黨參或黨參相近的基原植物的根。

竹節人參地上部和朝鮮人參非常類似，故區別困難。朝鮮人參其葉周邊的鋸齒細小且不太引人注目，而竹節人參的鋸齒稍大、十分明顯。正如名字所表示的，非常像栃的葉。朝鮮人參的花莖沒有一般的分枝，整根直立；而竹節人參的花莖在途中多有分枝。花在莖的尖端成為有如煙火般地由一處生出多數花柄的五加科獨特的繖形花序，徑約二毫米的小型花，是淺綠色。果實是稍扁平的球形，徑五～六毫米，鮮明的紅色。本州產的上半部變黑，九州產的竹節人參果實沒有黑的部分，和朝鮮人參相似。在植物分類學上，比起朝鮮人參，更接近把根莖作為三七的三七人參，有鎮咳或止血作用等，與三七相仿。除此之外，在中國有相當多的類似植物。四川省的峨眉山或青城山、九寨溝等觀光地，從道路旁經常看到叫做羽葉三七的亦為竹節人參的一種。葉緣的刻痕深，也可以成為美麗的大型葉，做為觀葉植物。

竹節人參在漢方的藥方中幾乎找不到，即使在本草書，連明代的「本草綱目」（一五九六）也沒有記載。到了「本草綱目拾遺」（一七六五），像作為日本產人參的一部分即所謂「東洋參」，首次登場。另一方面，在中國的地方文獻或現代的藥用植物書刊登許多附加地方名的，現在也進行栽培生產，據說已作為民間藥而被廣泛使用了。其作用與三七相當接近，呈現止咳、化痰、祛瘀血、活血、止血等。應用在因支氣管炎等引起稠痰，或伴隨著消化不良的胃痛等的記載少，據稱廣泛地使用在吐血、打撲、內出血、外傷出血等止血作用或癰腫、各種的炎症等。

日本在最近發表的一般用漢方新二一〇處方上，收載了以聖光園細野診療所作為出處的叫做「柴葛湯加川芎辛夷」的藥方，這是唯一的處方。是由小柴胡湯和葛根湯加辛夷川芎的合方，並加入竹節人參所構成的藥方。作為應用在鼻炎或蓄膿症轉變成慢性，有肩膀僵硬或胸脇苦滿者。加上竹節人參，而做為中國的民間應用。除此之外，在日本家傳藥的製劑也有幾個配合案例。

朝鮮人參的成分研究已有超過百年的悠久歷史，而使得竹節人參的研究似乎藏身於背後，因而變得不怎麼引人注目。由於植物學上是近緣的關係，其成分也有類似性，若要詳細說明就會變得非常複雜了。

主要的成分全都是被稱為皂苷的化合物群，有三十個碳素構造的三萜類，和一～五個葡萄糖或鼠李糖等的單糖類結合而成的化合物。其他植物的皂苷是偏向親油性的三萜部分和親水性的糖部分結合，呈現界面活性作用，也有被作為洗劑使用的植物，可作為鎮咳作用或抗炎症作用，其毒性是破壞紅血球的溶血作用。而人參皂苷的構造是夾在三萜部分的兩側與糖結合的為多，沒有界面活性作用，幾乎沒有溶血作用，也沒有鎮咳作用，是非常奇特性質的皂苷。朝鮮人參的皂苷其三萜部分是以 protopanaxadiol 或是 protopanaxatriol 為基本骨架，和固醇類同樣有三個六員環、一個五員環的四環性的構造，而竹節人參的皂苷是五個六員環的五環性三萜的 oleanolic acid 結合糖類的 chikusetsu saponin V、IV、Ib 等。雖有 protopanaxadiol 與糖結合而成的 chikusetsu saponin III 或 Ia，但量少。

作用也有以和人參相比較的目的，而進行廣泛的動物實驗。和人參稍有不同的作用，如解熱、鎮痛、抗炎症、鎮咳、抑制胃液分泌、促進腸內運輸作用等，全都被證實了。而和人參有同樣作用的，如抑制中樞、精神安定等，但是不具有中樞興奮或是血糖值下降等的作用。

朝鮮人參含有和胡蘿蔔相同的精油成分的華澄茄烯，極相似的氣味。另外，朝鮮人參含有 falcarinol 等的聚乙炔類。而竹節人參則兩者都不含。

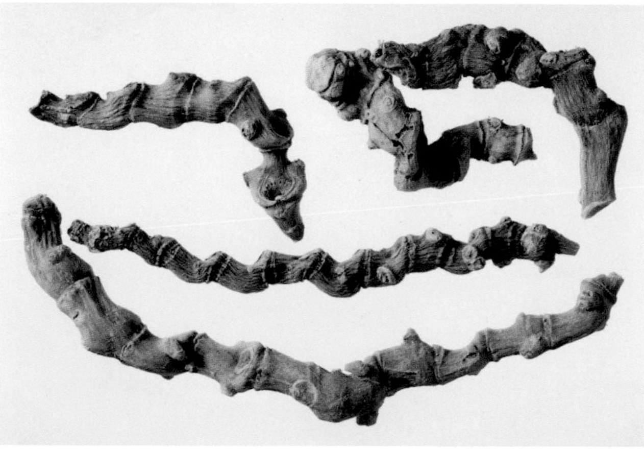

竹節人参 日本產

三七

さん しち

普遍認為如果在亂世時，國家動亂，疾病蔓延，醫學就會進步。中國約從西元前五世紀開始的戰國時代，一直到秦始皇大致平定，國家統一。但只有十五年秦就滅亡，又再進入戰亂的世界。漢方醫學成形是在後漢時期，金、元時代疫病蔓延，而金、元醫學已有很大的發展。即使在日本，也是從室町時代到戰國時代期間，士兵隨身所攜帶的金瘡藥盛行，這藥後來轉變為婦人病的成藥，現在也被流傳下來。相提並論或許不適當，但第二次世界大戰結束的同時，由青黴素開始展開了抗生素開發的競爭。

越南戰爭的時候，支援北越的中國士兵，出身國境交界的雲南省人很多。雲南士兵帶來的三七，救助了無以數計的負傷者。這時期中國把三七指定為戰略物資，禁止輸出。總之，這是以戰爭為契機，「雲南三七」的名稱在一九七〇年代後半期，一舉推展到整個中國。

稱為三七的生藥最初記載於明李時珍的本草綱目中。李時珍把廣西產的三七記載「頗似人參之味」，觸摸真正的三七後，認為的確沒錯。不過因為沒看過活的植物，中國在那時候好像記載的是廣泛生長的黃花三七草 *Gynura japonica* (Thunb. ex Murray) Juel（菊科），並記載著雖然藥效相似，但根的形狀不太像。真正的基原植物只在廣西和雲南的邊界，在南京理所當然是沒有的。為了要販售本草綱目，李時珍的兒子們畫附圖的時候就畫上了黃花三七草。

根據本草綱目記載，像漆一樣地黏著傷口，因此被稱為山漆、省略成為三七。因為有三枚葉柄，七枚小葉全裂，所以也有稱為三七，但說法有些奇怪。不能用金錢換的珍貴藥稱為金不換。田七之名是出現在嶺南採藥錄中，因在廣西、廣東販售，田七的名稱才開始流行。其實早在八〇年代以「田七」之名的香煙已非常有名。

中國政府將當時有個民間藥當禮物，讓來訪的各國達官顯要帶回，一經報導舉世聞名。在日本廣泛使用田七、三七名稱，因為三七很有可能被誤解為黃花三七草，所以一般稱為田七。由於基原植物名和中文名都是人參三七，拉丁名多少有點迂迴曲折，有的書寫成 *Panax pseudo-ginseng* Wall. var. *notoginseng* (Burkill) Hoo & Tseng，有的書寫成 *P. notoginseng* Wall. 兩種。最近好像都採

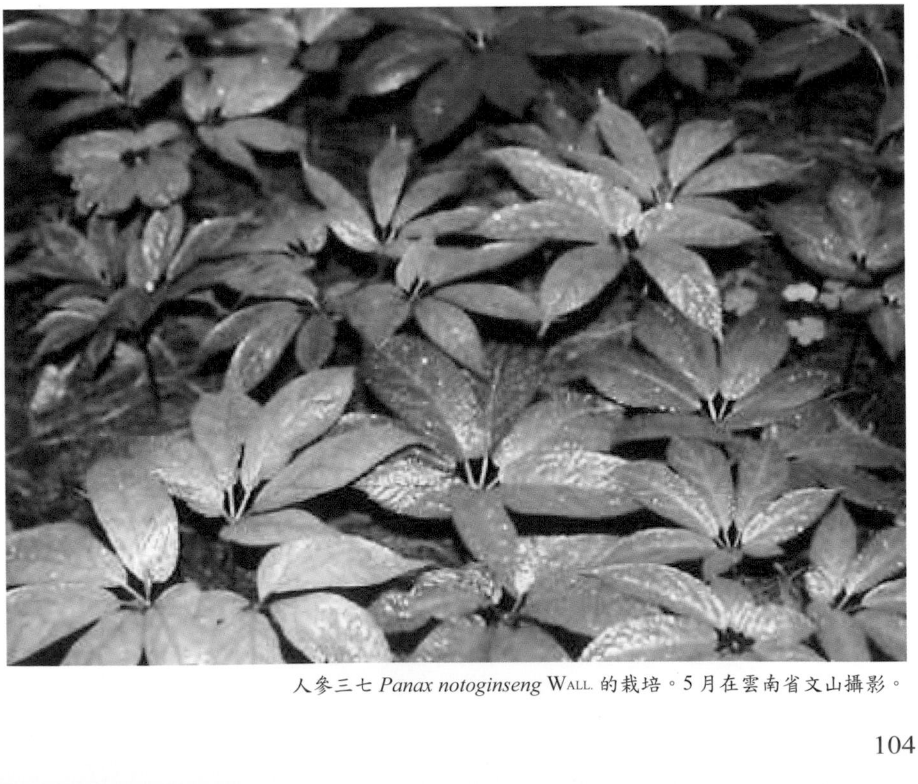

人參三七 *Panax notoginseng* Wall. 的栽培。5月在雲南省文山攝影。

用後者，*pseudo-ginseng* 的變種學名沒有被使用了。

其植物體和御種人參非常相似。從莖的中段依輪生狀生出三～四枚葉，人參通常分裂為五枚小葉，人參三七與竹節人參同樣分裂為七枚。這三種的花和果實也都非常像。類似植物也有幾種，葉邊緣為鋸齒的羽狀三七複葉。直到目前為止，筆者登過的山如四川省的峨眉山、青城山、九寨溝等，幾乎都能看到。竹節人參也做為止血藥，中國的類緣植物也同樣用法。

栽培於雲南省南部，離越南國境不遠的文山和鄰近城鎮的硯山、西疇附近，生產最多。溫暖且排水好的良田，在緩坡的丘陵地上開墾非常廣大的田地，周圍用葦簾子完全圍起來，幾乎無法看到裡面，天井高度不到二公尺，以粗棉布覆蓋著。隨著生長期的不同，可改變遮光的程度，不像人參為了避雨而將整個遮住，和栽培黃連的設施非常相似。為防小偷，內部養狗，狂吠不止。秋天取成熟的種子播種，播種後第三年採收。四年以上，其根就會分枝，品質變差，所以不管大或小，只要已達三年的都要採收。所以，日本所說的七年根之品種，根本是個謊言。

由於生藥有大小之分，所以就以一斤或五百克會有幾個根的獨特表現來定等級。所謂的三七七頭就是在五百克時有二十個稱為二十頭，以下為四十頭、六十頭、八十頭、一二〇頭、一六〇頭、二〇〇頭等七級。而側根粗的部分稱為筋條，鬚根稱為絨根。葉是三七葉，為了要使根粗大而摘除；花是三七花，葉和根同樣有強烈止血作用。把花當茶來服用，能降血壓，對頭暈、耳鳴等很好。在夏天、秋天採收晒乾。期間搓揉一次、乾燥後加蜜蠟，振動至黑亮為止。

三七的成分是以人參及竹節人參裡約達一〇%的類似皂苷為其主成分，也多少含有和人參相同的成分。

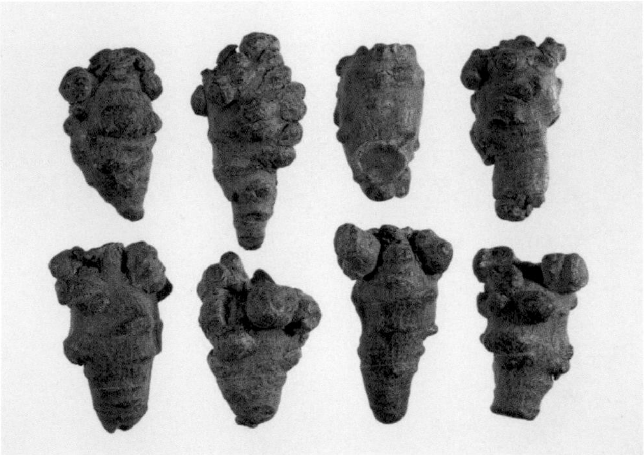

三七（雲南省文山產）

藥效有強力的止血、修復創傷的作用，對高血壓、癌症、胃潰瘍也有效，腦出血、腦梗塞、虛血性心肌梗塞也有效，就因為有各種的治驗例，且涉及廣泛，反而被質疑，這樣不是得不償失了嗎？究竟要如何解釋外傷、內出血的瘀血塊消失的效果？止血、溶血作用被認為是共同的藥效，不管是外用或是內服，止血作用都很強，流鼻血用棉花沾其粉末吸入。連動脈出血，只要在傷口撒上粉末壓緊，即可止血。而十二指腸潰瘍的大量出血，一次服用三克，立即止血的例子之類，光是筆者的日常生活就能列舉很多。

一般止血作用，是使血液凝固，或使血管收縮而停止出血，但三七是擴張血管，溶化腦部血栓、心肌梗塞的血管內血塊的效果。另一方面，外傷出血明顯地是因凝固而止血，因此無法用原本三七的止血作用機轉來說明。研究工作是日中都在進行，但是無法了解的部分還很多。筆者與從事研究工作的老友在雲南重逢，建議：「請往改善血管的活血藥去思考吧！」

當歸（とうき）

從北海道的北見稍微往西南方，有個名叫訓子府的城鎮，近來因起司和奶油等乳製品而聞名，過去是以栽培生產薄荷，成為世界第一產量而自豪的傳統生產藥用植物的城鎮。在一九八〇年代，由於當歸生產盛行，曾經從千歲機場租車去看過。在平坦的丘陵地帶奔馳著，一邊還在想著究竟當歸田會在哪兒？來到河堤下方，打開車門，撲鼻而來就聞到一股獨特的芳香，走上河堤，不論右邊或左邊，甚至到遙遠的另一邊，所有的田都是當歸。到了九十年代，訓子府的當歸栽培完全衰退了。

日本栽培當歸，在當時大致可供應國內的需要，也能輸出，是珍貴的生藥。其栽培的歷史悠久，在江戶時代，近畿以北的日本各地就有野生品和栽培品的生產，因此認為在中國的漢方醫學傳來前，就已經開始當作民間藥也不覺得奇怪了。

本來在中國使用的中國產當歸的基原植物，與日本的是不同種的 *Angelica sinensis* (Oliv.) Diels（繖形科）。為了和中國產區別，在日本稱為唐當歸。在中國的生藥由其生產量、品質等，常以地名當做品牌名來稱呼，甘肅省產的稱秦歸，四川產的稱川歸，雲南產的稱雲歸等，很特別的方式分類。

日本產的當歸主要就栽培在奈良、和歌山的日本當歸（大和當歸、大深當歸）*A. acutiloba* (Siebold & Zucc.) Kitag. 和栽培在北海道的北海當歸 *A. acutiloba* (Siebold & Zucc.) Kitag. var. *sugiyamae* Hikino 的二種。

但是，這二種都不是日本野生種，不太明白其來源。在日本原本的野生種是岩手當歸 *A. iwatensis* (Kitag.) Hikino，一直到江戶末期，把在現在的岩手縣、宮城縣採取的野生品，以南部當歸、仙台當歸的名稱出貨。新潟的越後當歸、滋賀縣的伊吹當歸以前也是以深山當歸、伊吹當歸的名稱個別被區分，但現在在植物學上認為是同一種。因為是重要的生藥，經大量使用，已被採盡，因地而異認為有滅絕的可能，現在也只能在日本阿爾卑斯山的山谷等看到默默群生的地方，可想而知，以前分佈範圍是相當廣大的。

日本當歸的特徵莖是深紫色的，分辨容易。現在日本已找不到野生品，即使是在中國，也是移入的日本人從奈良帶去吉林省的。只有相當少數的栽培品，沒有野生的。因此，並不知道栽培種母種的出處。也有認為是由中國帶來的說法，但沒有根

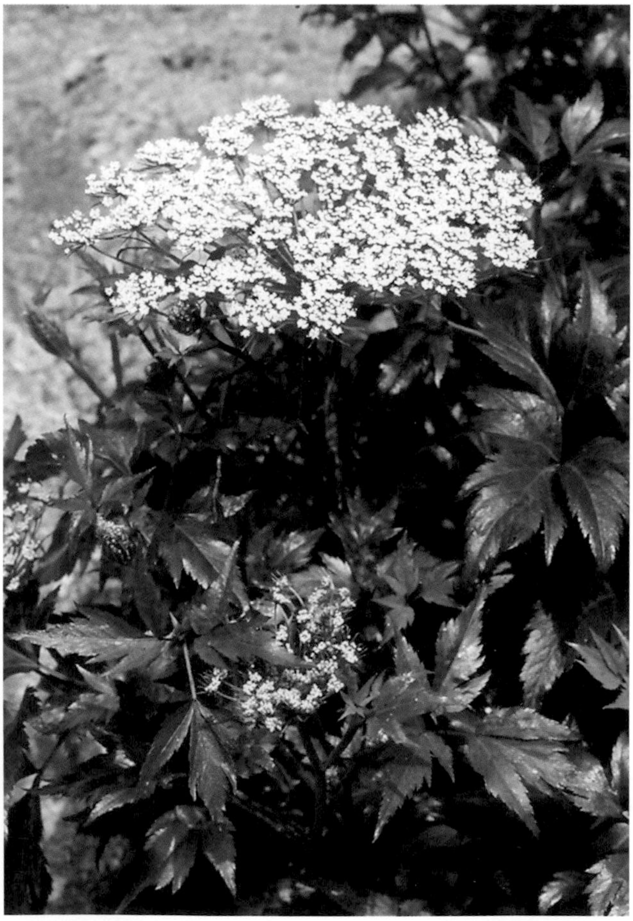

日本當歸、大和當歸
Angelica acutiloba (Siebold & Zucc.) Kitag.（繖形科）
莖為紫色。

據。約從十七世紀開始，在奈良、京都栽培生產非常盛行的情況是確實的。

據已故東北大學的當歸研究者曳野教授認為，日本當歸可能是岩手當歸或是其品種之一的常陸當歸的改良品種。不過，其他的想法也有可能，其一、大和地區雖有這原種的野生植物，但已因作為藥用植物而被採盡，野生品已消失無蹤，其二、十七世紀末，各種生藥原料的中國種植物開始導入栽培，使得唐當歸和日本野生的岩手當歸交雜產生新的品種的說法，也不無可能。

唐當歸莖也是紫色。

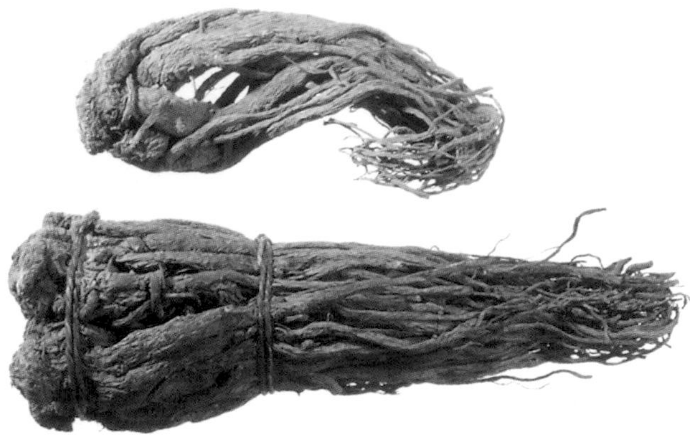

上：四川產大和當歸
下：奈良縣產大和當歸（奈良縣大深產）

北海當歸莖淡綠色沒有變紅，氣味也稍不同。因為主根粗而側根數量少，調製生藥時，感覺藥材較纖細，與大和當歸相比，根的顏色稍深。日本當歸在明治時代曾一度被試種，但在北海道沒有栽培成功。雖然氣候、土壤都適合，但發芽時要摘取粗根旁的花芽，這樣麻煩工作不適合北海道的粗放型農業。到了昭和，不知從哪兒冒出的北海當歸，由於容易栽培，即使不發芽，也大致會長出能用的當歸，從一九六〇年代開始，替代生產衰退的薄荷，迅速地擴大。雖然有人以為其原種是日本當歸與川白芷 *A. anomala* Ave-Lall. 自然交配的結果，但經細胞遺傳學的研究，現在已被否定了。

到了香港，大和當歸稱作日歸，北海當歸稱為北歸，日歸的藥用評價大致和秦歸相同，北歸雖也作藥用，但用於料理卻也有很好的評價，蒸後拍打拉長，加工成薄片，直接販賣。

在韓國由日本帶去的日本當歸被稱作日當歸，而韓當歸 *A. gigas* 被用作當歸代用品，和中國的土當歸情況相同。韓當歸的成分品質相當差。

日本藥局方承認大和當歸和北海當歸二種，沒有承認唐當歸。近來，在奈良縣南部山間部年輕的勞動力不見了，大和當歸的生產下降，為了彌補不足，日本的業者便委託中國各地的農民栽培，使得四川產的大和當歸等奇妙的東西上市了。

當歸成分是苯酞類化合物的 ligustilide 和只多一個雙鍵結合的 butylidene phthalide，二者的主要作用是擴張血管、鎮痛、鎮靜、鎮痙等。另外，聚乙炔類的 falcarinol、falcarindiol、falcarinolone 等，具有抗炎症、鎮痛的作用。北海當歸的藁本內酯含量只有大和當歸的1／5～1／10。遺憾的是，不得不說品質相當差。

在中國有時把粗的主根稱歸頭、粗細一定的側根叫歸身、根的前端細的部分稱歸尾來區別。歸頭能止血，藥性上行，治下半身的血便、血尿；歸身護身補固。歸尾逐血瘀的性質強烈。

當歸是作為婦人病藥而出名，其名之語源是從娘家回到夫家的妻子，提及被媽媽說：「應當要歸去了」。已知具有鎮痛、強烈抗痙攣作用、抗炎症、中樞鎮靜作用等，被認為與血有關的抗凝血作用、抑制血小板凝集等許多作用。

配合的漢方處方很多，經常被利用的處方也多。作為婦人病藥有：當歸芍藥散、女神散、加味逍遙散、溫清飲、牛膝散、四物湯、當歸散等；鎮痛鎮痙藥有：五積散、紫雲膏、當歸芍藥散、當歸湯、當歸四逆湯等。

白芷（びゃくし）

繖形科當歸屬在藥用植物中是數量相當多的群組，然而其分類學並不易了解。圍繞在白芷基原植物的爭論還未終結，不能善加斷言，在目前階段只能這樣別無他法。而且在日本被認為是狹葉當歸 *Angelica sachalinensis* Maxim.，不過，目前的日本藥局方簡單定義為白芷 *A. dahurica* Benth. et Hook. f.（繖形科）。狹葉當歸實際上並沒有被使用。

中華人民共和國藥典二〇〇五年版與日本一樣舉出白芷和杭白芷 *A. dahurica* Benth. et Hook. f. var. *formosana* Shan et Yuan 二種。看過一九九九年發行的中華本草，就覺得不簡單。首先是白芷，中國東北的興安白芷並不是白芷，而是被認為是大活這個地方的獨活植物，白芷為栽培品種，相當為杭白芷 *A. dahurica* cv. *hangbaizhi*（=*A. dahurica* var. *paichi*，或 var. *formosana*）或祁白芷 *A. dahurica* cv. *qibaizhi*（=*A. dahurica*）。野生的興安白芷被認為是地區性獨活的一種，而不是白芷，這種說法是無法令人接受的。韓國和日本的白芷明顯地使用的是白芷。

白芷屬原產於中國東北地方，經過西伯利亞東部、北海道、朝鮮半島，延伸到北部為九州、中國到河北省附近。北海道產的和白芷、奈良縣產的大和白芷是為興安白芷，與韓國產的白芷同樣以白芷作為基原。

以河北省安國縣（祁州）作為中心所栽培的、與在河南省北部所栽培的禹白芷等是栽培品種的為祁白芷，杭州的杭白芷、四川省的川白芷、台灣的台灣白芷等是栽培在南部，也是稍稍小型的栽培品種，因此被歸類為杭白芷。據說乾燥生藥上部的切口，在祁白芷大體上為圓形、而杭白芷為鈍四邊形，也因而可以區別，不過並不太明確。感覺區別好像是以側根出現的順序才是。

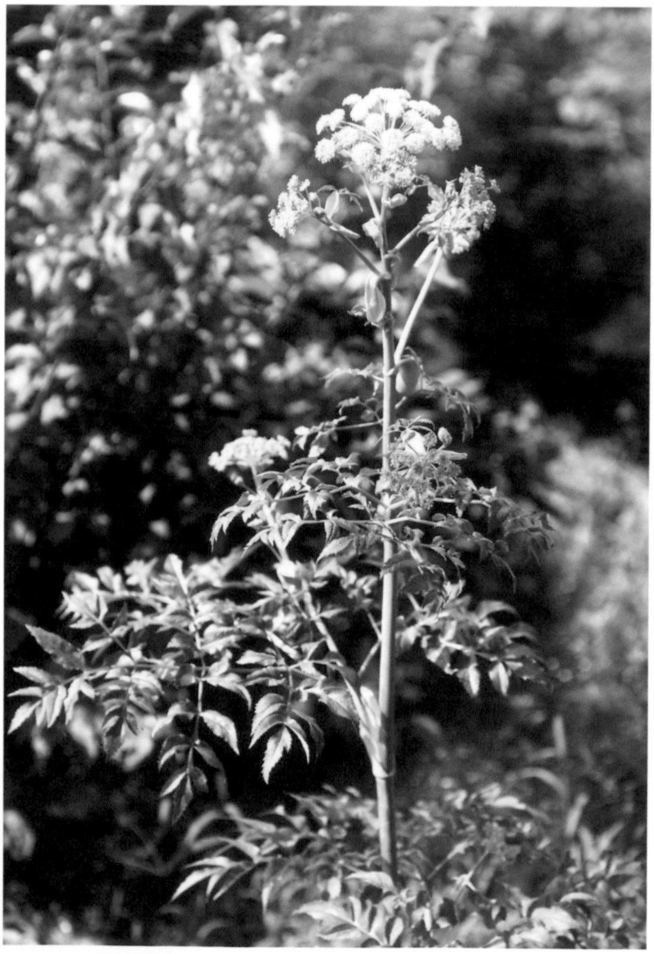

興安白芷 *Angelica dahurica* Benth. et Hook f.（繖形科）
九州北部野生種。

雲南省有所謂的滇白芷，不過，屬並不相同，成分也有相當差異。即使是日本藥局方、或是中國的藥典也都把這種排除在外。

白芷的成分並沒有那麼大的差異，包括以芳香族化合物的呋喃香豆素類為主的精油，已知含有 byak-angelicin、byak-angelicol、oxypeucedanin、imperatorin、phellopterin、bergapten 等。也找到大量會引

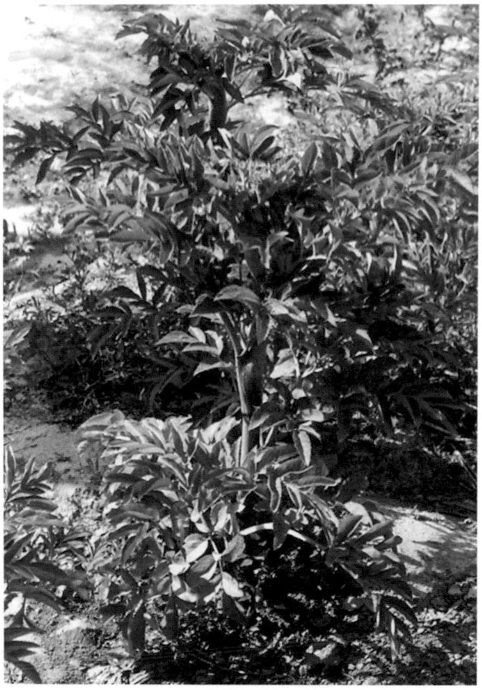

祁白芷 *A. dahurica* cv. *qibaizhi*
在河北省安國栽培。

起強直性痙攣的白芷毒素（angelicotoxin）。

少量的白芷毒素能使延髓的血管運動中樞、呼吸中樞、進而使迷走神經和脊髓興奮。白芷的煎液能抑制傷寒沙門菌、副傷寒菌、霍亂菌、綠膿菌等各種腸內病原菌和皮膚真菌等的增生。

漢方的防風、羌活、藁本等的繖形科植物生藥以祛風燥濕、消腫排膿、止痛等的目的被使用，被分類為辛溫解表藥，應用於感冒引起的頭痛、偏頭痛、副鼻腔炎伴隨的頭痛、牙疼等。又可應用在因寒濕原因引起的腹痛、痔漏、婦女的赤白帶、血閉、腰腹痛等。

清上蠲痛湯使用為各種頭痛、顏面痛的鎮痛藥而著名，不過，組成的十四種生藥中，當歸、川芎、白芷、羌活、獨活、防風的六種均含有繖形科植物類似的化合物，同時大量使用化學結構不同的的成分，尋求相乘效應。

五積散是用於因寒冷而引起體內痙攣性的疼痛，治療五種癪，所謂的胃痙攣、慢性胃炎、月經痛、腰痛、關節痛等。

以和劑局方的藥方來說，在組成的生藥中是屬於多的一方，不過，這也包括當歸、川芎、白芷。

疏經活血湯應用於多發性關節炎、變形性關節炎等多處的關節痛、腰痛、關節風濕、坐骨神經痛等的遍身體疼痛。這個方劑加入當歸、川芎、羌活、防風、白芷的繖形科生藥。

清濕化痰湯已知用於有背中寒冷特徵的神經痛、風濕、關節炎、對肋間神經痛造成的四肢麻痺、知覺麻痺等遍身體疼痛。

川芎茶調散已知作為婦科病症的藥，不過，對於感冒、流行性感冒等對鼻子的閉塞、頭痛、肢體疼痛、偏頭痛等疼痛的效果明顯。

荊芥連翹湯不只是顏面藥，也應用於急性中耳炎、蓄膿症、肥厚性鼻炎、流鼻血、粉刺、扁桃周圍炎等。這個方劑也加入防風、當歸、川芎、白芷的四個繖形科生藥。

清上防風湯也加入白芷，感冒表熱證的頭痛有可能被應用。一般作為粉刺藥。在膿皰性痤瘡、尋常性毛瘡及其他的皮膚症狀使用。

藿香正氣散被認為是芳香化濕藥，應用於感冒及其他的急性熱病，發熱頭痛。因急性腸胃炎引起的嘔吐、腹瀉、腹痛等。

此外，在中國對於蛇咬傷的解毒，多與白芷配合。

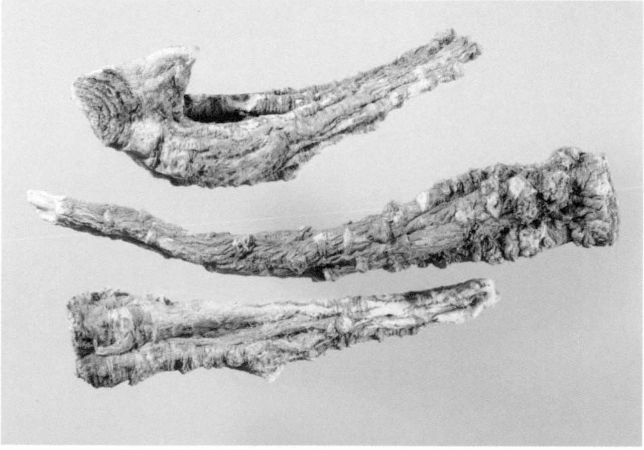

白芷（韓國產）

川芎

せんきゅう

神農本草經稱為芎藭的生藥，現在被稱為川芎。中國常常在生藥名之前附上產地的名稱，作為品牌名，某種程度上是在宣示其品質。如芎藭在關中的稱京芎、在雲南的稱雲芎、在天台山的稱台芎、在西域的稱胡芎等，有如被誤植的樂器稱呼。而本來只有對最高級品種的四川省產的稱為「川芎」，不過就像在九州，不管是泰國或澳大利亞產的米都稱為「越光米」，現在川芎這名稱也已經通俗化了，只有在香港市場上，評價與高品質的四川產相匹敵的日本產的川芎，才以日芎來加以區別。

本來一種植物應該就只有一個學名，但是中國產川芎的基原植物，發現根據不同的書籍，卻有不同的記載。到了一九八〇年，根據書籍記載有 *Ligusticum sinense*、*Ligusticum wallichii*、*Conioselinum univittatum*（與日本的深山川芎相同）的三學名被使用。這個混亂情況在一九七〇年代四川省中部產的品種被研究後，認為並不屬於以上所提出的品種，給予新的學名 *Ligusticum chuanxiong* Horturom 而塵埃落定，因此最近中國的書籍全部都使用最後的學名。可是，這種根莖真的能代表中國川芎的全部品種嗎？應該並不是那麼單純。如最初文中敘述單單以中國的川芎，其基原植物因產地不同而有所不同，就有很大疑問，目前還是需要植物分類學和生藥學聯合起來，持續擴大而踏實的研究，否則是無法解決的。最後如果不以基因排列加以比對，徹底的調查，可能還是無法得到滿意的答案。

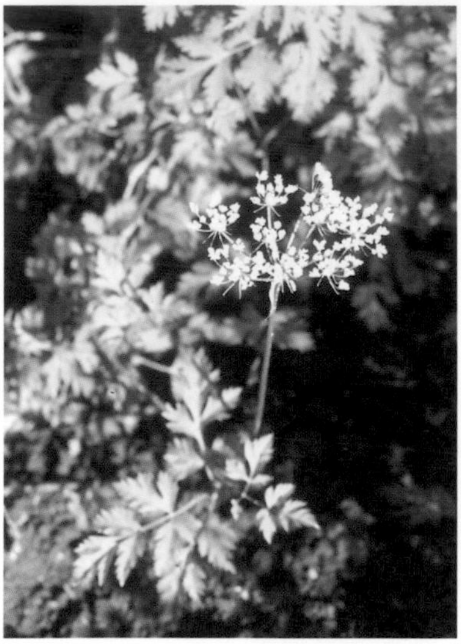

北海道栽培的川芎
Cnidium officinale Makino（繖形科）

日本產的川芎很久以前被栽培在東北地區生產、中部地區及大和地區等，從前最有名的是仙台品種。現在則是北海道的名寄和北見的寒冷地區大量栽培，提供日本的需求。日本藥局方只收載日本產的品種。

日本川芎的栽培種並不混亂，不過，以一九二九年出版的國譯本草綱目已經指出，與四川省的品種並不相同，著者之一的牧野富太郎博士也將之取名為川芎 *Cnidium officinale* Makino 之名。然而認為這個學名不合理的意見很強烈，二〇〇一年版第十四修訂本的日本藥局方一邊使用這個名稱，另一邊在解說中也引用日本的深山川芎 *Conioselinum univittatum* 之類的見解。

繖形科植物是以果實的形態來分類，不過，由於根莖發達，只根據根莖的分株被增殖的藥用川芎屬，無論任何一種都不結果實，花也開得少。到了二十一世紀，在分類上的位置至今還不能確定也是這個原因。

日本的栽培品並沒有相符的野生植物，因此古時候究竟是誰從中國帶入的說法較為可信。若參考室町時代即有川芎配伍的成藥出現的話，是否在奈良時代或平安時代由到中國留學的僧侶帶回了活的根莖呢？但是究竟是從哪兒來的，並不清楚。

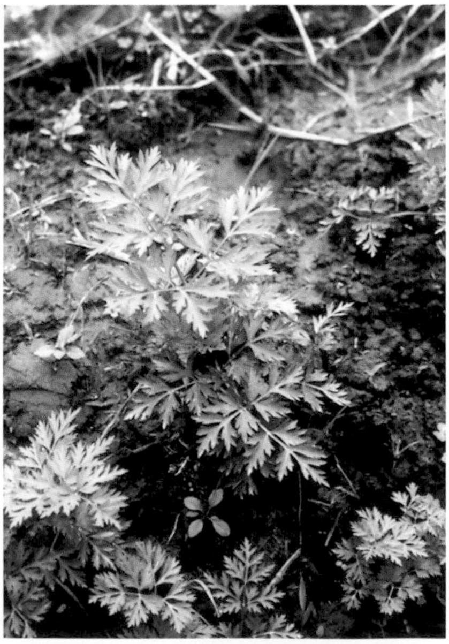

四川省石羊栽培的川芎
Ligusticum chuanxiong Horturom

到了也是古老的佛教道場的四川省峨眉山時，在登山口有間四川中藥學校看到了所謂的野川芎 *Conioselinum spp.* 植物的標本與活的稱為茶芎（學名未確定）的植物，全都是峨眉山的野生植物，與日本的川芎非常相像，聽說在當地也當川芎的代用植物。一般認為五台山或天台山都有各自的川芎，筆者無論如何都想看一看有甚麼不同。但是可惜仍無法清楚的敘述，這是目前川芎植物學的研究現狀。

關於川芎的栽培法，筆者聽了中國官員和大學的老師們的說明和書籍記載之間，仍相當矛盾。不過，九五年去拜訪四川省川芎生產中心地的都江堰市南邊的石羊這個地方，直接向農人們詢問，終於理解了。

首先，老株的製作是要進入約三十公里的山中，其海拔約一千八百～二千五百公尺的山的斜坡上進行。一月時移栽種芋，筆者曾詢問為什麼要在嚴冬的期間種植，得到的回答是雪堆積不到二十公分，所以不要緊，說不定真的需要在這時候進行，但沒聽清楚到底指的是新曆還是農曆。據說石羊的人對這工作的作業方式並不一樣，好像是住在山地的別個村莊的人們是這樣進行的。若是如此，對語言不同的西藏族，是有這種可能性，漢族村民就不是這樣，是在融雪時移栽。在山地約五月時，經常開著白色的花。八月挖掘時，在地下部分的莖的每一節在小根莖周圍突出，在日本稱作算盤珠，而當地稱為川芎鈴，把這每一節割開在海拔約六〇〇公尺山麓的石羊平地移栽施肥培育。冬季葉枯萎，到了春天會長出很大的葉子。有一部分作為種芋，拿到高地去。五月採收，熱風乾燥。

田地以油菜和稻子隔年輪流栽培，不連作。低地的不開花。葉可食用。這個村莊一年出貨量從二千五百噸到四千噸不等，這個數量相當於日本總消費量的十倍。在這附近的川芎其生產的歷史據說是自西元前的秦代一直到現在，光是這點已讓人佩服得五體投地。

日本是在寒冷地區，選定一處田地栽培，於秋天將發芽的根莖移栽。翌年的秋天，葉變色的時候採收，半乾燥時用六十～八十度的熱水浸泡十五～二十分鐘後乾燥，成品很硬。一般認為不用熱水汆燙過的半曬乾品表面柔軟易帶蟲。在日本雖然不割開算盤珠，但是小型品種也能形成算盤珠的形狀。這可以用手工作區分。葉和莖、算盤珠的根莖被含入沐浴劑中。

比較四川產的和日本產的成分，兩者也都含有呈現中樞性的筋弛緩作用的 ligustilide 和有抗痙攣作用的 butylidene phthalide，一般認為主要的藥效並沒有太大的差異。其副成分大多包含類似的 phthalide 類的組成，兩者有些差異，以整體的藥效而言，多少存在差異也是當然，不過，仍沒有比較兩者差異的詳細研究。中國產的含有稍微多量具有血管擴張和血小板凝集抑制作用的 tetramethylpyrazine。其提取物已知具有血管擴張伴隨著睡眠延長等的中樞抑制作用，抗炎症、鎮痛、解熱、抗菌、抗黴菌等作用，也含有具降低血液粘度作用等的 cnidilide 和 sankyunolide 類。

在漢方被認為是活血行氣、祛風止痛藥，常常與有補血效果的當歸一起配伍。女神散、當歸芍藥散、四物湯、溫經湯、溫清飲、芎歸調血飲等使用於婦女病、冷症等；五積散、治打撲一方、清上蠲痛湯、川芎茶調散、疏經活血湯、川芎茶調飲等主要被使用作鎮痛藥；使用於全身極度搔癢的當歸飲子；鼻炎和為慢性鼻竇炎使用的葛根湯加川芎辛夷；使用為出血的芎歸膠艾湯；為失眠症等期待有精神安定的酸棗仁湯、抑肝散；血壓下降的七物降下湯、防風通聖散等許多常用的藥方都與川芎配伍。

沐浴用劑為使身體暖和常常加入的生藥，曾一度大流行的中國製造的養毛護髮營養素也大量用川芎與川當歸配伍。

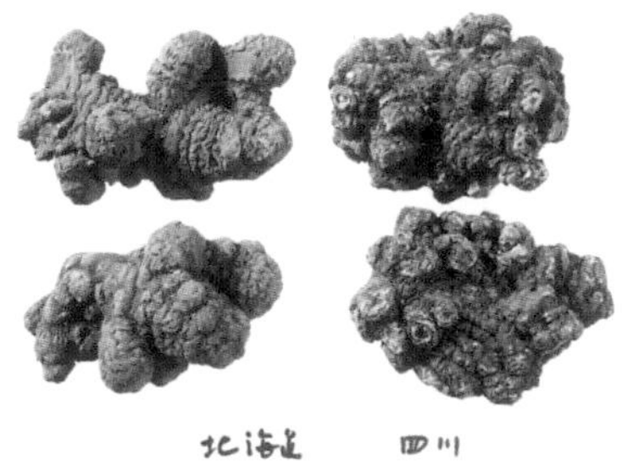

左：日本產川芎
右：四川產川芎

柴(さい)胡(こ)

日本醫藥品的公定規格書—日本藥局方，生藥的名稱也以化合物的片假名寫法作為正式名稱，而漢字則為別名。形成奇怪的情形是，如果在製劑的箱子等，標明片假名者為日本藥局方收載的生藥，而以漢字表示者即是未被藥局方收載的生藥。然而一般不管有沒有被收載在藥局方裡，至少中國和日本的生藥名是以漢字記載，在交易的文件和處方箋使用片假名即是造成錯誤的根源。不用說漢方藥的名稱當然要以漢字呈現，如果寫成ショウサイコトウカキキョウセッコウ（小柴胡湯加桔梗石膏）等，會讓彼此陷入焦慮緊張。即使不知道漢字，但因為已通過藥師考試，卻不知道サイコ就是柴胡，就會出現雞同鴨講的新新人類藥師。

根據日本藥局方，柴胡被定義為三島柴胡 *Bupleurum falcatum* L. 或其變種的根。然而這個學名是歐洲產植物的名字，由從前來到日本的西洋植物學者，單單以肉眼鑑定外部形態，就認定日本的野生品與它為同一種。現在，曾經看過這兩種植物的生藥學老師一樣認為「有什麼不同？」。我本身也曾去到巴黎大學和慕尼黑大學的藥用植物園看過歐洲的 *B. falcatum*，如果用看慣日本三島柴胡的肉眼來比較的話，葉的形狀和植物體的大小等，仔細地測量是十分相近。對植物的學名作出決斷，這應該是植物學者要做的，我們好像只能在旁邊等著。不過，在一九八九年發行的修訂增補牧野新日本植物圖鑑，三島柴胡的學名已被改為 *B. scorzoneraefolium* Willd. var. *stenophyllum* Nakai 了，是中國東北部野生種，日本名為狹葉三島柴胡種的變種，應該是採用中井猛之進博士的見解吧！關於在西日本各地的野生品種，以 DNA 分析討論其類緣關係、進化過程的研究已經持續進行著，不過，以中國為首一直到歐洲的北半球全部的類緣植物，正等著做比較。

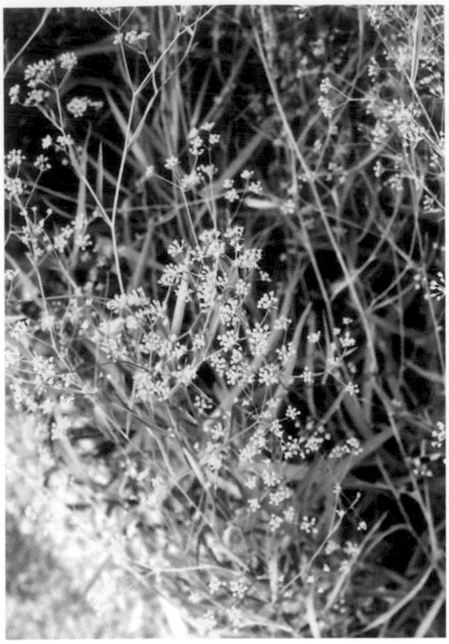

三島柴胡 *Bupleurum scorzoneraefolium* Willd. var. *stenophyllum* Nakai。
秋吉台等的岩溶台地。沒有被改變的九州各地的人工牧草的放牧場，是打高爾夫球的人和家畜都不進入的演習場等的野生品是和柴胡的原料。

日本野生的三島柴胡持續銳減著，戰前好像有輸出的粗大而良質的神奈川縣產鐮倉柴胡、靜岡縣產伊豆柴胡、三島柴胡等，現在已經沒有了。而現在是用從宮崎縣或者熊本縣來的野生和柴胡，高價交易，但只有輸出一點點。適合三島柴胡生長，且土地向陽的好草地，已經成為高爾夫球場和進口牧草的牧場等，不容許野生的草原植物的存在是其原因。在同樣地方生長的紫草情形更為嚴重。

直到一九六〇年代栽培這種植物被認為是不可能的。但到了一九七〇年代後半期，努力栽培研究終於取得成果，進行廣泛的栽培。農林省曾獎勵過以柴胡栽培作為稻子的代替作物，不過，生藥的需求量遠比食用作物來得少。轉眼間由於供給過剩而使價格直線下滑，農家失去了生產的熱情。

宿根性多年生植物的野生柴胡其生長期很長，有十年、二十年的，其外形不僅僅變大，其成分的蓄積也變多了。而栽培品無法在田地裡栽種那麼長的期間，其根容易腐爛，也容易生病，因而三年就被採收了。皂苷成分被蓄積到相當的量，品質也穩定，不過很小，也許是因為脂肪和精油成分少，變得硬又容易折斷且外型變小，價格也就便宜。在日本濕潤質量的品種較受歡迎。

中國的柴胡以滿州柴胡 *Bupleurum chinense* DC.（北柴胡），或狹葉柴胡 *B. scorzonerifolium* Willd.（南柴胡）為主，已

知包含在地方上所使用的十種同屬植物。有一種說法是北柴胡、南柴胡本來全都是 *B. falcatum*，不過並不被採信。我自己也到四川北部和中部、山西省等看過野生柴胡，不過，還是有些微的不同。在北京的八達嶺、萬里長城週邊有滿州柴胡、狹葉柴胡這兩種野生植物。

韓國種被認為和中國種是相同的，不過，在韓國用竹柴胡這個名稱作為代用品，以大葉柴胡 *B. longiradiatum* TURCZ. 或其變種的螢柴胡 subsp. *sachalinense* KITAGAWA var. *elatus* KITAGAWA 的根被輸入。螢柴胡之類在日本也有野生，不過在日本被認為是偽品。在中國近代，石竹科植物銀柴胡的根作為柴胡使用。目前作為代用的生藥有可能被使用。

現在是使用日本產栽培品和韓國產、中國產的輸入品。銀柴胡也曾不小心的被輸入，不過現在已經不見了。

成分主要是三萜類皂苷，有 saikosaponin A、C、D，其煎液、乙醇提取物的藥理作用也已知，皂苷的非醣體的 saikogenin 等都具有解熱、鎮靜、鎮痛、鎮咳、抗過敏、抗炎症作用、對各種的肝功能障礙有改善效果、弱的血壓降低等。其他已知有 spinasterol 等數種的植物固醇化合物和精油成分的存在，不過其作用並不怎樣。有問題的小柴胡湯等的副作用其原因雖然還不是很清楚，不過認為應該不是柴胡的問題。

在漢方，柴胡劑共同的選擇目標就是胸脇苦滿、寒熱往來。胸脇苦滿是腹部的極度擴張，在肝臟周邊的位置感覺「充滿著痛苦」，不過，可想像是肝臟或者後面大腸的體積增大的狀態。這就好像是用過量的小柴胡湯治療肝炎所造成的現象。實際上，我也曾在「小柴胡湯時代」以前患過急性肝炎，不過，在過去著名大醫院的處方箋上只寫著維生素B_1製劑一種，而後是「吃好吃的東西多休息」的令人感激的指示。可見並不是真的有治療藥物。為了不讓患者失望，總算出現有效的小柴胡湯，不久之後只要是肝炎，不管什麼都使用小柴胡湯這個抄捷徑的用法。

由於下痢而脹氣時，覺得真是悲慘，不過，如果感到上腹部的兩脇腹附近脹得厲害的胸脇苦滿時，小柴胡湯也成為停止下痢的藥。

寒熱往來的症狀是在流行性感冒和因腸炎的腹瀉等的時候，容易發生。譬如流行性感冒、每數十分鐘持續的有明顯的寒氣間歇性地襲擊，不過，體溫一直是相當高熱。雖然這時胸脇苦滿並不明顯，不過確實能感覺得到。在睡前服用小柴胡湯，出大汗，第二天早晨就恢復正常體溫，這是自己的經驗，在這十年之間就有兩次。

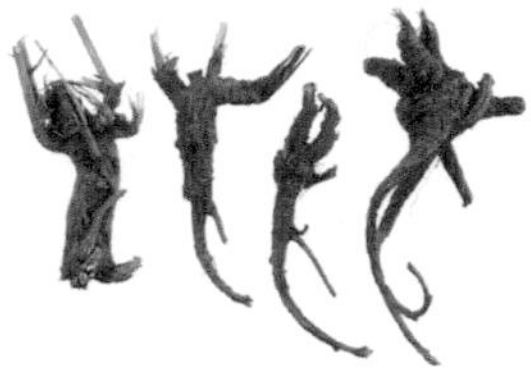

和柴胡。1971 年，宮崎縣海老野市產的最高級品。

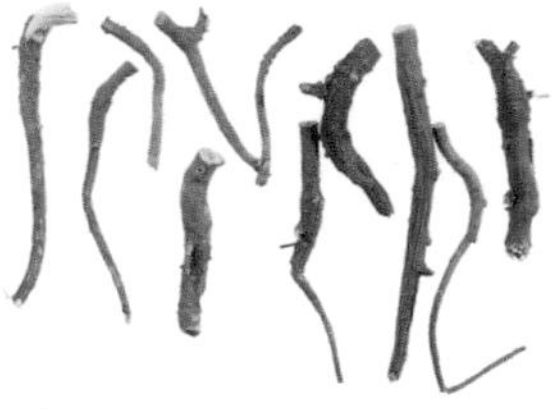

唐柴胡。1971 年，中國野生的輸入品，現在成為栽培品，變得更細小。

擔心小柴胡湯副作用的人，應該好好把傷寒論再讀一遍，重新學習究竟是怎樣的藥，才會明白應用在厥陰病患者的劇症肝炎的愚蠢。

根據傷寒論，小柴胡湯是作為陽病之一的少陽病的代表藥方，這樣寫著「傷寒五、六日，中風、往來寒熱，胸脇苦滿、默默不欲飲食、心煩、喜嘔，或胸中煩而不嘔、或渴、或腹中痛、或脇下痞硬、或心下悸、小便不利、或不渴、身體微熱、或咳者。」

吉益東洞的講義的「藥徵」，簡潔地歸納出柴胡的藥效「主治胸脇苦滿，兼治往來寒熱、腹中痛、黃疸」。也有人把以前的話整理而成的古籍，不過，也應該是針對一千八百年前的傷寒論，其重要性是成立後影響到往後數百年來的經驗累積。

現在日本所使用的漢方藥方中含有柴胡的柴胡劑，極為廣範圍地被應用於感冒藥、過敏、不安、不眠、冷症、肩凝、腸胃障礙、化膿性疾病、痔、膽石、肺炎。因為日本產柴胡的品質特別好，日本漢方特別重視柴胡劑的特徵，不過，在中國也以小柴胡湯作為主軸組成處方，經常被利用是共同點。

茴香（ういきょう）

奇妙的生藥名字本來就很多，在牧野植物圖鑑中「茴」用唐音讀作 ui、「香」用漢音讀作 kiyou 來發音，但是，總覺得還是不清楚。北京話是 hui xiang。根據中華本草記載，以孫思邈的說法是因為能去除肉的臭味，恢復香氣，所以使用回這個字。本草綱目：「俚俗多懷之衿衽咀嚼。恐蘹香之名。」（有放在衣領處咀嚼的習慣，所以懷字上冠草字頭來使用。）這個罕見字即使自豪有收載五萬個字的大漢和辭典，也沒有登載。

原產於地中海地區的植物，日本好像是在平安時代初期從中國輸入。中國早期也是經由絲路，從遙遠的西方，以駱駝的背搖搖晃晃帶來的藥用植物。

茴香 *Foeniculum vulgare* Mill.（繖形科）高約二公尺的大型多年生植物，葉雖大，卻分裂成細線的樣子，全形的模樣變得模糊，花是黃色。果實長度小到約只有五～七毫米，藥用部位是用原種的果實。日本藥局方及德國藥典只以這種作為醫藥品。不過，目前的藥局方定義是若能滿足一定規格等的條件，就承認可以同屬植物來使用，因此，下列的甘茴香如果也通過了藥局方試驗，就能成為出色的藥局方醫藥品了。為了和這甘茴香作區別，有時被稱為苦茴香。在中國把這個叫做小茴香，而把八角茴香科的樹木、八角茴香叫做大茴香。

甘茴香 *Foeniculum vulgare* Mill. var. *dulce* DC. 其果實是屬於大型的，長度約十毫米，是義大利開發出來的品種。所含精油成分 anethole 量稍少，不含 fenchone，氣味溫和，並不像名字一樣是為甘甜。以甜茴香或茴香種子的名義銷售的香料用的就是這種果實。栽培在地中海地區，主要使用作為香料的種類。被用以食品來賣的甜茴香，生產量少，也有放入苦茴香的可能性。若栽培條件好的產品，也很難區別出苦茴香。

最近日本也賣一種香草的種子稱為茴香，其莖基部肥大像洋白菜一樣。在義大利料理或法國料理所使用的香草蔬菜，稱為義大利茴香 *Foeniculum vulgare* Mill. var. *azoricum*，是以變種而加以區別，以根元成塊的部分作為食材。細的像線的葉子或磨碎、或切碎、或保持生的原樣，也被使用作沙拉和白肉魚的料理等的裝飾。雖然

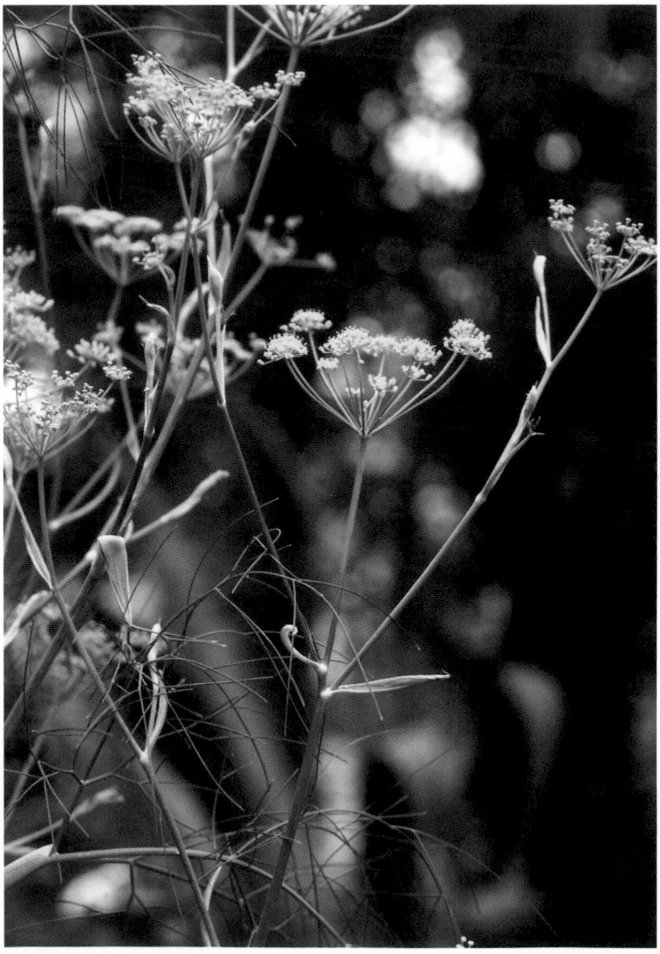

茴香 *Foeniculum vulgare* Mill.（繖形科）

果實稍小，當然也能使用作為香辛料。

黑麵包裡加入像黑色茴香一樣的芳香粒子，這種類似植物稱為藏茴香（Carum或Caraway）的果實生藥。使用蒔蘿、洋茴香、胡荽和小茴香等全都是繖形科植物的果實之辛香料生藥，視為同類。全都多多少少含有茴香腦，有清爽的芳香。

有叫做茴香油的局方醫藥品。是由茴香經由水蒸氣蒸餾而成的精油，除了小茴香油以外，從越南到中國南部所生產的八角茴香或八角茴香科植物的果實所得到的精油，稱為八角茴香油，把小茴香油和八角茴香油兩者混合在一起稱為茴香油。其主成分全都是茴香腦，香味也非常相似，但副成分有相當大的差異，不是不能區別的。

八角茴香對中華料理來說是不可缺少的香料，另外，所含有的莽草酸被當作抗流感病毒藥的合成原料，在市場上曾有缺貨的情形發生。莽草酸本來是從近緣的白花八角發現的化合物，白花八角現在也變成難得使用於葬禮的罕見植物，商業生產僅只少數，作為食品香料大量上市的八角被利用也是不得已的。那年預測禽流感會爆發大流行，結果好像重症禽流感沒有流行就結束了。如果能只把藥物給雞吃就可以消滅禽流感，就不必犧牲那麼多隻雞了，南無阿彌陀佛！

八角本身對流感沒有效。

茴香的成分是也含達三～六%的精油成分，而其五〇～六〇%是anethole。接著一〇～二〇%的fenchone量多，而甘茴香fenchone量少。亞洲產的estragol量少，地中海地區量多。除此之外，發現有pinene、dipentene、camphene的許多萜類化合物。

其性味因各書之記載而有所分歧，現在中藥學的書籍認為是味辛、性溫。藥能是理氣止痛、調中和胃，與溫腎暖肝、行氣止痛、和胃，也幾乎是同一個意思。即使在西洋醫學也是芳香健胃、消化、驅風、祛痰，進一步被認為是鎮痛鎮痙藥，與漢方的用法沒有太大差距。在西洋醫學是幾乎沒有溫暖內臟的感覺。藥理實驗已知只有促進胃或小腸的運動或抗痙攣的作用。

配伍而成的漢方藥很少，在日本的實用藥方只有安中散和丁香柿蒂湯二方。安中散是應用在虛證的胃症狀、胃痛、胃酸過多、食慾不振、胃弛緩等，範圍廣泛。現在日本家庭的用藥都是由廠商發售的〇〇漢方胃腸藥，內容大部分是安中散。直到七〇年代左右，幾乎是以平胃散為主流，或許是因世人壓力增加了，現在平胃散變得幾乎很難買得到。

丁香柿蒂湯是以因於胃腸寒冷的打嗝藥而著名，但也有未加進茴香的處方。只有丁香、柿蒂和生薑的柿蒂湯，也使用於胃癌等的打嗝沒有停止的人。

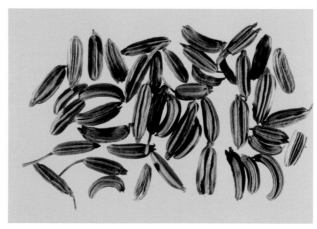

茴香（甘肅省的栽培品）

防風（ぼうふう）

八代將軍吉宗時代，尤其是享保年間（一七一六～三五）擴大小石川藥園的規模設備，在那期間成立了小石川養生所是以平民為對象的醫院，從中國和朝鮮半島引進許多的藥用植物，在各地獎勵栽培，是呈現日本的醫療行政顯著進步的時期。

奈良縣大宇陀的森野舊藥園，就是現在因為吉野葛的製造銷售而聞名。這個藥園的始祖森野藤助在這個時期從國外引進許多藥用植物，並努力加以栽培生產，其中，在改善栽培上稍有困難的防風，獻出無限的心力，最後栽培成功。在這三百年間，其栽培系統一直保存著，並小心珍藏由中國傳來的防風 *Saposhnikovia divaricata* SCHISCHKIN，持續栽植，若說森野藤助的業績可以稱是藤助防風。

防風是以中國東北的黑龍江省為分佈中心，擴展到吉林、遼寧、內蒙、山東、河北、河南、湖南、山西、陝西為止，在日本並沒有。防風是繖形科的野生植物，以種子繁殖的多年生草本植物。莖多分歧，高度三〇～八〇公分，葉細而分裂。夏季開多數傘形白色的小花。在黑龍江、吉林、遼寧、內蒙古、山西、河北等地栽培生產。

把粗的直根作為防風，不過，根頭部脫落的葉的纖維還殘留著，好像長了毛似的。因為這個緣故，真正的防風稱呼為筆防風。東北三省和內蒙古東部生產多，品質優良，被稱作關防風或東防風。內蒙古西部的品種和河北省北部的品種是為了要從河北省的張河口出貨而稱作口防風，與山西省的西防風品質都屬次等。河北南部、山東省產的是山防風、黃防風等被列為比品質好的稍差。中國有把其他大量的類似生藥作為基原的川防風、雲防風等。在日本把中國產真正防風稱為真防風或是唐防風，不過，卻是輸入生產量多的東北產的品種。

藤助防風生產少，是為貴重品。在滋賀縣伊吹山野生的伊吹防風 *Seseli libanotis* (L.) KOCH subsp. *japonica* (BOISS) HARA 的根稱作伊吹防風，用這代替使用。日本藥局方到第六修訂本都收載這種。現在伊吹山的伊吹防風已被採盡，幾乎無法再看到了。可是這植物也並不是那麼豐富，從江戶時代開始就有另一種代用品的濱防風，好像作為防風使用。

濱防風 *Glehnia littoralis* FR. SCHMIDT ex MIQ. 的根在中國是以北沙參的名字使用，並沒有當做防風的代用品。濱防風是生長在海邊的植物，其種子飄浮在水面而往外擴展，因此從台灣經由日

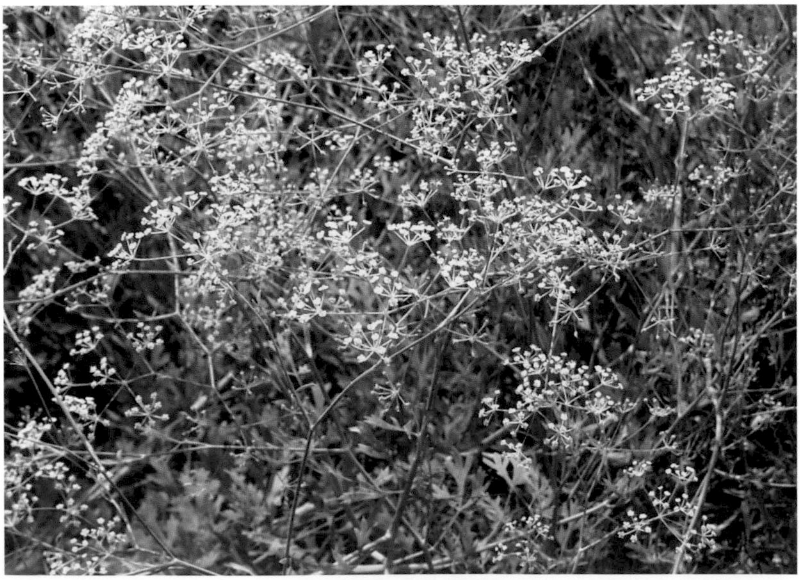

防風 *Saposhnikovia divaricate* SCHISCHKIN（繖形科）

本全國、中國、到北美大陸沿海各州，廣泛地分佈著，由於是生長在海岸最前線狹窄的沙地範圍的植物，在日本由於進行護岸等工程，適宜生長的土地減少，所以根據地域的不同被指定為絕滅瀕危植物。在九州北部的離島等地依然有大量野生的，栽培也不困難。為了使用嫩葉作為生魚片的配料（八百屋防風），在福岡等栽培很多。從韓國輸入的代用品植防風、牡丹防風 *Peucedanum japonicum* Thunb. ex Murray 也有被使用。

防風的成分其結構上是附有 furan 環和 pyran 環的香豆素類，已知有 psoralen、bergapten、imperatorin、phellopterin、hamaudol 等多數的化合物與黏液多醣類的 saposhnikovian A 等也被發現。濱防風的成分有部分是類似的，不過不同的也很多。

煎液的藥理實驗已知具有解熱、鎮痛、抗炎症、抗潰瘍、抗病毒、抗菌、抗真菌等作用。也知 hamaudol 等香豆素類具有降低血壓作用。對流行性感冒病毒和白癬菌的作用是值得關注的。

防風的漢方應用有如名字般，從「風病」防護的身體祛風藥，被分類為辛溫解表藥。味辛、甘，性微溫。以感冒和流行性感冒為代表，呈現風寒、風熱證的外感病，不過，對搔癢等過敏疾病的應用也很明顯。其它也應用為由風濕引起的風濕性的關節痛和肌肉痛。

儘管是神農本草經記載的生藥，但在傷寒・金匱藥方配伍的藥物，直到現今能使用的很少，萬病回春和金元醫學的藥物就很醒目。日本的常用漢方中，配伍防風的有十九方。

驅風解毒湯（散）是使用在從咽喉部開始產生嚴重疼痛的感冒初期，不過，並不含在醫療用漢方中，不知道是什麼原因變成大眾藥，而成為製造廠的產品且只在OTC藥局銷售。筆者自己也有用這個藥方治療流行性感冒的經驗，應該可以當做家庭常備的感冒藥。

作為皮膚癢等使用的包含消風散、清上防風湯、當歸飲子、治頭瘡一方等，能排膿的有十味敗毒湯、荊芥連翹湯。

與鎮痛藥配合的例子有清上蠲痛湯、川芎茶調散、疏經活血湯、大防風湯、獨活湯、桂芍知母湯、立效散等。

有關高血壓、肥胖使用的防風通聖散、釣藤散；使用在痔瘡治療上的秦艽羌活湯、秦艽防風湯也都有配合。

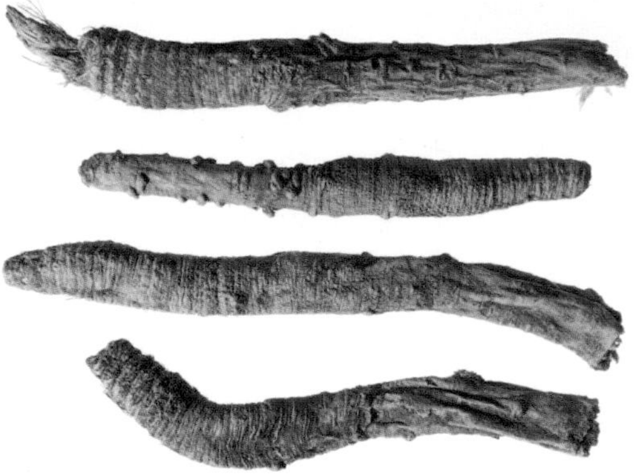

防風（中國東北產）

連（れん）翹（ぎょう）

連翹在全世界經常被當做樹籬笆等的庭園樹，春天最早開滿密密麻麻鮮黃色的花而受到喜愛。全部都是中國原產的植物，不過，可以作為花木被種植的品種是連翹 *Forsythia suspense* (THUNB.) VAHL、金鐘花 *F. viridissima* LINDL.、朝鮮連翹是 *F. koreana* NAKAI 的三種。在日本有同為木犀科的大和連翹 *F. japonica* MAKINO 等的固有種，進而認為是連翹和金鐘花的雜交種的雜種連翹 *F.* × *intermedia*，不過，無論園藝和藥用都沒有利用。其中，在庭園等最普通能看到的是帶花的金鐘花，英語稱作 Japanese Forsythia 的連翹，因為只開著稀稀疏疏的花，所以在日本也不多。

金鐘花的葉通常單葉而非複葉，若說是橢圓形、長倒卵形或披針形的話不易了解，基本上是稍稍細長的橢圓形，靠近根基處為鼓起的形態。花朝下開是其特徵，花柄和萼片短，花瓣四枚細長，有些扭曲上翻。嫩莖是四角柱形，縱切其內部為中空，像竹筍一樣有膈膜。可能是這原因導致果實稀少。果實的表面沒有疙疙瘩瘩。

連翹的葉則是稍廣闊的卵形，時而分裂為三～五枚的複葉。花的花柄和萼片稍長，花體全部稍微朝下。因為花瓣的幅度寬廣、也沒有反折，所以花看起來非常大。節間稍長，每節附有一～三朵花，但和金鐘花比起來就稀疏多了。連翹很容易長出新的樹枝，放任其生長的話樹形會變得相當大。莖若縱切的話，幾乎沒有膈膜，中空。在果實表面有疙疙瘩瘩的特徵。

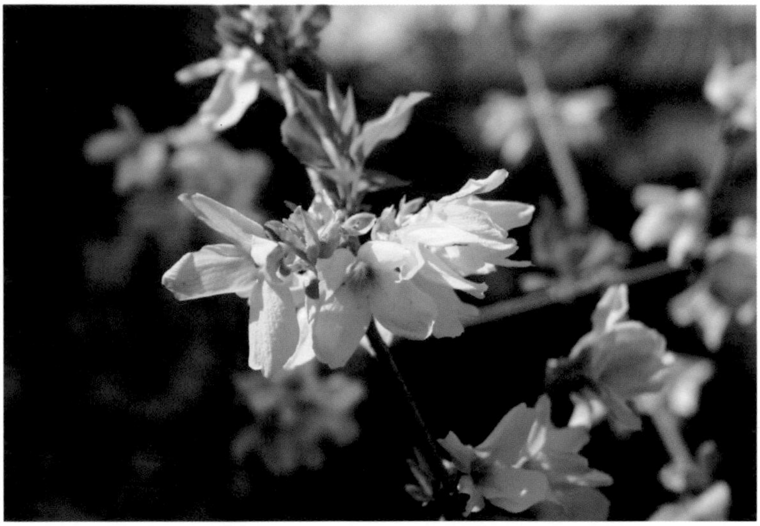

連翹 *Forsythia suspense* (THUNB.) VAHL

朝鮮連翹的葉是卵形，為單葉或三出複葉，葉邊緣的鋸齒紋比其他兩種粗大，大而明顯。花柄短，幾乎沒有朝下的。花瓣大體上近乎圓形且短。莖與金鐘花一樣是中空四角柱形，縱切的話可以看見明顯的膈膜。也能做出連翹和朝鮮連翹的雜種，花比任何一種都大。

然而，還有一種連翹。牧野富太郎根據中國清朝的植物名實圖考（一八四八）的記載，認為在中國本草書上記載的連翹並不是木犀科的連翹，而是金絲桃科的湖南連翹 *Hypericum ascyron* L. 才正確，因為在國譯本草綱目的註解中，認為日本植物圖鑑是錯誤的，所以記載著連翹應該稱為連翹空木為宜。這個見解大致是正確的，植物名的連翹應該是湖南連翹吧！現在生藥名是以湖南連翹的全草與小連翹 *H. erectum* THUNB. ex MURRAY 的全草一起被稱呼為小連翹，但是實際上幾乎沒有被使用。

現在的中國或是日本，連翹這個生藥是木犀科的連翹或金鐘花的果實。但在古籍的藥方出現的連翹就不能判斷是屬於哪種。從很早以前就一直混亂著。

關於連翹在神農草本經（下）以「味苦平，治寒熱鼠瘻，瘰瘻癰腫，惡瘡癭瘤，結熱蠱毒」等艱深的文字記載著。鼠瘻、瘰癧都是因頸部和腋下部淋巴結的結核引起的腫瘤，而鼠瘻特別是有潰爛的情形，癰腫是化膿而腫，惡瘡是惡性的腫物，癭瘤主要在

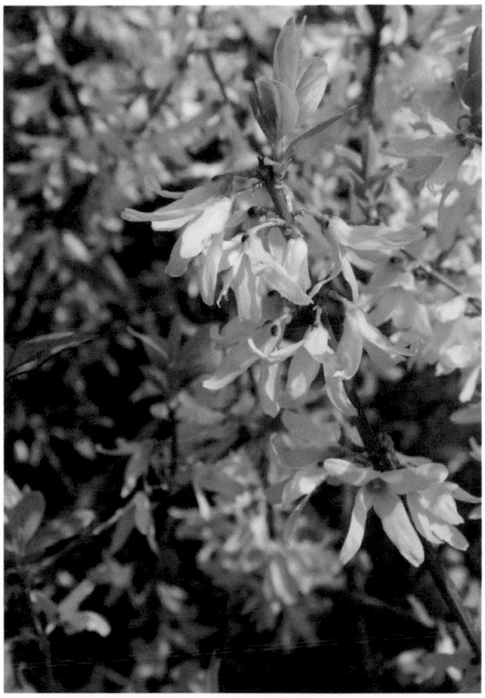

金鐘花（細葉連翹）*F. viridissima* LINDL.

頭部下方出現的小瘤，結熱是指炎症性的病症，蠱毒可認為是由體內寄生蟲所引起的用語。現在或許用細菌來替代更容易了解。「治寒熱」若是指向單獨的寒熱證也能解釋，不過應該解釋為因鼠瘻、瘰癧、癰腫所引起的寒熱。

連翹的成分研究已有很多報告。已知含有木酚素lignan類的phillyrin、pinoresinol、arctiin、matairesinol、matairesinoside等，不過，已知pinoresinol、matairesinol具有阻礙cyclic AMP磷酸酯化的酵素的效果，而具有酚性羥基的phenylpropanoid類配醣體的forsythiaside、suspensaside具有對黃色葡萄球菌的抗菌作用。由中國的研究其提取物具有對傷寒桿菌、赤痢菌、霍亂菌、白喉桿菌、沙門氏菌、溶血性鏈球菌等多種的病原菌的抗菌作用。並且，抗菌作用好像在荊防敗毒散可看到，若與金銀花的併用效果會增強，抗菌範圍也擴大。治頭瘡一方是與金銀花的莖和葉的忍冬藤一起被配伍。成分沒被分離的甲醇提取物也具有促進膽汁分泌的作用，含有大量的rutin，也被用為紫斑症及其他的出血治療。

清熱解毒藥並不等於殺菌藥，不過，針對發燒的原因的「熱邪」或者「火」的清除，乃至解毒、散結、消腫這樣的作用，大部分是可以用抗菌作用來說明。

用於副鼻腔炎、上顎洞化膿症、中耳炎等的荊芥連翹湯，是四物湯和黃連解毒湯合方的溫清飲加上連翹、荊芥及另外七種共十七種生藥被配伍的一貫堂森道伯的藥方。對萬病回春耳病門的荊芥連翹湯加上抗菌作用強的黃連和黃柏，也能解釋。與十味敗毒湯、荊防敗毒散、治頭瘡一方、柴胡清肝湯等用在化膿性的皮膚疾病這一點是相同。清上防風湯被使用在粉刺和頭部濕疹上、當歸連翹湯被使用在痔漏等。還有，柴胡清肝湯與驅風解毒湯一起也能用在扁桃腺炎、扁桃腺周圍炎等，也用在剛剛發生在咽喉的感冒。響聲破笛丸、防風通聖散的配合與抗菌作用就難以連結，不過，若以因「熱」引起的炎症的話就能解釋。赤小豆湯被認為是用於皮膚病內攻導致腎炎，引起浮腫或者發黃的情況，不過，山脇東洋認為是由金匱要略的麻黃連軺赤小豆湯開發而來的。

連軺是連翹的根也稱呼為連翹根，不過，實際上不太被使用，常以果實代用。神農草本經有「翹根」，本草綱目雖然把它放入連翹中，但完全是別的項目，其藥效也不相同，被懷疑是不是真的連翹的根。順便一提，赤小豆常常用小豆代用，不過，本來是蔓小豆的種子，形態稍扁平。在中國藥用是赤小豆，而食用的小豆是赤豆或是紅飯豆。紅豆又是另外的植物，很複雜。

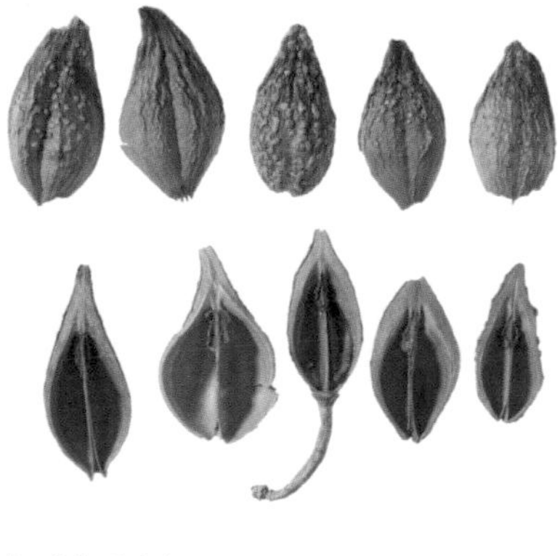

連翹（中國產）

秦（じん）艽（ぎょう）

到了四川省北端，阿垻高原的南坪，參觀野生大黃的生產狀況，但這並不是很容易到達的地方。以前，即使向成都的大學教授詢問很多有關四川大黃產地的事，「因為那地方沒有人去過，所以不知道。要是乘著馬或驢，也需要花一個月才能到的地方。」就一笑置之。

根據世界自然文化遺產條約，九寨溝觀光地被指定為世界自然遺產，因而一躍成名，道路也大致開通，已可乘車到達了。日本的旅行社也以「秘境之旅」的等名稱招攬遊客，事實上，真的是即使要參加，也得計畫得好像要有所覺悟的旅遊路線，的確是真正的秘境。路線是沿著岷江溯源而上，因為危險，所以從成都到蘭州、或者通過青海省的西寧街道，遠繞紅原、松潘，都有毛澤東長征的足跡。因為預定回程的綿陽道路不通，只好走原來去程避開的危險道路。看著那綿延三百公里以上脆弱粘板岩的深溪谷，連續的彎道、岩石崩落的道路，總算明白為什麼連毛澤東也要避開的理由了。早上四點出發，在路途中因岩石崩落而受阻，到晚上十一點好不容易才來到成都。二〇〇八年五月，在四川大地震的震源地的汶川附近，因土砂崩塌，約五個鐘頭動彈不得。

去程路過米亞羅，海拔三八〇〇公尺的山頂，是岷江支流和大渡河水源的分水嶺，在其路旁看到許多野生的掌葉大黃。因為氣壓低，所以得拔除輪胎的空氣後，再越過一個四二〇〇公尺的山頂。從這兒往西經過阿垻，在青海省西寧的途中來到了叫做分水嶺的城鎮。真是名符其實的分為黃河和長江。從這分歧點到蘭州，進入叫做七〇〇公里的道路，來到松潘草地的大草原。黃河在這高原上描繪出很大的S字。住在蒙古包，放牧羊、馬及犛牛，就是西藏游牧民族的世界。只是，如今的蒙古包，已經變成是攙入玻璃纖維的塑膠座席的帳棚，失去了蒙古包的文化遺產。第二天，在黃河上游的草原整整走了一天，宣稱要去廁所而停下公車休息，到處走走，看看路旁的草原植物。

雖說是九月，但在高原已經是晚秋，能看見遠山的初雪。有許多高大的柳蘭，已快看不到其紅紫色的花了，遠方的草原

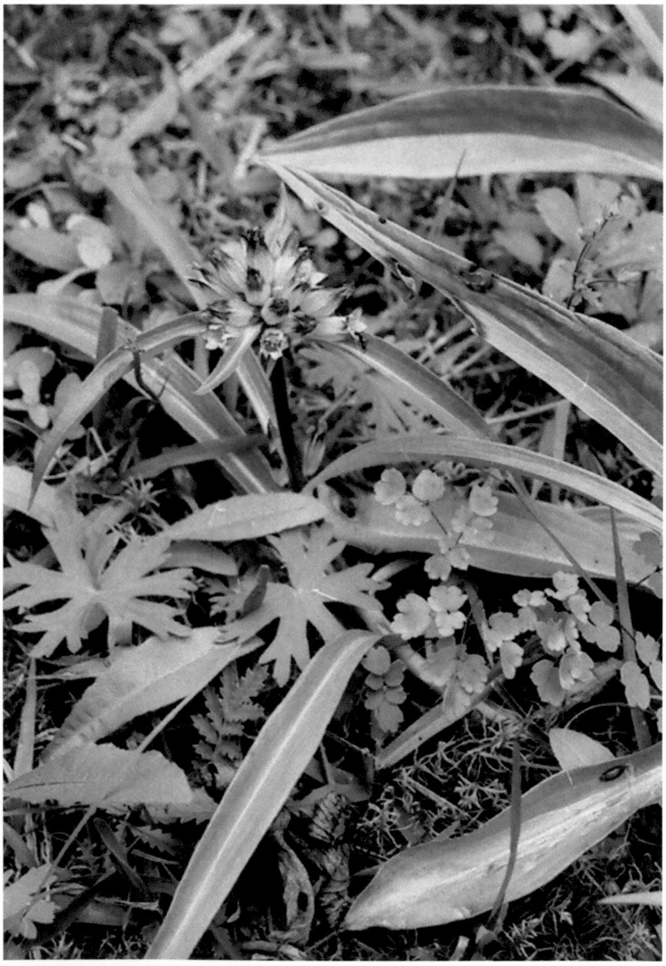

大葉秦艽 *Gentiana macrophylla* PALL.（龍膽科）廣泛地分佈於黑龍江省到內蒙古、河北、山西、四川、青海、新疆的中國北部高原。在松潘草原到處都能看到。松潘是本草經集注的產地之一。（在四川省九寨溝）。

有如紅原的地名那樣化為紅色。龍膽、曙草類、近似當藥等的龍膽科植物，粉紅色的花，與春龍膽非常相似，和阿爾卑斯的名花矮雞龍膽是一模一樣的大花，非常出色。其中在稍濕的草原，到處可看到秦艽，也能在山西省北部乾燥的黃土高原看到，可能是土壤的緣故，這邊的秦艽相當大型，種類不同。因為苦味，連犛牛和馬都不吃，幾乎毫無傷痕。

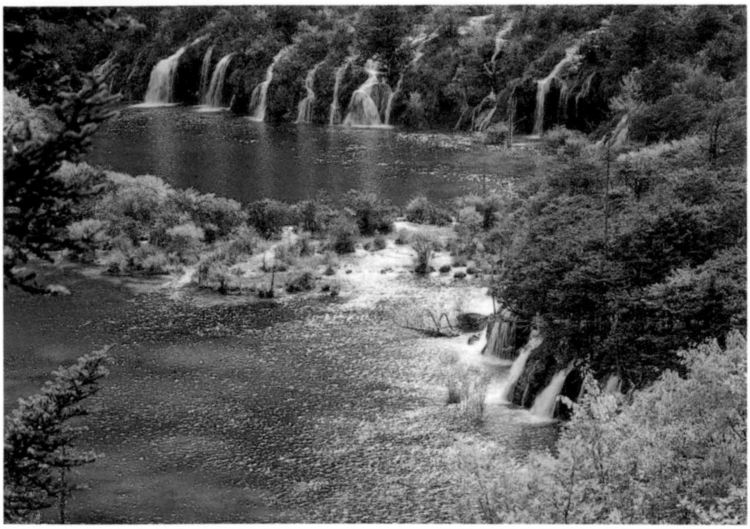

四川省的秘境、九寨溝、五彩海。

秦艽在日本使用頻率也少，不太被知道，在中國則是比較常被使用的生藥。其基原植物主要有大葉龍膽 *Gentiana macrophylla* PALL. 和興安龍膽 *G. dahurica* FISCH. 二種，前者分佈於中國東北到西北地區，主要是產於陝西省，其根左捲彎屈，也稱為左秦艽等。據說服用右捲的，會有腳氣，但若以植物的常識而言，是否存在相反捲曲令人存疑。

後者是稍小型，從興安之名想到大興安嶺西邊，分佈於內蒙古、河北、山西到西藏，主要產自河北、山西。除此之外，西藏、新疆好像有相當類似的植物，中藥志追補版也記載另外八種類似的植物。本草經集注記載，唐朝時代產地為古名邯鄲的甘松，若甘松是正確的，那就是這天拿午餐的松潘鎮古老的地名。戰國時代的趙國首都，因「邯鄲之夢」而聞名的邯鄲在河南省，已大大地偏離了其分佈範圍，這記載大概是錯誤的。

成分和龍膽及其它龍膽科生藥非常相似，已知有裂環烯醚萜苦味質的 gentiopicroside，和山酮色素的 gentisin 等。有文獻記錄含 gentianine 等生物鹼成分，其實是和其它的龍膽科植物一樣被弄錯了，這其實是原本打算分離生物鹼時，使用的氨水和龍膽苦苷反應生成的人工產品。

神農本草經之秦艽記載：「主寒熱邪氣、寒濕風痺、肢節痛、下水，利小便」。加入通絡舒筋的效果，被稱為「三痺必用的藥」。

作為風濕痺的藥，對關節疼痛和筋肉痛使用，與羌活、獨活、防風等配伍的大秦艽湯或防風湯、秦艽天麻湯；對關節紅腫般的濕熱痺和防己、牡丹皮等配伍來使用。另外，據本草綱目針對五種黃疸，尤其是作為因濕熱而引起黃疸的藥，在現代中國使用在小孩急性黃疸型肝炎，報告指出效果不錯。用於虛勞骨蒸，對潮熱或連續微熱的肺結核，使用秦艽別甲湯。

應用多樣性，藥效難懂，沒有像主成分相同的西洋生藥龍膽一樣地有苦味健胃的用法；在中國作為清熱燥濕藥，成分類似的龍膽，和秦艽的用法相似。

在日本的一般用漢方藥，只有秦艽羌活湯和秦艽防風湯二方，全都作為伴隨排便時疼痛的痔漏、痔核的內服藥而出名。分泌物多、癢得不得了的痔，使用秦艽羌活湯。

當藥（とうやく）

當藥、莪草、牻牛兒苗被認為是代表日本的民間藥。在日本有書籍弄錯漢名把意味有「確實要當作藥」的做為當藥名稱。最值得信賴的古籍「大觀本草」、八世紀的「本草拾遺」以羊蹄根作為別名，而李時珍的「本草綱目」是以酸模為別名。

依據最近的中華本草，是使用淡花當藥、紅直當藥等同類生藥的名稱。可能是漢名的反輸出也說不定，在使用多數的同屬生藥的正名或別名、異名時，就覺得現在的當藥可以作為千振的同類。

當藥的學名在目前的植物學稱做 *Ophelia japonica* GRISEB. 的名稱。日本藥局方或藥學教科書等，現在還延用 *Swertia japonica* MAKINO 以往的學名，為什麼還不打算變更呢？

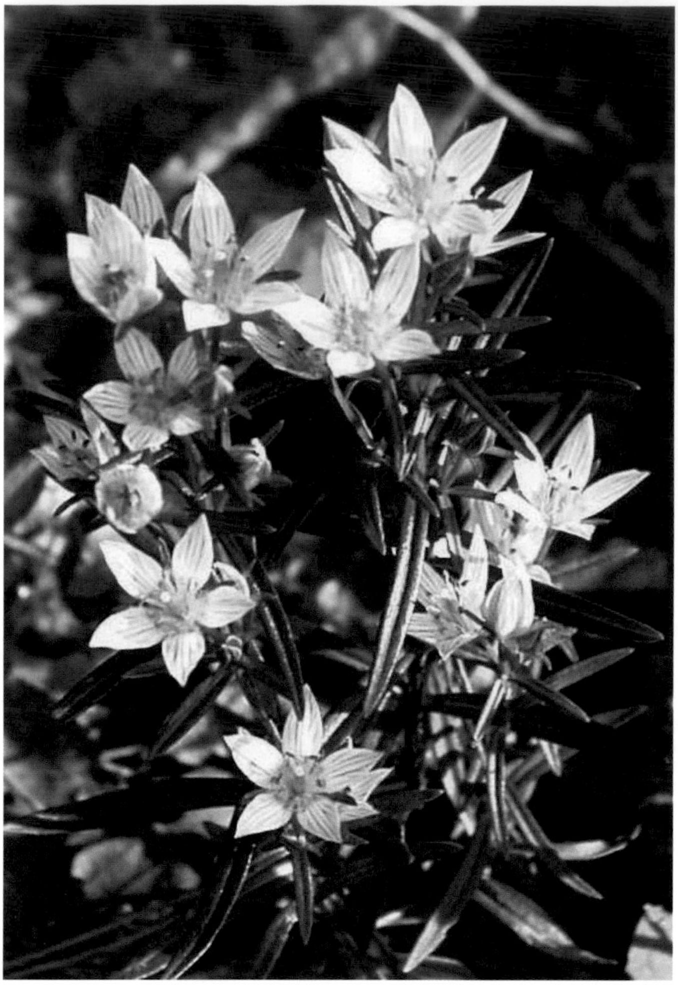

當藥 *Ophelia japonica* GRISEB.
（=*Swertia japonica* MAKINO，龍膽科）

普遍認為即使振搖一千次，也還覺得有苦味的是「千振」的語源。藥物以振搖而出的是室町時代出現的成藥劑型（煎劑），是把切成細小的生藥放進布袋裡用線吊起來，以茶壺煎煮的方法。現在以新年時飲用屠蘇酒的形式留存著。因此業界把切成約一平方毫米的生藥稱作屠蘇切。

當藥極苦的苦味成分是 swertiamarin 和 amaroswerin，amarogentin 等的裂環烯醚萜糸單萜類配糖體。swertiamarin 有二～一〇%的高含量，amaroswerin、amarogentin 雖只含其百分之一，但後二者卻呈現出 swertiamarin 千倍的苦味，苦味的主成分或許是量少的後二者吧！

當藥是苦橙、苦木、苦艾的西洋苦味酊的代用品，作成日本製苦味酊，與橙皮、山椒一起配合。作為軍用藥曾經風靡一世，在七十～八十年代三種原料的生藥都缺乏，儘管幾乎沒有被使用，在藥師考試卻一再地被出題。

在一九六〇年左右因聲稱對圓形脫毛症有效，而把當藥作為生髮劑的主成分販售，引起當藥急速的漲價。全國不管到哪裡只要有當藥，轉眼間就被搜括一空，又進一步漲價，如此的惡性循環著。以這個契機，而進行栽培化研究，現在在長野縣等已有栽培品產生，也變便宜了。曾經一時有減絕的恐懼，但過了二〇〇〇年，已逐漸開始增加產量。

據說狗會因舌頭感覺到苦味，而提升胃液的分泌，巴夫洛夫的條件反射說就成為苦味健胃藥的根據，在一九四〇年左右，當藥也進行同樣的實驗得到相同的結果，因而確定了當藥是為苦味健胃藥的看法。之後，直接在胃內投藥也有無效的實驗，儘管如此也有有效的實驗；只在舌頭或口腔粘膜上塗敷，即使是狗也有無效的，巴夫洛夫之說法也變得充滿不確定性。雖然苦的藥多，但是苦藥不見得就是良藥。

藥理實驗已知能促進胰液或膽汁的分泌、中樞抑制作用、實驗的抑制肝臟障礙等，而在民間的用途也已非常了解，從胃弱、食慾不振到二日醉，被用在整個胃腸的藥。

當藥完全不在漢方中。即使同類的植物在中華本草中已記載了十三種同屬生藥作為基原植物，而藥效也記載著以利膽、清熱解毒等的藥效為多；使用於急性慢性的肝炎的獐牙菜，或使用於濕熱黃疸、肺、肝炎等的魚膽草、青葉膽等全都是同類生藥。只是，全部的中國品所含的苦味物質少，含龍膽科植物共同的山酮(xanthone)色素比較多。

在四川省西北部，海拔三〇〇〇公尺的紅原草地發現像當藥的植物，認為是獐牙菜，但是如果放進嘴內，不一會兒就覺得很苦。

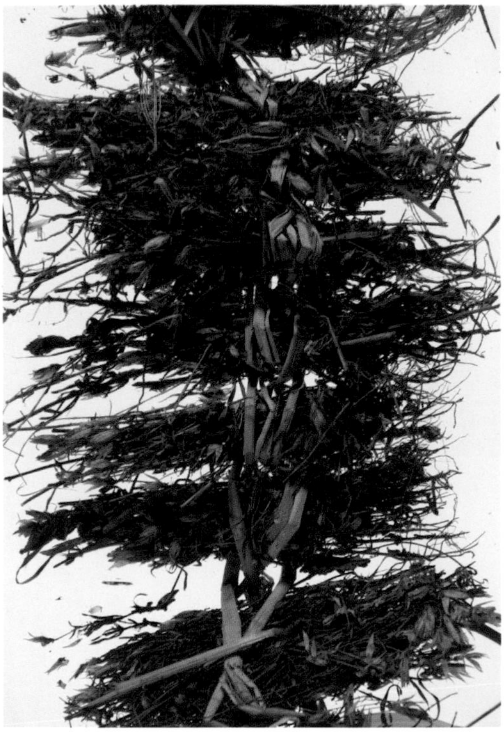

秋田縣產 野生的當藥

山梔子（さんしし）

從日本南部到中國南部、緬甸、尼泊爾，有山茶花和茶等山茶科植物，樟樹、肉桂的樟科植物等，其有光澤的葉子覆蓋在以常綠闊葉樹為主的森林上。因為葉厚且有光澤是共同點，所以把這個地域稱為照葉樹林帶，不過，其以語言為主的民族文化共同點也很多，因而稱為照葉文化圈。茜草科的梔子雖是灌木，以構成照葉樹林的植物而聞名，廣泛地分佈，從和歌山縣到高知、日本西南部的鹿兒島、菲律賓、中國廣東、廣西、雲南的野生植物。是合瓣花植物，白色花瓣呈細筒狀，六～七裂，大而幾乎成水平展開。

在日本和中國南部也可看到的野生大花梔子 *Gardenia jasminoides* Ellis var. *grandiflora* Makino（茜草科）花稍大。與花瓣很小，一重瓣、稍小型，這種小型品種稱為山梔子 *G. jasminoides* Ellis 也能加以區別，在中國稱為山梔。一重瓣的大花品種則稱為梔子，在中國稱為水梔。兩者在分佈地區全都能看到，現代植物學已無法區別，學名也歸結為 *G. jasminoides* Ellis。

生藥的區別是，果實小而圓、色素成分多的為山梔子，細長而色素成分少的稱為水梔子。水梔子不適合藥用，使用在年節料理的栗菓子和黃蘿蔔乾醃漬物的著色。山梔子的果皮是鮮明的橙黃色，乾燥生藥內部的假種皮部分成為黑褐色，藥用極優。中國產的山梔子是相當大型的品種，外型圓而粗，成分含量也高。

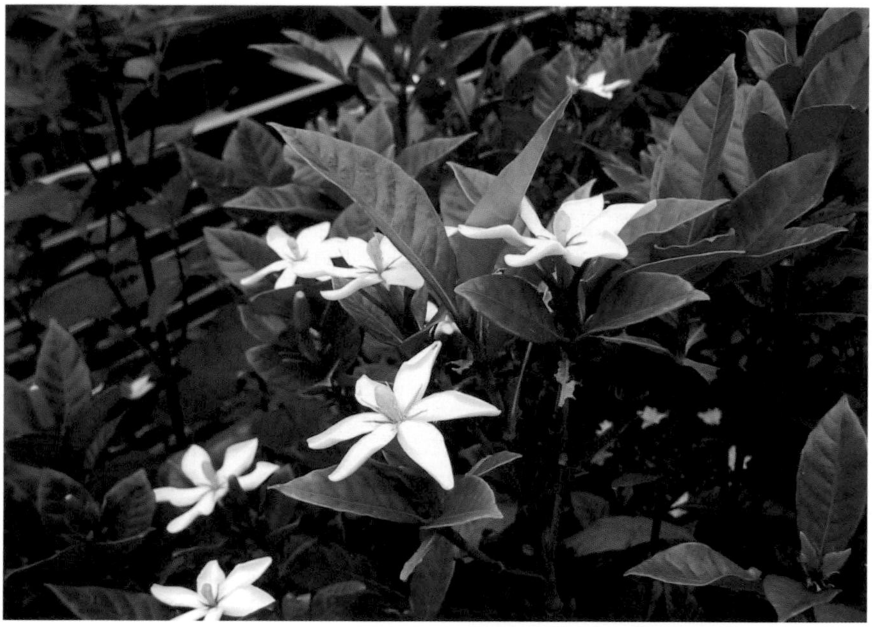

梔子 *Gardenia jasminoides* Ellis（茜草科）。
花很小，果實也小粒且圓，作為山梔子被當作藥用。

因為花很美麗，氣味也佳，作為園藝植物很受歡迎，不過，也充分地使用野生狀態的作為庭園樹，但受歡迎的園藝品種不多。小型開著八重瓣花的八重梔子品種，也在熊本縣野生，園藝的品種是不是經過改良，並不清楚。大八重梔是在美國被品種改良的園藝品種，氣味也強。特別的是，即使沒有特別經過修剪，也能長成高度約二公尺的球形，開了很多像鑲嵌星星一樣的花，氣味也很好，作為庭園樹非常優質。不過，Gardenia 這個學名是十八世紀的人名，起源於「亂世佳人（Gone with the Wind）」中出現奴隸市場的南卡羅來納州查理斯頓的醫生又是植物學者 A. Garden 的名字，並不是庭園的英語名。

古本草寫成卮子。因為果實的形狀與這種稱為卮器的酒器相似，所以才會有這樣的稱呼，不過，所謂卮器是其底部小而體型粗，是故意打亂平衡的酒器，空杯時能站立，不過若倒酒進去就無法平放，不快點喝完手就會瘦，好像帶有這樣玩笑的器皿。

小梔子*G. jasminoides* Ellis var. *radicans* Makino是高度只有約三十公分的小型品種。果實相當大，不過沒做為藥用。

有八重小梔子、斑葉梔子、覆輪梔子，丸葉梔子等的園藝品種。小笠原梔子*G. boninensis* Tayama為小笠原群島特產，全部小型，花筒的部分稍長。

橙黃色的色素成分與番紅花的成分一樣是crocin、crocetin等類胡蘿蔔素的分解生成物，已知能促進膽汁的分泌、降低血中膽紅素濃度的效果、預防動脈硬化作用及抗腫瘍作用等。crocetin已知具有抗癌作用。

含有iridoid化合物配醣體的geniposide和其在腸內被加水分解產生的非醣體的genipin，同時含有gardenoside、shanzhiside等，而geniposide、genipin都具有促進膽汁分泌的作用、抗炎症作用、瀉下作用、血壓降低作用、抑制血小板凝集、改善脂質代謝作用、鎮靜作用等豐富多樣的作用。

而其煎液具有對赤痢菌、黃色葡萄球菌、溶血性鏈球菌、綠膿桿菌等的抗菌作用。

神農本草經記載主胃中熱氣、面赤，酒皶鼻和皮膚疾病，重校藥徵記載治心煩和身熱、發黃，古方藥囊記載治心中痛、咽喉閉塞等。

配伍漢方藥的例子稍多，其主要目的也相當豐富多彩。

被使用治療黃疸的，全都是傷寒論的藥方，伴隨著便秘、口渴、尿量減少等陽實證時用茵陳蒿湯；沒有便秘伴隨的蕁麻疹和皮膚搔癢時使用梔子柏皮湯。

作為與尿路疾病、細菌感染有關的用五淋散、龍膽瀉肝湯，除此以外，與抗菌作用有關係時可用茵陳蒿湯、黃連解毒湯、荊芥連翹湯、柴胡清肝湯、辛夷清肺湯、清肺湯、清上防風湯等。

以前，筆者曾發生叫外送便當卻集體食物中毒事件。好像是沙門氏菌引起的，在進餐後不久即出現症狀，要吃什麼才有效呢？因為身邊只有黃連解毒湯。不管怎樣先讓在我旁邊的人員服用，全都獲得改善，只有輕微程度的噁心和腹瀉。不幸的是不在我身邊的人沒有服用黃連解毒湯，因猛烈的腹瀉、住院點滴，引起大騷動。沒有想到黃連解毒湯對沙門氏菌那麼有效，對沒有服用黃連解毒湯的人感到十分的抱歉。那些找醫生診治的人從那個便當業者獲得了治療費和慰問金，不過服用黃連解毒湯的一群人卻半毛錢也沒拿到。針對沙門氏菌也有一個單單以梅乾就能醫治的名人，不過，還是不可太過掉以輕心。

使用在不安、不眠、不定愁訴等，已知有加味逍遙散、加味逍遙散合四物湯、加味歸脾湯、溫清飲等。

與高血壓等血管有關的是防風通聖散、黃連解毒湯。

使用在蕁麻疹、皮膚癢、濕疹等很明顯的，有茵陳蒿湯、梔子柏皮湯、黃連解毒湯、清上防風湯、龍膽瀉肝湯等。

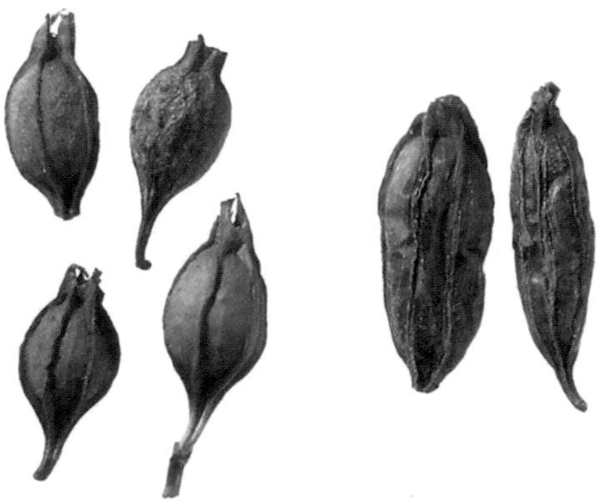

左：山梔子 右：水梔子

釣藤鈎

ちょう とう こう

釣藤之類，和梔子同樣是廣泛地分佈在照葉樹林帶的植物，不過，是屬於稍大型的蔓藤性木本植物。從亞熱帶季風地帶的中國南部到印度尼西亞半島的氣候，和日本秋天到春天完全不降雨的乾季相比之下，是屬於明顯多雨的氣候，有清楚的區隔著。這樣地域的森林在乾季裡，因有落葉，地表多少有陽光照射，但到了雨季巨大樹木的樹葉繁茂，陽光幾乎照不到而變得漆黑。樹木因有落雷和颱風而傾倒，或由於火災被野火燒過的原野成為平原，除此之外，小草和小樹想要得到陽光的恩賜幾乎不可能。

蔓藤性的植物，就會變化出轉變這種劣勢的各種各樣的結構。在大樹的葉子還沒有很茂盛的雨季來臨之前，就開始把莖用力延伸，有葉和莖變形的卷鬚、還有葉變形的吸盤、附著根、刺、鈎、莖的突起等，使用各式各樣令人驚奇的攀爬工具，藉此攀登大樹樹幹。獲得陽光後，肥大的蔓藤莖纏繞大樹的莖而將大樹絞殺，以確保永遠得到陽光照射。

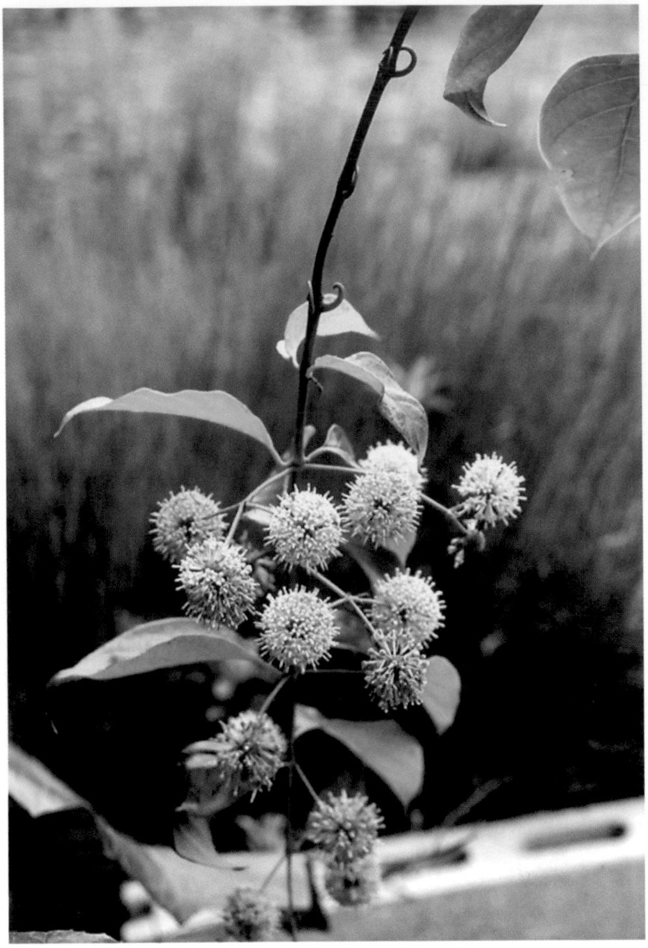

釣藤鈎 *Uncaria rhynchophylla* Jacks.（茜草科）
分佈於日本的南部到中國南部的常綠蔓藤性木本。在葉基部作為攀爬用具附有彎曲的鈎的莖就是釣藤鈎。

釣藤 *Uncaria rhynchophylla* (Miq.) Miq.（鈎藤、茜草科）的葉的基部，因樹枝變化彎曲而成鈎，每節一個、二個、一個、二個，大體上有規則地排列著。這鈎不單只是掛著，還纏繞在懸掛的樹枝等處，有著確實固定的強大能力。

釣藤鈎落葉後，切下附有鈎的莖二～三公分，乾燥之。花很小從葉腋長出來是淺綠色的，長花柄的先端呈多數頭狀，整體而言為球狀花序。在日本從房總半島到紀伊半島、四國、九州南部為野生，在中國的長江以南溫暖地區廣泛地分佈著。在廣西、江西、湖南、浙江、廣東等地栽培生產。

唐鈎藤 *U. sinensis* (Oliv.) Havil.（華鈎藤）。在日本的書籍記載中國產的釣藤鈎全部是華鈎藤，不過這是不正確的。中國產的大半也與日本的同樣是以鈎藤為基原。華鈎藤分佈在中國西南部的湖南、湖北、貴州、四川、廣西、雲南等。形態與鈎藤非常相似，不過，葉和花序都大一輪，鈎反而稍小型。生藥則是非常相似很難加以區別，不過，附帶的方形莖的角的部分有差異，鈎藤稍帶圓狀，而華鈎藤在角的部分有突出的棱，成為清楚的棱柱狀。

此外，一般認為中國有大葉鉤藤、披針葉鉤藤、類鉤藤、毛鉤藤、無柄果鉤藤、攀莖鉤藤等數種類似植物作為鉤藤鉤的基原。

作為gambir阿仙藥（孩兒茶）的基原植物的兒鉤藤*Uncaria gambir* Roxb.也是類似植物，不過，在中國沒有，分佈在緬甸、泰國、馬來西亞等中南半島和印度尼西亞。附有葉的莖用銅鍋以水煮沸八小時，過濾後濃縮，把成黏稠狀的物質放入木桶中，靜置、冷卻、待固化後切成方形，乾燥之，即所謂的提取物塊。成分大部分是(+)—兒茶素，而類似鉤藤鉤的生物鹼只含一點點，不過在東南亞並不把它作為鉤藤鉤來使用。

近幾年成為話題的南美原產的民間藥貓爪藤也是同屬的類似植物。

由鉤藤附有鉤的莖，發現許多成分，主要是具有indole類的生物鹼，已知有rhynchophylline、isorhynchophylline、hirsutine、hirsuteine、corynoxeine、isocorynoxeine、corynantheine、isocorynantheine等。

因為是使用附有鉤的莖，一般認為可能用鉤是有藥效，沒附有鉤的莖的節間部分是沒有藥效的，不過事實上並非如此，而是鉤因老化脫落的老莖沒有藥效，由實驗證明確實附有鉤的嫩莖含有很多生物鹼成分。也有這種奇怪的說法是，附有二個鉤的比起僅僅只有一個鉤的效果要強，不過，這個說法已被實驗結果否定了。

根據動物實驗，其藥理作用多少可被說明，不過，還沒到達能夠充分說明漢方用法的地步。rhynchophylline可抑制由神經和筋的刺激引起的骨骼肌的收縮，顯示出部分的抗痙攣作用，還有，血管的擴張、心跳的減少、心收縮力的抑制等的作用，總而言之，能使血壓下降。從夾竹桃科的印度蛇木取出的降血壓藥reserpine和rhynchophylline的化學結構類似，所以有很多研究比較鉤藤鉤的成分和reserpine，不過已知血壓降低作用比reserpine弱，持續時間也短。而reserpine具有的精神安定作用，rhynchophylline並沒有。另一方面，已有研究報告指出鉤藤鉤的煎劑具有顯著的精神安定作用。

因為由經驗得知鉤藤鉤若長時間煎煮的話就會變得無效，所以先煎煮其他的生藥之後再加入，稍微煮沸，立刻離火即可，如果煎煮超過二十分鐘以上的話，降壓作用會下降，rhynchophylline不耐熱，也被證實了。

被認為是漢方與「風」相對應的藥，與解表藥由發散而治療「外風」有所區別，解釋為是鎮住「內風」而治療的熄風鎮痙藥。依中醫學的分類也被分類為其中的平肝止痙、清熱藥，應用做根據所謂肝風內動的高熱的痙攣、由高血壓引起的動悸、頭暈、頭痛等的治療藥方。

鉤藤散用於動脈硬化、伴隨高血壓的習慣性頭痛、頭暈、頭重感、慢性眩暈等，另外，也應用在腦出血、腦血栓的治療。有研究報告指出，與黃連解毒湯併用效果更好。

抑肝散使用於肝氣高揚引起的神經過敏、不眠症、妄瑞症、因小兒疳症而引起的夜裡哭泣、痙攣、精神不安、體質虛弱等。

抑肝散加陳皮半夏是應用在抑肝散證的慢性化、虛弱而左腹部大動脈的動悸亢進。

七物降下湯是四物湯加上鉤藤鉤和黃耆、黃柏而成，是大塚敬節先生的發明。針對雖然是虛證但是血壓高、頭痛、氣喘吁吁等，本態性高血壓、腎性高血壓、慢性腎炎、動脈硬化等能提高治療效果。

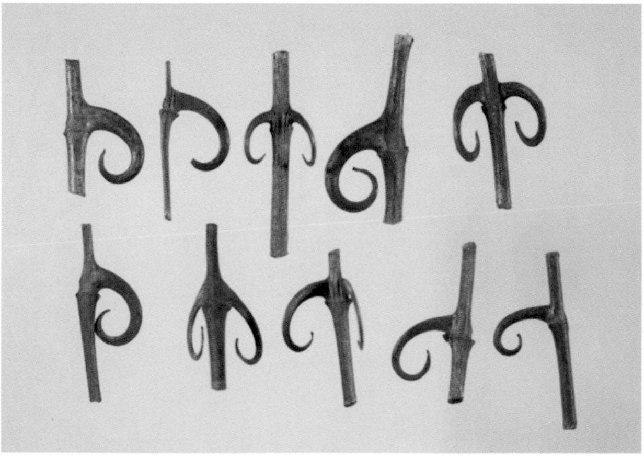

鉤藤鉤（中國江西省產）

紫草（むらさき）

在宣讀以紫色小方綢巾包裹著天皇陛下的詔書後，日本國會才進行開會。紫色是使用在天皇陛下旗印的顏色、皇太子的顏色是暗紅色、皇室公主是紅色的和服裙子以彰顯身份。由顏色來區分階級的制度，雖說是由聖德太子制定的，但起源來自中國。紫草、茜草、紅花不但顏色美麗，而且作為植物性染料，具有持久而優質的性質。

京都有紫野這個地名，不論寫成禁野、標野或者占野，都讀為shimeno，在關西也有幾個類似這樣的地方。這些地方是皇室專用的狩獵場，一般人是不能進去的。雖說是狩獵場，其實不僅僅是獵鹿，也是採集藥用植物和染料植物的藥獵場所。紫野是現在京都市北部的高級住宅街，從地形來看，可以想像生長著從前皇室御用的紫草。

紫草 *Lithospermum erythrorhizon* Siebold et Zucc.（紫草科）是典型的草原植物。分佈在中國各地、朝鮮半島、日本各地的多年生草本植物。不過，現在已變成登載在日本的紅皮書上的絕滅瀕危植物。有人認為原因是由於使用作為染料和藥用濫採所造成的，不過，實際上情形並不是那樣，其主要的原因是適合紫草生長的草地在日本銳減。乘坐飛機從天空看日本會大吃一驚，為什麼會突然冒出這麼多高爾夫球場。紫草（紫根）和三島柴胡（柴胡）是只長在向陽好的山坡地的草原植物，這種地形的確是適合作為高爾夫球場。

山口縣的秋吉台是石灰岩石，坑坑洞洞的突起物無法成為高爾夫球場，到最近發現三島柴胡和紫草都長得相當好。雖然設置柵欄看起來好像有保護作用，春天的火燒山已成為觀光儀式，筆者因而擔心著會不會燒得過度。雖然小竹和芒草仍殘留著，但根很淺而小的植物看起來好像全部被燒光了。現在這兩種植物幾乎都找不到了。以為本來目的是要保護自然，沒想到竟然是藉人的手讓固有的植物消失，不是很奇怪嗎？在九州的某草原（隱藏地名）還能確認有野生的紫草，不過被摩托車糟蹋而荒蕪了。就算是拍了照要公佈，也不能明示生長地和攝影地，以免遭受破壞，想不到已經到了如此孤寂的時代。

各種各樣的草原植物混雜在一起生長著，形成所謂的植物社會，植物之間有互相

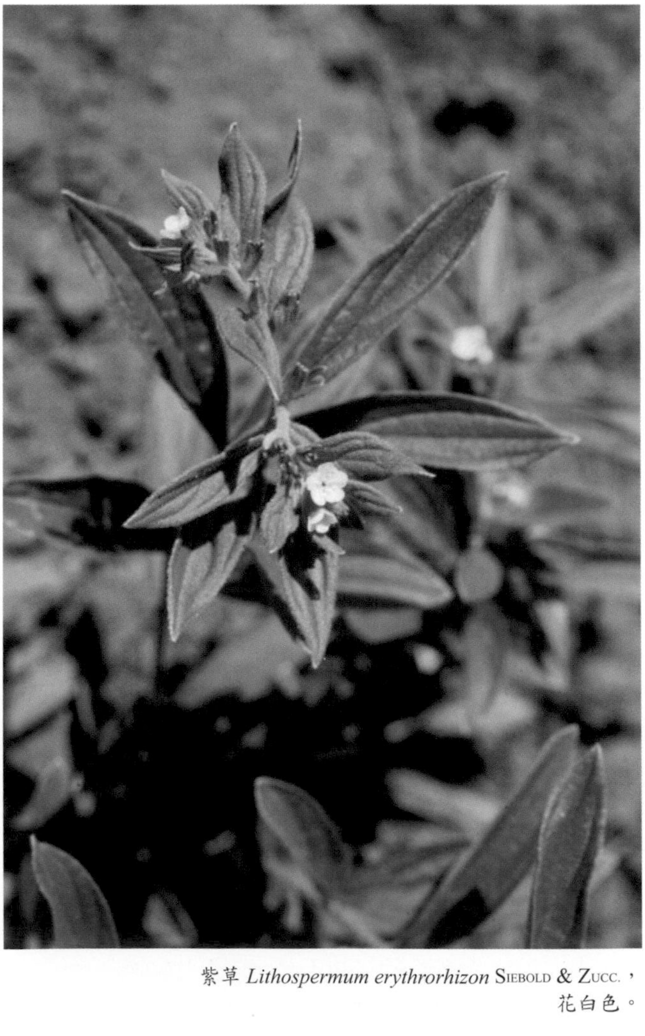

紫草 *Lithospermum erythrorhizon* Siebold & Zucc.，花白色。

依賴的生活，紫草、三島柴胡和當藥被認為都是栽培極為困難的。約從一九七〇年開始在大學及其他的藥用植物園，進行這些植物栽培化的研究，栽培適宜品種的育種上也成功了，現在已經比較容易栽培。遺憾的是幾乎沒有人願意生產。

由紫草的色素成分 shikonin 以生物技術的生產聯合京大藥學系和三井石油化學，為全球首次高等植物的生技生產採用工業化上，也獲得成功，現在普遍使用作為口紅色素。紫草的主成分本來作為痔瘡藥，突發奇想當作口紅使用，想不到防止嘴唇的乾裂效果十分出眾，銷售後一年暢銷了六百萬支，這樣經濟界的奇蹟說明了這個效果。

作為生藥生產的紫草非常稀少，原產地的中國生產量更少。在日本為了作為痔瘡藥衝在第一的製造廠，由於中止紫草的使用，需求量也變少，現在僅靠中國進口一點點就夠用了。

在中國紫根被稱為紫草，主要有軟紫草和硬紫草二種。根的栓皮層含有大量的 shikonin 成分，鬆軟的栓皮層多的軟紫草的基原首先被舉出。新疆和西藏產的 *Macrotomia euhroma* Pauls.（= *Arnebia euchroma*，*Lithospermum euchroma*）的根，含有大量的 shikonin，acetyl shikonin 等 naphthoquinone 的紫色色素。

硬紫草是從日本到朝鮮半島、中國東北、河北、長江流域分佈的紫草的根，成分也與軟紫草沒有差異。栓皮層薄，相對地成分的含量低。

再舉出一種內蒙古出產的黃花軟紫草 *Arnebia guttata* Bunge，不過，栓皮層更薄，品質差。

紫草或 shikonin 的藥理研究，已知具有抗菌、抗炎症、各種各樣的免疫活化作用、抗腫瘍、抗 HIV 病毒作用、血糖值降低、抑制致癌促進者等多種的作用。

配伍紫草的漢方藥方在一般用漢方藥和藥局製劑上只有一方，即紫雲膏。紫雲膏一般認為是從外科正宗的潤肌膏被華岡青州研究改良的外用軟膏，把當歸和紫草加在胡麻油、黃蠟、豚脂的基劑中加熱，製作成的軟膏，已知針對火傷、凍傷、濕疹、潰瘍、刀傷、擦傷、痔、腳癬、疣、雞眼，有廣泛的應用範圍。特別是對燙傷的瘡傷修復的效果相當好，大面積的重度灼傷也在數日內有皮膚再生的效果，因而倍受注目。紫雲膏有深的紫色和紫草獨特的惡臭。色素能迅速地被皮膚吸收沒有問題，不過，惡臭是來自 valerianic acid 等的低級脂肪酸，不認為與藥效有關，脫臭應該在製劑的階段並不是那麼困難。

此外，湯液有紫草牡蠣湯等配伍紫草的藥方，被用為癌症治療十分突出。今後，應該把紫草的研究焦點放在癌症治療上。

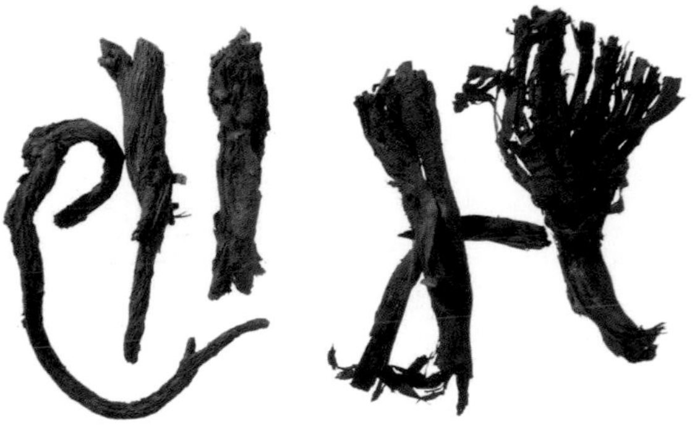

左：硬紫草（日本產）
右：軟紫草（新疆產）栓皮層有成分，栓皮層多的為良品。

薄荷（はっか）

最近流行所謂芳香療法。呈現植物氣味的化學成分，是芳香族化合物和碳數從七個到十五個的萜類，分子和分子之間能互相緊貼在一起的原因是氫氧基等的氧置換基少，故很難成塊，而形成小分子的化合物。所謂揮發性物質是因分子小，具有容易飛入空氣中的性質。而分子小就容易鑽入任何地方，甚至有可能滲進玻璃。香港曾經風靡一時，是把法國製造的各種香水裝入小瓶子組合成一套套小包裝當作名產販售，不過，在買來放置一年後，全部香水都混雜成同樣的氣味。更不用說是人的鼻粘膜和皮膚，對這樣的化合物是完全沒有任何阻礙，為非常容易穿透過的膜。沐浴劑也能經由皮膚直接被血管吸收，由於能使血管擴張，而具有各種的改善效果的精油生藥被大量地使用。

直接從皮膚吸收，與口服給藥不同，即是不經過消化器官和肝臟等的代謝過程直接進入血管，就好像把藥物直接用針筒注射入整個身體內。灸是把艾草直接放在皮膚穴位上點火，當然會考慮到艾草的腺毛所含有的精油，能直接由穴位吸收的效果。

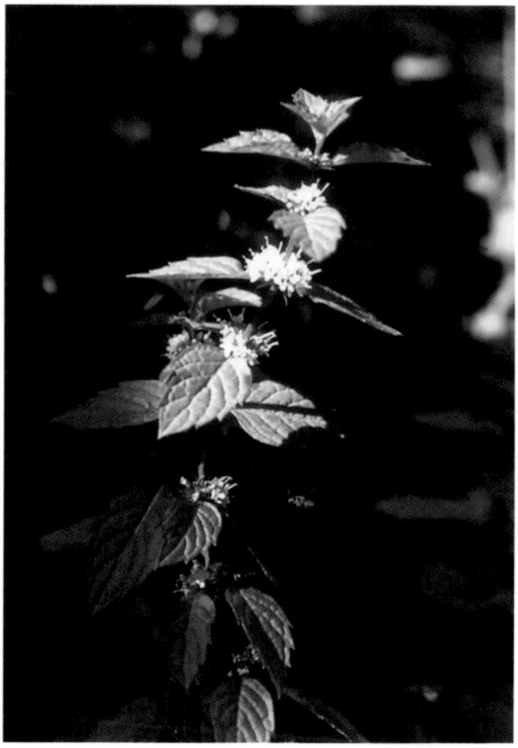

日本產薄荷
Mentha arvensis L. var. *piperascens* MALINV.（唇形科）

氣味的喜好因國家的不同多少有些差異，添加在藥品、肥皂和牙膏等化粧品以外的東西上的氣味是有差別的。在東南亞偏好的好像是丁香、白玉蘭的烏心石屬等所含的eugenol和linalool的氣味，而美國、加拿大喜好的好像是冬青油所含的methyl salicylate的氣味。日本人、中國人喜歡薄荷的氣味。一九六〇年代menthol（薄荷醇）在北海道的北見、訓子府附近生產達到世界的八〇%。而後，傳到巴西栽培，現在中國安徽省成為世界薄荷醇的最大產地。

收割香料植物的全草，馬上與水一起煮沸或者用水蒸氣蒸之稱為水蒸氣蒸餾。水蒸氣蒸餾其沸點約超過二〇〇℃，同樣的精油也會在一〇〇℃以下與水同時沸騰流出。冷卻時，油層和水層分離。關於薄荷，油層即是peppermint oil就是所說的薄荷油，有時也是這樣使用製成糖果等，不過，塗在皮膚的軟膏等醫藥品，是使用精製的純品薄荷醇。因為含有thymol等的苯酚性物質，所以可能引起皮膚過敏。

薄荷醇的精製在江戶時代日本確定了獨特的方法，目前由大阪道修町傳承。準備高度約二公尺、寬約二〇公分的鍍鋅板，製作上方微開的細長罐子，在土牆倉房的地板鋪滿大冰塊，冰塊上面鋪著很厚的稻穀外殼，然後排上長罐，放入薄荷油，靜置之。從靠近冰塊的罐底，薄荷醇的結晶開始出現，在上面長出沒有分支，直徑約五毫米的柱狀結晶。當結晶達到上端時，把罐子倒吊，讓多餘的薄荷油流出來。而後用木槌敲打罐底，結晶就會掉下，切成五公分左右的長度，廣佈在塗了柿漆的網上乾燥之，總之就是要讓留存在表面的雜質蒸發。結晶在手上轉動發出像銀鈴轉動的聲音就算是大功告成，大致上是呈現純的薄荷醇。不須做再結晶。而滴下來的薄荷油還含有大量的薄荷醇，不過，是作為牙膏和食品用的香料。長時間直接與皮膚接觸的軟膏和硬膏、口紅等，只使用精製品。

漢方藥所使用的薄荷是開花期附有葉子的乾燥地上部，在日本藥局方把日本產的薄荷的基原定為 *Mentha arvensis* L. var. *piperascens* MALINV.。需求量很少，除了國產品提供一點點，幾乎沒有進口。

在戰前的岡山縣、和戰後的北海道為了薄荷醇的生產，栽培的就是受歡迎的西洋薄荷 *M. piperita* L. 稱為 mitchum 這個品種。

在中國安徽省太和縣栽培的就是家薄荷的栽培品 *M. haplocaryx* BRIQ. var. *piperascens* C. Y. WU et H. W. LI。也有認為和日本的薄荷是同一種，不過，莖不是紫色，葉的先端稍帶圓狀。已知差異是整個葉片稍厚實，氣味感覺也比日本的柔和。

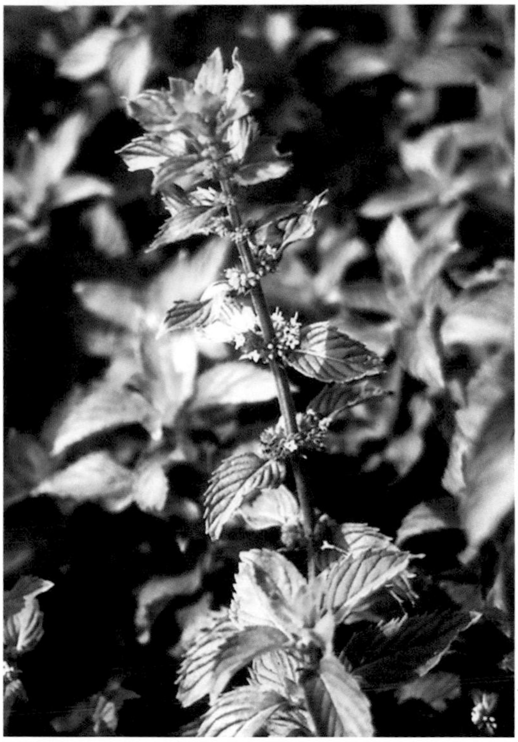

中國安徽省太和縣栽培的家薄荷
M. haplocaryx BRIQ. var. *piperascens* C. Y. WU et H. W. LI
（唇形科）

薄荷醇的作用除了具有局部知覺遲鈍的鎮痛、止癢以外，還有消炎、殺菌、防腐等作用，內服具有刺激胃粘膜而促進消化道運動、促進分泌、鎮痛、鎮吐等的作用。一般認為殺菌作用可媲美 phenol 和 cresol。被西洋醫學歸類為芳香、矯味矯臭劑，不過，有用在頭痛、鼻塞、點眼藥、牙科等，由其應用面來看，並不是那麼單純。

漢方性味為辛涼，藥能是疏風、散熱、避穢、解毒等。被配伍的漢方方劑雖然不多，不過，經常使用的很多。

響聲破笛丸有如其名，用在持續大聲呼喊而變成嘶啞聲音時。

荊芥連翹湯是應用於鼻炎、蓄膿症、粉刺化膿者等以排膿為目的。

清上防風湯還是應用在粉刺、小膿皰、濕疹等的皮膚症狀，特別是有化膿者。

柴胡清肝湯也被認為是排膿藥，使用在扁桃腺肥大、瘰癧、濕疹等，也能用在小兒神經症。

滋陰至寶湯是使用在虛弱者有慢性支氣管炎和自律神經失調、慢性咳嗽、有痰等。

加味逍遙散也是用於具有虛弱體質的更年期障礙、冷證、肩凝、月經不順、不定愁訴、精神不安等典型的婦女病藥。

川芎茶調散用在伴隨頭痛和鼻塞、身體疼痛等的副鼻腔炎和感冒、流行性感冒、偏頭痛等。

防風通聖散用於有高血壓、肥胖、習慣性便秘、糖尿、動悸、頭昏眼花、肩凝、浮腫等，最近作為減肥藥相當著名。

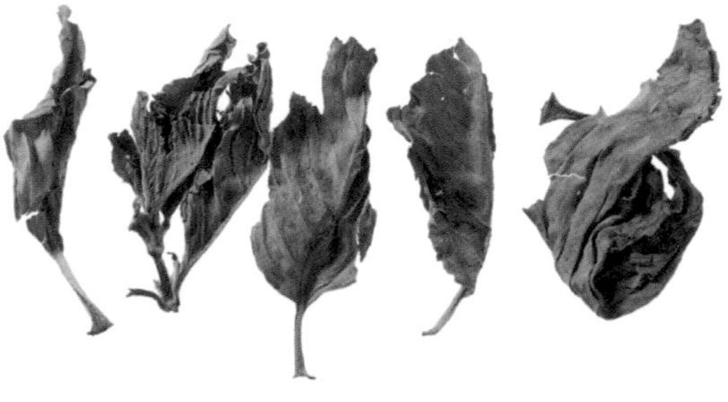

薄荷葉（日本產）

藿香（かっこう）

綠色植物的葉綠素接受太陽光能而產生化學能，在複雜的糖類循環反應中分解為五個碳的核酮糖，在空氣中吸收二氧化碳，形成二分子三碳糖的甘油酸。這循環反應六次，就能產生相當於一分子葡萄糖的六碳糖。這正是成為地球上的所有生命根源的光合成架構。

把在這裏製造的各種糖類做為原料，除澱粉、蛋白質、脂肪的三大營養素以外，大量合成出不會被作為營養的二次代謝產物的有機化合物，有許多是我們人類作為與病魔作戰的武器—藥，而度過了數百萬年的歷史。

二次代謝產物的生合成，其形式只有乙酸丙二酸路徑、莽草酸路徑、馬華酸路徑三種。乙酸丙二酸路徑生成像脂肪酸一樣的直鏈狀化合物；莽草酸路徑生成三碳支鏈苯環的苯丙烷類，因為經由酪胺酸及DOPA的氨基酸，所以包含大部分含氮生物鹼；馬華酸路徑生成的化合物為萜類群組，由五個碳的異戊二烯構造連接而成，包括類胡蘿蔔素和固醇類。

十個碳的單萜類，有很多像薄荷的menthol、紫蘇的perillaldehyde等，容易揮發且有強芳香味作為香料的利用，引人注目；雖然十五個碳的倍半萜類揮發性弱、溫和而不強烈，但芳香持續；苯丙烷類也有簡單的化合物是有揮發性的，把這三類組合在一起稱為精油。香味的芳香是指倍半萜系統溫和的芳香。

藿香有廣藿香和野藿香兩種。廣藿香是唇形科*Pogostemon cablin* (Blanco) Benth.的熱帶性植物，日本是以北印度語的PATCHOULI稱之。看起來非常像紫蘇，葉稍厚且毛多。野生於中南半島到印度，稍微向陰地區的多年生草本，栽培於廣東省和雲南省。中國南部的品種好像不開花，中藥大辭典等列出的圖片也沒有花。

另外一個藿香稱作野藿香、土藿香、川藿香等，也是唇形科川綠*Agastache rugosa* (Fisch. & Mey.) O. Ktze.。廣泛分佈於中國黑龍江省到廣東省、雲南省稍大型的多年生草本。北方是一年生草本植物，高約一公尺直立，約六月時，開藍紫色美麗的花穗。

硬要說那一種是真品，怎麼也說不清楚。因為廣藿香常常被記載在印度的法典裡，所以作為佛教使用的香料傳入中國。不知在什麼情況下，中國野生藿香好像更適用在中國。現在的中國好像優先使用廣藿香。輸入日本的藿香也幾乎都是廣藿香。

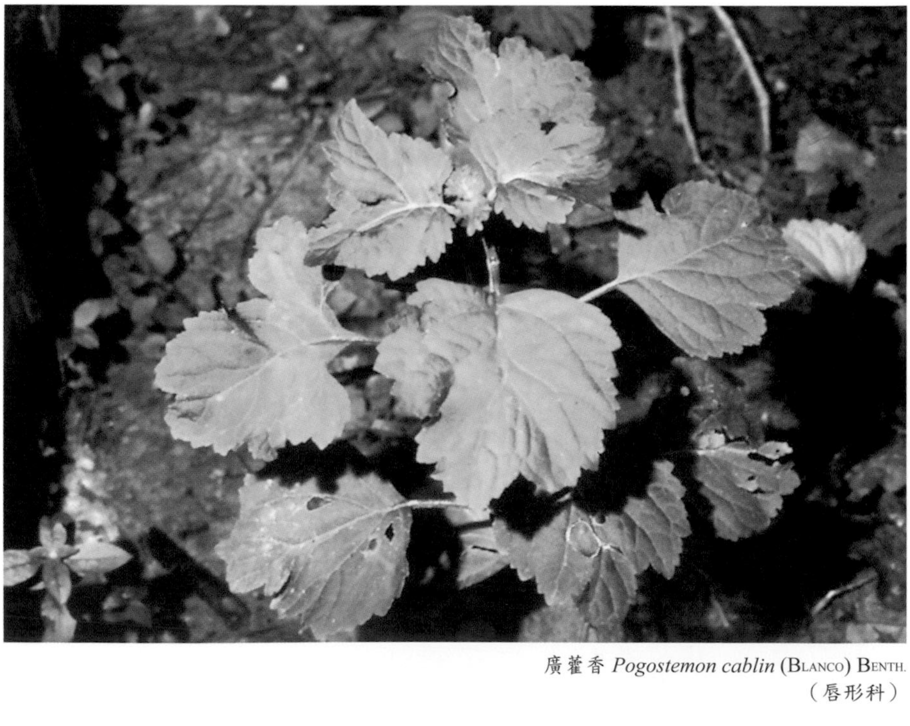

廣藿香 *Pogostemon cablin* (Blanco) Benth.（唇形科）

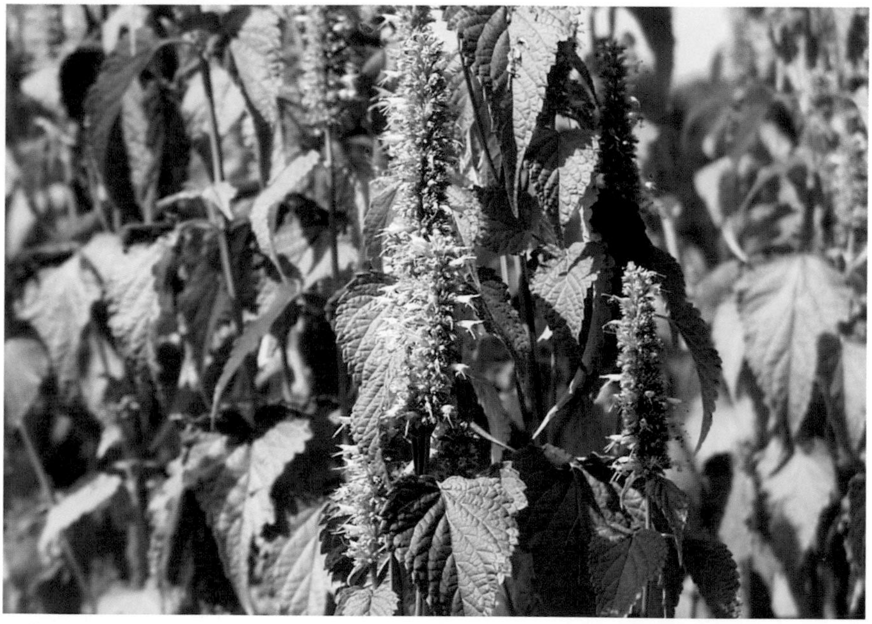

野藿香 *Agastache rugosa* (FISCH. & MEY.) O. KTZE.（唇形科）（中國、南京）

因為在採收生藥乾燥的時候就將植物切細，所以在日本市場上，無法看到整株生藥。

廣藿香的成分包括一・五％的精油，其中五〇％以上為廣藿香醇，是獨特化學構造的倍半萜類化合物。化學構造就像壓扁的紙氣球，是三個六角形和八角形的結合，有三個甲基和一個向下的羥基。其它已確知約有十九種精油成分。

野藿香的精油成分在〇・三％以下，主成分是estragol，其化學構造是茴香和八角的成分anethole的雙鍵移到鄰位的類似芳香族化合物，也含有茴香醚，但量少。另外，已知有單萜類、倍半萜類共約十八種。

可看到的藥理成果少，只知其煎液對白癬菌等的真菌類有抗菌作用。

漢方有助胃氣、調中焦，在五臟中特別適用於脾胃不和。日本在一般用二百一十處方中大致約佔七個藥方。

藿香正氣散對伴隨頭痛、發熱、惡寒等的夏季流行性感冒有效，以中暑、下痢等症狀作為目標。

金不換正氣散、香砂平胃散、香砂六君子湯、錢氏白朮散等，與白朮、陳皮、香附子等，含多量萜類系統的精油生藥配伍，全都是針對消化不良、胃停滯、食慾不振等，引人注目。

丁香柿蒂湯是用於治療胃停滯和病態的打嗝，配伍的十四種生藥中，含有十一種精油生藥，可說是理氣劑。普遍認為胃癌末期，因不停的打嗝而痛苦時，應該可以用來改善生活品質。

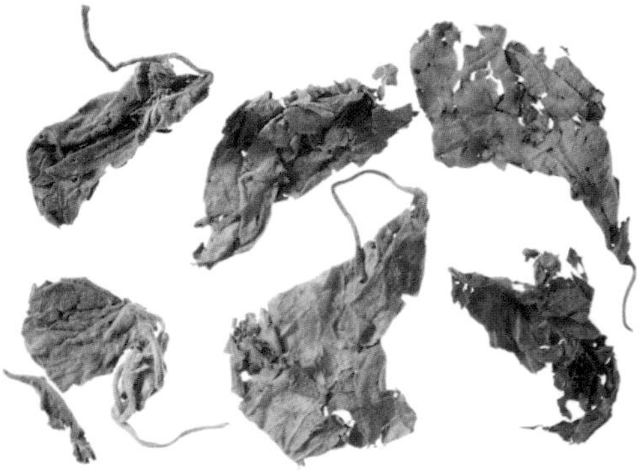

藿香（中國產廣藿香）

蘇葉（そよう）

如果從福岡搭乘飛機到首爾，就會有幾個婦人抱著裝有鹹梅乾或芝麻的大袋子坐在飛機上。早晨在首爾的道路兩旁流行販賣站著吃的飯糰。回日本的時候再把朝鮮的辣白菜和人參帶過來。所謂草根交流就是說這種事吧？

在韓國無法種出好的紫蘇，是有理由的。荏胡麻被使用在韓國料理作為辛香料蔬菜，所以栽培也多。這荏胡麻和紫蘇在植物學上只是變種的差異而已，分析其遺傳基因也得到非常近緣的結果。經簡單地雜交，種出毛茸茸的雜種。無論是荏胡麻也好、紫蘇也好，得到芳香與油臭味混摻的氣味，其質量都很低下。另外，發芽能力低，即使播灑雜種的種子，也只有少數發芽。

放入柴漬的優質紫蘇是京都特產，被栽培在洛北大原的山谷間，大原人為了維持紫蘇的質量，只要發現有類似植物就徹底地拔除。

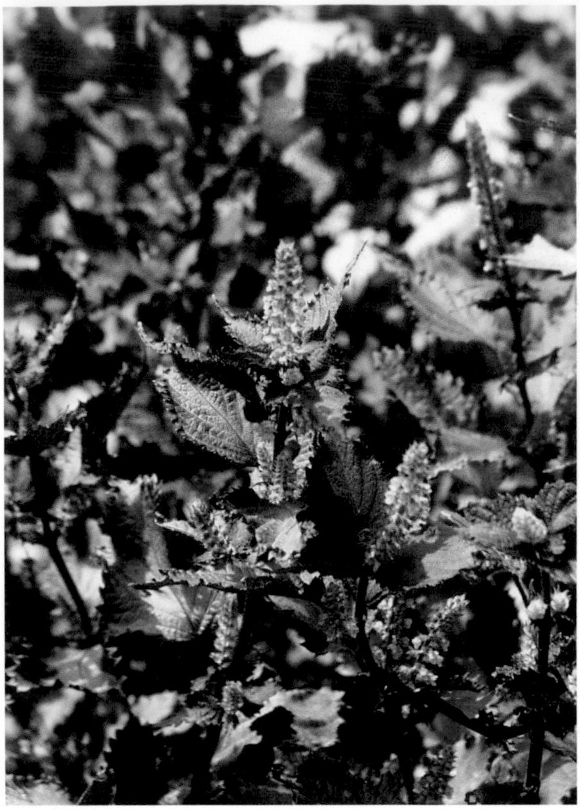

尖紫蘇
Perilla frutescens（L.）Britton var. *acuta*（Thunb.）Kudo
（唇形科）

在油菜進入日本之前，從東南亞先輸入荏胡麻的種子，是作為油燈的主要原料。也被使用作油紙或唐傘等的乾性油。福岡的油山據說過去是因作為荏胡麻油的產地而著名，真是這樣嗎？北九州到處都有野生的荏胡麻。想在家庭菜園種出好紫蘇的話，必須每年買進新的種子。

在日本的紫蘇屬植物的分類相當混亂，經京都大學藥品資源學教室的伊藤美千穗君的最近對外發表的論文，已整理出五種。

第十四改正日本藥局方的蘇葉（別名：紫蘇葉），其基原植物只限定尖紫蘇 *Perilla frutescens*（L.）Britton var. *acuta*（Thunb.）Kudo 和紫蘇 *P. frutescens*（L.）Britton var. *crispa*（Thunb.）Decne. 二種，而園藝品種的半面紫蘇 var. *acuta* f. *atropurpurea*、紅皺紫蘇 var. *acuta* f. *discolor* Makino、也因為性狀等規格都適合，所以可以使用。

青紫蘇 var. *acuta* f. *viridis* Makino 和青皺紫蘇 var. *acuta* f. *viridicrispa* Makino 如附表和上面的四種合起來全部包括在紫蘇之內，而藥局方認為是適用外。其性狀只有帶有紫色的才適用，青紫蘇系統不當作藥用來處理。這個根據並不明確。不論如何，生藥蘇葉是使用葉和枝梢，也有只以莖的蘇梗作為蘇葉劣等品上市的時期。蘇梗應該是被使用於懷孕中的噁心嘔吐的另一種東西吧！種子稱為蘇子，其用法相同，但是主要被使用於因魚肉中毒。

好像紫蘇的芳香成分是單萜化合物的紫蘇醛（perillaldehyde）。五〇克乾燥葉中，若在〇・二毫升以上的精油成分中，約有一半的紫蘇醛含量，即是屬良質的蘇葉。荏胡麻葉其精油成分中紫蘇酮（perilla ketone）的化合物就了佔十分之九。同樣是單萜類，名稱也很相似，總覺得氣味有點類似，但與和式飯食的味道是不太搭的。

紫蘇酮具有促進腸內運輸功能的作用，

唇形屬的分類 *Perilla spp.*（唇形科）

虎尾紫蘇	*Perilla hirtella* Nakai
適多荏胡麻	*P. setoyensis* G. Honda
檸檬荏胡麻	*P. citriodora*（Makino）Nakai
荏胡麻	*P. frutescens*（L.）Brit. var. *frutescens*
紫蘇 園藝品種 皺紫蘇 單面紫蘇 皺單面紫蘇 青紫蘇 青皺紫蘇	*P. frutescens*（L.）Brit. var. *crispa* Decne. （在局方是皺紫蘇的學名）

有造成肺浮腫的毒性，經常使用作為支氣管炎、哮喘的紫蘇葉配合劑，需要特別注意選品。紫蘇應該也含有多量的紫蘇酮等，成分有參差不齊，有獨特紫蘇的芳香強的品種為優質品。

紫蘇醛對革蘭氏陽性菌和真菌類有強的抗菌活性，證實新鮮的葉汁有塗敷在腳癬和頑癬的用法。放入鹹梅乾的便當中，能使便當不易腐壞，放入青紫蘇的生魚片，因氣化的紫蘇醛把食品包住，可保持新鮮。另外，對於魚的寄生蟲進入胃附在胃壁上的海獸胃線蟲，紫蘇醛呈現殺線蟲作用。另外，由於和 stigmasterol 的共存而認為有睡眠延長等的抑制中樞、鎮靜作用的報告。

對免疫系統而言，含有的 rosmarinic acid 或水性抽出物，實驗證明有免疫賦活作用或抗過敏作用。

紫蘇葉性味是溫、辛，被分類為辛溫解表藥，藥理學的解表作用並不明顯，配伍的藥方以理氣劑為多。

香蘇散是配伍香附子、陳皮等典型的理氣藥，再加上甘草、生薑而成，應用範圍廣泛包括因虛證的氣滯引起的初期感冒、消化不良等。也有應用在蕁麻疹、鬱症等。

參蘇飲是配伍人參等其它多種藥物，使用在虛弱者的痰多咳嗽。神祕湯是含麻黃、杏仁、陳皮、甘草等，使用在支氣管炎或喘息發作。

半夏厚朴湯在金匱要略中記載著咽中炙臠，表示喉嚨熱得好像烤肉般的感冒末期，除了用於火辣辣的喉嚨疼痛外，也被用在因對事情擔心煩惱，而造成胸痞疼痛的精神症狀的氣鬱。柴朴湯是小柴胡湯加半夏厚朴湯的合方，已知是經常作為小兒喘息的藥。

蘇子

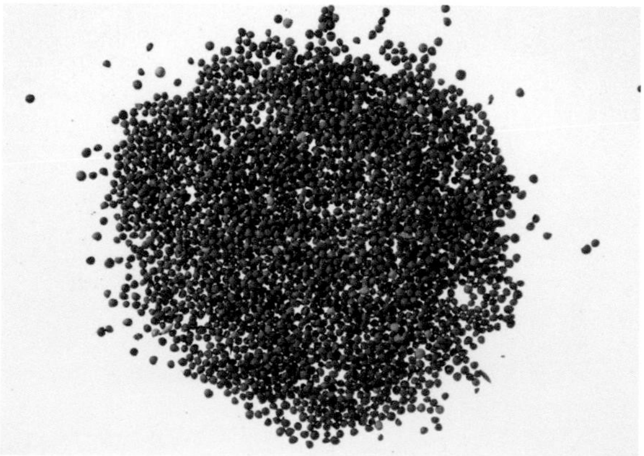

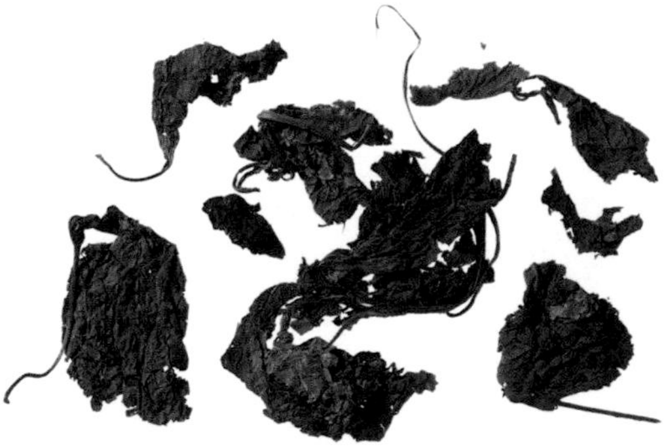

蘇葉

丹參（たん じん）

唇形科鼠尾草屬（*Salvia*）植物有很美麗的花，在全世界能看到作為園藝用、香辛料蔬菜、藥用等而被栽培的植物很多。長在花壇上，原產於巴西，一片紅通通的一串紅，在日本又稱為緋衣草，從夏天開花到秋天。

鼠尾草的葉子當料理的調味品使用，花一般是青紫色，原產於南歐，拉丁名為*Salvia officinalis* L. 直譯為藥用Salvia，就如其名，可作為腸胃藥，在西洋藥草中也是評價最高的草藥代表。

丹參是漢藥，神農本草經的上品中記載的古老生藥，日本沒有代用生藥，也許是因為進口不易，日本的漢方並不太重視。

目前，我們日常所使用的處方解說的書籍上，無論看哪本書都覺得應該有丹參配伍的藥方，但實際上都沒有記載。醫療用漢方製劑、一般用漢方製劑、藥局製劑的共計二九六方中，都沒有出現。日本藥局方、日本藥局方外生藥規格集，也沒有登載。也就是說，如果現在打算要出售這個古老生藥的製劑，就必須與新藥進口同等級的處理程序。其成分、藥理必須明確，以證明其安全性、有效性，並經過三期的臨床實驗，而後才能上市販售，並規定有義務在市售後進行調查，這期間必須要花十分龐大的費用。且新藥開發時間長達二十年，依目前的行情花費需達二百億日幣。如今已進入高齡化社會，作為以成人病為目標的醫藥品開發素材，是非常引人注目的好生藥，不過，丹參配伍的藥方要作為醫療保險上給付的漢方製劑的可能性，現在幾乎已經是不可能的事。

丹參 *Salvia miltiorrhiza* Bunge 在中國各地野生，也是受栽培的多年生大型草本，其高度直立達一公尺多，葉和莖帶稍黃色的短柔毛和腺毛，下方的葉為三～五裂的羽狀複葉，上方的葉是不分裂的單葉。花以車輪狀的穗接在莖的尖端，初夏的時候，毛稍厚，開著與鼠尾草很相似的青紫色美麗的花。根很粗像牛蒡一樣的紅褐色圓柱狀，乾燥根的生藥顏色變深，成為深褐色。容易折斷並發出Bokin的聲音。外皮紅色，切口為紫黑色，像線香煙火或像生藥的菊花，維管束看起來十分鮮明的即為優質。除了丹參以外，赤參、紅參、血參、紅根、紫黨參等依根的顏色來稱呼的生藥有很多。把人參蒸過也稱為紅參，不過，紅參的切口沒有線香煙火的形狀。

中國有幾種類似的植物。甘肅、寧夏的甘肅丹參 *S. przewalskii* Maxim. 和褐毛丹參 *S. przewalskii* Maxim. var. *mandarinorum* Stib.、雲南的滇丹參 *S. yunnanensis* C. H. Wright，還有另外數種，浙江、福建等的南丹參 *S. bowleyana* Dunn 等在地方上是作為丹參來使用。

成分的研究早在一九二〇年代，由當時在滿洲鐵路中央研究所的中尾萬三開始，在一九三一年移轉到上海的自然科學研究所繼續研究。一九三四年與福島忠勝共同發表最初的研究報告在藥學雜誌上。已知中尾萬三氏是白井光太郎的門生的本草學者，也是一九三六年，出版新修本草的仁和寺本的人物。可惜

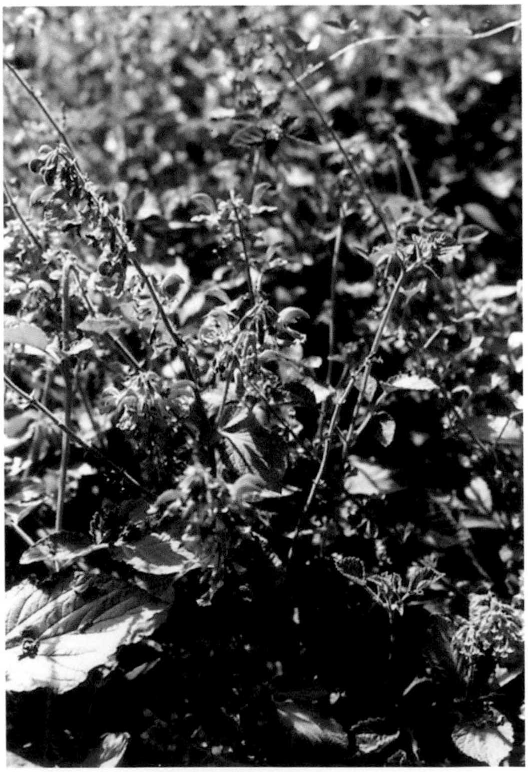

丹參 *Salvia miltiorrhiza* Bunge（唇形科）
河北省石家莊河北醫學院的藥用植物園。

在同年，五十七歲過世。而福島先生也在兩年後的一九三八年，回國期休假間，因肺炎病逝。留下的木村康一也因為要到新設的京都大學藥學科上任，於一九三九年回國。在戰爭中持續九年，上海自然科學研究所重要的生藥部門幾乎停止了活動。僅僅在戰後由中國籍研究人員曾廣方先生帶領，在現在的中國科學院上海藥物研究所，還有些微的關係連繫著。據說這個研究所在二〇〇三年春天，遷移到浦東地區的新建築物，而東京大學內科的建築物，原是上海自然科學研究所的模樣，而保存下來，免遭破壞。

由於這原因，被命名為丹參酮（tanshinone）Ⅰ、Ⅱ、Ⅲ的三種紅色結晶成分只有部分的化學結構被提示出來，其他的還虛浮在空中。在這個研究的第一報，就發現這些結構並不是目前已知的植物色素 carotenoid，也不是 anthraquinone 和 flavonoid 的奇怪化合物，有報告指出加硫酸會呈現青、綠、褐色，若用水稀釋就會恢復紅色，真是神祕的呈色反應。

此後，這個研究就被擱置著，不過，到了一九六〇年代，天然物化學家們的興趣又回到丹參，平田義正博士等人發現這三個一般被認為是丹參酮的，其實是雙萜類化合物，從這植物發現的類似化合物，到目前已有六十八個。除此之外，三萜類二種，植物固醇族化合物三種，木酚素類十種，與黃芩的成分相似的類黃酮類三種，與成人病有關的 rosmarinic acid 等的苯酚性物質有十二種，另外，單寧類等全部將近一〇〇種的成分被發現，且其化學結構也已確定。以量而言，cryptotanshinone 與 tanshinone Ⅱ A 就成為主要成分了。

由於成分豐富而多樣，不可避免的，含有這些混合物的生藥的藥理作用就變得複雜。

神農草本經記載著「主心腹邪氣，腸鳴幽幽如走水，寒熱積聚；破癥除瘕，止煩滿，益氣。」依現在中醫學的分類，這個是歸屬於活血祛瘀藥、涼血消腫藥、清心除煩安神藥這三個功效的生藥。

因血熱瘀滯而起的月經不順、月經痛、腹腔內腫瘤，可作為活血祛瘀藥。與因子宮外孕引起的腹腔內血腫等的應用和其他的驅瘀血藥相同，不過，若成為脇痛、胸腹刺痛、瘀血痺阻、心脈狹心痛表現的話，就會呈現與其他虛血性心肌梗塞不同的應用。

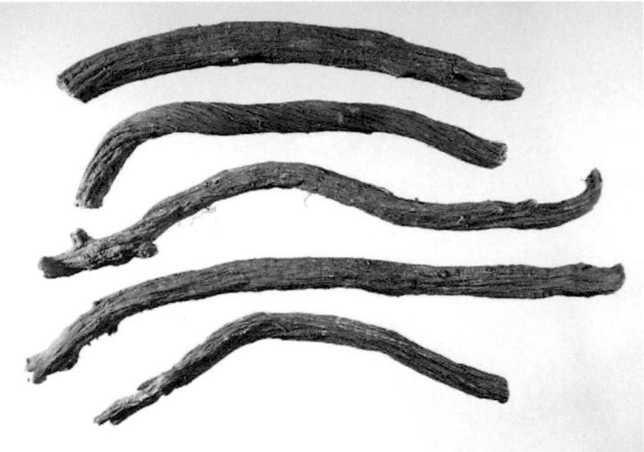

丹參
粗的主根部深褐色，切口能看到明顯菊花狀維管束即是良品。

若用在皮膚的化膿、癰腫瘡毒，就有抗菌作用，可作為涼血消腫藥，若用在因風濕熱痺引起的關節腫脹、疼痛、發赤、熱證的表現，就認為是與成人病有關聯。

已知有煩熱神昏、焦躁、不眠、夜間高熱等的應用，可作為清心除煩藥。

關於純物質成分的藥理學還不太有進展，不過，酒或水的提取物除了有鎮痛、抗炎症、利尿、抗菌、抗病毒等的作用以外，還有血管擴張、抗高血壓、血小板凝集能抑制、免疫抑制、抗致突變性、細胞毒性、抗腫瘍等，又，已知對苯酚性物質的 salvianolic acid 有抗氧化作用。後半段的作用在一大串的成分中不管採納哪一個，也能隨意說出其相當重要的作用。要準備藥理實驗需要的各個精製成分的量，並不是容易的事，不過，研究的進展是可以期待的。

由於高血壓、高膽固醇、高血糖等所引起的血管的狹窄、血管壁的損傷，而造成血小板的凝集。如果成為血塊，堵住心臟的血管就成心梗塞，堵住腦的血管就成腦血管性的癡呆症，進而與腦梗塞相連，若能解決這個問題，確實可說是治療現代生活習慣病的本命藥。

在中國依這樣的目標已做成幾種丹參製劑出售。

黃(おう)芩(ごん)

去北京的時候，有一天空檔。同行有幾人和當翻譯的政府醫藥管理局人員，一起出去採買。剩下約十人，有一半以上是初次到中國，很想去長城看看。雖然有心要去，卻沒有人會講中文。到飯店出租汽車的櫃台上筆談，「我們想要去長城」，「OK！」就出發了。因為路線與認知的方向不同而擔心，向北京市公共汽車公司詢問，而換乘了長途用的中型汽車。沒有問題，完全是同型的車，好像只是管轄不同。新的司機完全不會英文和日文，卻一路喋喋不休。簡直就是雞同鴨講，但不可思議地也能心靈相通。總算登上長城，向已打烊的餐館懇求讓我們吃午飯，回程也參觀明十三陵，還趕得上回去吃晚餐的北京烤鴨。這時六月初的長城，長滿了藍紫色的黄芩花。

黄芩是*Scutellaria baicalensis* Georgi（唇形科）除去栓皮的粗根。日本沒有野生種，廣泛分佈於朝鮮半島、中國東北到西北部一帶，從東西伯利亞到蒙古及成為學名的貝加爾湖附近的乾燥草原和砂礫地的山。花是由紅紫色到近乎藍色的藍紫色變化。葉子是鮮綠色，剝下根皮，則有充滿螢光、金光閃閃的金黄色。用種子繁殖容易栽培，主產於山西、河北、內蒙古等。河北省承德的熱河黄芩、山東省的山東黄芩等是有品牌的。喜好乾燥和向陽處，在日本也容易栽培，但是沒有生產。中國的栽培品是三～四年採集，深黄色，苦味強，中心部充實的重質品，稱為條芩、子芩或丸軸，是良質品。而中心有空洞破碎而成為碎片的，稱為枯芩、片芩、平手，品質次之。若中心部腐敗變黑，會被冠上腐腸、妒婦等惡毒的名稱。根先端細的部分，稱為尖芩，色淡，成分少。二次代謝產物黄酮類的成分，是在植物體內慢慢蓄積而成，因此植物體內新的部分少，老的部分多，是理所當然的。

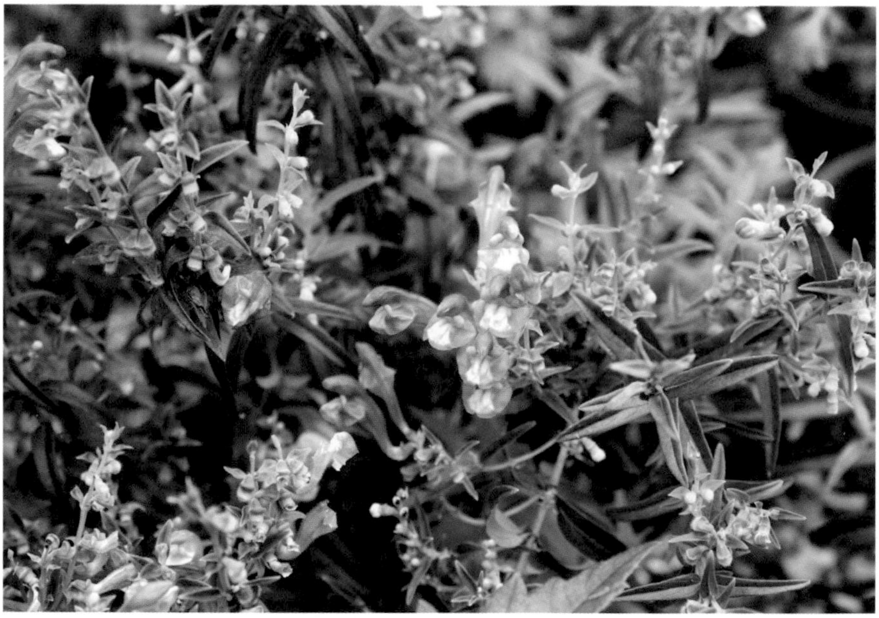

黄芩 *Scutellaria baicalensis* Georgi（唇形科）

在中國還能舉出作為黄芩基原的，如：內蒙古等開淡黄色花的粘毛黄芩*S. viscidula* Bunge和四川、雲南等的滇黄芩*S. amoena* C. H. Wright，甘肅、陝西的甘肅黄芩*S. rehderiana* Diels，四川西部的川黄芩*S. hypericifolia* Levl，雲南西北部的麗江黄芩*S. likiangensis* Diels等。

*Scutellaria*屬植物在世界上約有二百種，在日本也能常看到的印度黄芩*S. indica*，全草叫韓信草，成分也類似，和中國民間藥黄芩有類似的用法。北美也使用美黄芩*S. lateriflora*作為強壯藥。因為花的生長方式跟一種競賽用小划艇槳的划船人的帽子很像，所以用英語叫Scullcap的名字，成分也類似。這個Scullcap，最近也以營養補充品輸入日本。

要用一句話來表示黄芩的藥效是有困

難的。在日本藥局方的藥效分類，簡單歸於「消化器官用藥的健胃藥」，提到適用就模糊不清。「是漢方處方用藥，健胃消化藥、止瀉整腸藥、瀉下藥、解熱鎮痛消炎藥、消炎排膿藥、尿路疾患用藥、止血藥、高血壓症用藥、精神神經用藥的處方以及和其他的處方配伍」的解說，很容易被誤解，好像除了婦人病外什麼都有效。

依本草備要分類為「瀉火燥濕」藥。苦入心、寒勝熱、瀉中焦實火、除脾家濕熱。進一步，關於炎症、水毒的記載接連不斷。關鍵在於是濕熱證的藥。外在的病因有「濕」和「熱」的兩方所造成的證，可以說是發熱性的炎症狀態和水分代謝的雙重異常。因發熱有頭痛、身重疼痛、腹脹沒有食慾。尿量減少、顏色變深等，依病情有濕熱下痢、濕熱頭痛、濕熱黃疸等。

單獨用黃芩煎劑，已知有促進膽汁分泌作用、緩下作用、利尿作用、抗炎症作用、抗過敏作用、抗菌作用、防止粥狀動脈硬化作用等，成分中的黃芩苷有促進膽汁排出、強的抗炎症、抗過敏作用。再者，其主要成分已被確認對番木鼈鹼有解毒作用。由黃酮配醣體的黃芩苷，脫去葡萄糖醛酸而成非醣體的黃芩素，已知有利尿作用。

在動物實驗上，仍能像這樣客觀的累積實驗成績，但如何和依存患者及醫生主觀表現的漢方傳統的病證結合，才是今後有待解決的問題。要怎麼把握傷寒論中，解決黃芩和黃連的瀉心湯系列，所使用「心下痞」的藥理重點，才是黃芩研究者無法解決的心下痞。

三黃瀉心湯是黃芩、黃連、大黃的配伍，為什麼會降血壓？因此分成有認為漢方是非常好的，和認為漢方是騙人的兩派，雙方牽扯出來例子的藥方，對心下部的種種血液血管症狀有效果，卻不是高血壓的特效藥。

半夏瀉心湯是從三黃瀉心湯除去大黃，與人參湯合在一起的健胃藥，或許考慮人參湯的藥效，也可以加入心下痞的症狀。

甘草瀉心湯是半夏瀉心湯增加甘草，對劇烈的腹瀉及口內炎等還是以心下痞作為目標。

生薑瀉心湯是從半夏瀉心湯減去乾薑，加上生薑，藥效類似，使用於有打嗝和腹鳴的心下痞。

除此之外，黃芩劑有黃連解毒湯、溫清飲、黃連阿膠湯、乙字湯、葛根黃連黃芩湯、荊芥連翹湯、大柴胡湯、小柴胡湯、柴胡桂枝湯、清肺湯等，重要漢方藥排列而成，漢方藥中每五方就有一方有黃芩。

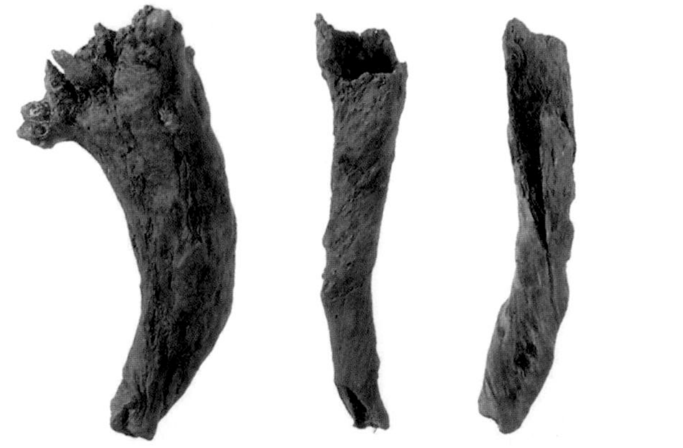

黃芩（中國產）

地黄（じ おう）

北京故宮是十五世紀明朝永樂皇帝開始建造，歷經明朝、清朝，在五五〇年間作為宮廷的巨大建築物。南北九六〇公尺、東西七五〇公尺的長方形，也是京都御所南北二倍、東西三倍的廣大土地，磚瓦和石頭排列堆積起來完全沒有縫隙。因安全戒備的理由，到地下達數公尺深度，都被埋進了磚瓦。所以，難以置信的是除了北邊的小庭園，整片地上沒有樹木、也沒有雜草生長。

如果在五月間到此地造訪，在階梯間、石牆縫隙、甚至連在宮殿的大屋頂上，到處都開滿了地黃的花，別緻而稍帶褐色的粉紅花朵。

日本由於土地的濕度太高，地黃是容易產生病毒，難以栽培的植物，但在中國北部卻是到處都有的雜草。

關於地黃的名稱是「生黃土地者佳。」（名醫別錄）和「優劣之檢驗，生者以水浸驗之，浮者名天黃，半浮半沉者名人黃，沉者名地黃，入藥沉者為佳。」（日華子諸家本草）的兩種解釋。依前者說法，古代喜歡用現在陝西省渭水流域的黃土地帶生產的。

對需要努力穩固基礎的我們來說，基原植物的確立是學問上的事，其學名因書而異，但對於只要實物是優良品種即可的想法，無論如何都無法置之不理。

在日本書籍中，日本藥局方最早是以赤矢地黃 *Rehmannia glutinosa* LIBOSCH. var. *purpurea* MAKINO（玄参科）為主，包括中國產的栽培種懷慶地黃 *R. glutinosa* LIBOSCH. f. *hueichingensis* (CHAO & SCHIH) HSIAO。白色花的白矢地黃 *R. glutinosa* LIBOSCH. var. *lutea* MATSUDA 被認定為是劣質品。赤矢地黃以及懷慶地黃在奈良縣、長野縣等僅少量栽培，在中國河南、浙江、河北、陝西等產量多。懷慶地黃冠上河南省著名的生藥集散地懷慶的地名，學名是採用 *Rehmannia glutinosa* LIBOSCH.（中華人民共和國藥典一九八五～二〇〇五）。連中國都因為書籍的不同而有不同的學名，最近中國的學說認為以變種細分是不適當的，母種的 *R. glutinosa* 最好能統一。赤矢地黃、白矢地黃、懷慶地黃的三變種沒有明顯的區別。

另一個疑問，藥用部分是根，還是根莖？看植物的書籍記載著「根莖肥大」，但若看藥學的書，就以「肥大根」、「塊根」、「根和根莖」各有不相同的內容。

觀察挖出的東西，剛好和蘿蔔一樣，在莖基部的根莖處有些肥大，在畫分界線不清的肥大根後，也有稍變細又變粗的塊根狀部分，關鍵是使用這些全部變粗的部分，或許大部分是「肥大的根」。如果是

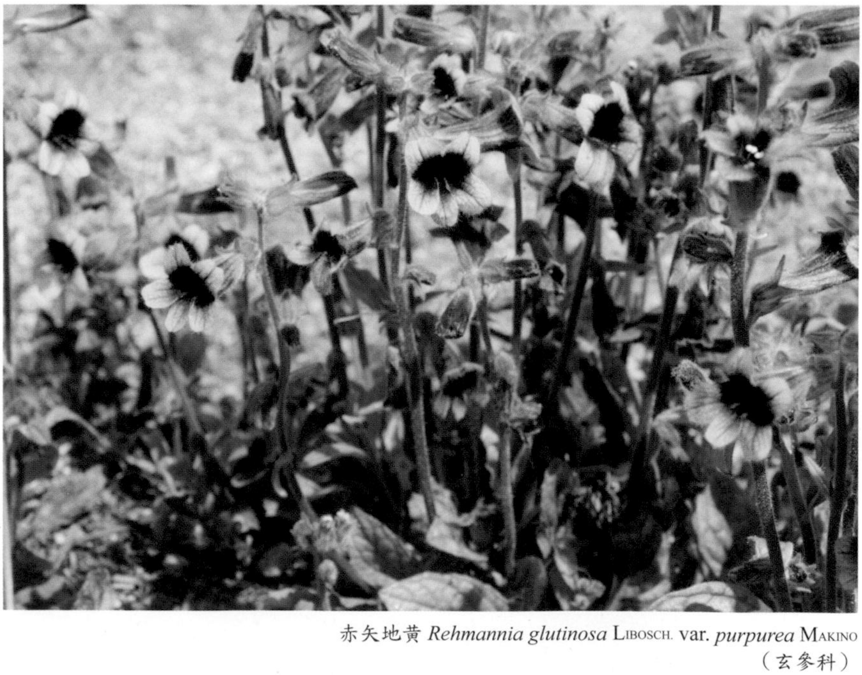

赤矢地黄 *Rehmannia glutinosa* LIBOSCH. var. *purpurea* MAKINO（玄参科）

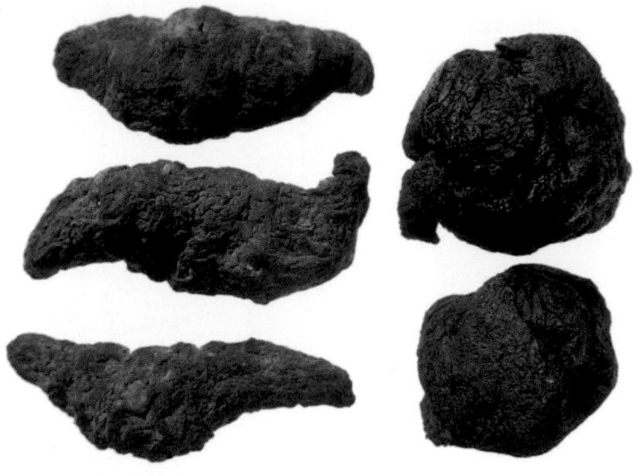

左：乾地黃　右：熟地黃

野生品，這肥大部分充其量直徑約一公分、長約一五公分，若成為懷慶地黃的栽培品，則直徑可達到六公分、長二〇公分。

生藥經稱為修治的加工調製後，一般常因引起藥效變化而使用。地黃分為生地黃和熟地黃，其區別是生地黃是使身體變冷的藥，而熟地黃是變溫的藥。兩者的差異，已另列表，表示適用的主要藥方。

中國地黃的生產，是在河南省洛陽附近的黃河流域，栽培品多，北部也使用野生品。十～十一月前後，採集肥大的根，儲存在乾燥的砂子裡的是鮮地黃，使用時就以乾地黃的二倍量作為處方量。藥效接近乾地黃，苦味、寒性皆強，所以一般用於急性熱性病。

採收肥大根或者塊根，以溫度不高的弱火慢慢乾燥的是乾地黃，外面灰褐色，斷面黑褐色，苦味弱，微甘。

熟地黃的製造方法有幾個，香港的飲片工廠詳細的作法大致如下：

乾地黃用黃酒（由米、糯米、粟、糯粟等製作的釀造酒的總稱）浸漬一晝夜後，以蒸籠蒸，太陽曬至半乾。再用黃酒浸漬，如此重複幾次，至芯變黑且軟化，表面也黑亮，像棗的糖漬一樣的芳香，甜味也變強。若仔細地加工也會有如此討喜的酒香、美味。北川勳教授團隊在大阪大學進行關於修治過程，成分發生變化的研究。乾地黃已知有catalpol等多數的鳶尾化合物，但在修治過程，catalpol、rehglutin A、B、C、D等化合物消失，只有acteoside的苯酚配醣體殘留下來沒有變化。又乾地黃含量多的stachyose等的寡醣類（沒有甜味），經分解使單醣類增加。而熟地黃的甜味則是由少量的葡萄糖、果糖和含量多的mannitol是為主體。

在黑龍江省哈爾濱市的藥局發現，有生地炭和熟地炭的區別。用紙糊砂鍋的蓋子密封，聽說碳化是以那張紙褐色焦化作為指標，但是看起來兩者都像是鬆軟炭化的東西，只有止血作用增強的說明，內容並不清楚。經詢問，為何有生地炭和熟地炭的區別，得到的回答只是因為醫師處方箋寫的。總之，只有香味明顯地不同。

生藥學被稱為是跑腿工作的學問，每次前往中國，就會發現很多之前不知道的事物。

生地黃和熟地黃

	生地黃		熟地黃
	鮮地黃	乾地黃	
性　味	甘苦、大寒	甘、寒	甘、微溫
主　治	清熱涼血 生津止血	清熱涼血 滋陰養血	滋陰補血 益精填髓
藥方例	1) 牛車腎氣丸、三物黃芩湯 炙甘草湯、生地黃湯 八味地黃丸		1) 益氣養榮湯、芎歸調血飲 四物湯、十全大補湯 清熱補血湯、人參養榮湯 六味地黃丸
	2) 溫清飲、荊芥連翹湯 柴胡清肝湯、消風散 龍膽瀉肝湯		2) 七物降下湯、疏經活血湯 當歸飲子、獨活葛根湯
	3) 甘露飲、潤腸湯、滋血潤腸湯、滋陰降火湯		

車前子（しゃぜんし）

有個傳說是登山迷路時就去找車前草。車前草因為在種子表面吸附大量水份，存在的黏液明顯膨脹，所以種子會黏在人和馬的腳，有逐漸往外蔓延出去的性質。本來是平地植物的車前草，卻能在深山裡找得到，沿著野獸走過的路，也可能有與村落連接的道路。黑部川水源的雲平號稱是日本阿爾卑斯山，雖是與一般村落隔絕的深山，實際上經常也有生長。

似乎在很久以前，這種性質在中國就已經被發現了，在神農本草經把車前子的別名稱為「當道」。因沿牛馬足跡生長，所以也稱作牛遺或馬舄，車前的名稱也像沿著車走過的痕跡，生長排成一列的樣子作為名字。車輪菜的命名，也是同一個理由吧！在中國傳說蟾蜍很容易隱藏在這種植物的葉子上，故在西元前五世紀左右的爾雅書上，看到蝦蟆衣這個名字。

日本東北地區有個地方用這葉子來欺負青蛙的遊戲，地方叫做蛙葉。為了提高蟾蜍油產量，據說筑波山的四六蟾蜍就是用所謂車前草的藥草來飼養。車前草之名稱，又有另一意是大葉子的草。

車前子、車前草的基原植物是車前草 *Plantago asiatica* L.（車前草科），無論在日本、中國都是非常有名的雜草。既然是草地的雜草，應該也是最麻煩的草吧！在中國東北地區，種子稍小的平車前草 *P. depressa* WILLD.（小粒車前子）也被使用。車前子是這些植物的種子，車前草是花期的全草。江蘇、安徽、江西等以車前草為基原的野生品產量多，也輸進日本。

在日本的海岸有很多唐車前草 *P. major* L. var. *japonica* (FRANCH. & SAVAT.) MIYABE，由於這樣的名稱，常被認為是中國的植物，但在中國很少看到，或許是日本的野草，幾乎不被使用。車前草和唐車前草非常像，唐車前草較大型，花穗也比車前草明顯的長。最大的特徵是葉的邊緣不像車前草那樣地有波浪。

連歐洲也都使用類似植物，在法國類似唐車前草的大車前草 *P. major* L.，地中海地區是 *P. psyllium* L. 等，其他如德國、法國和英國等，是使用長葉車前草 *P. lanceolata* L.。美洲大陸與長葉車前草同類的還有幾種。類似植物在世界上之所以被使用，表示對其藥效的信賴性，奇妙的是用途也不相同。

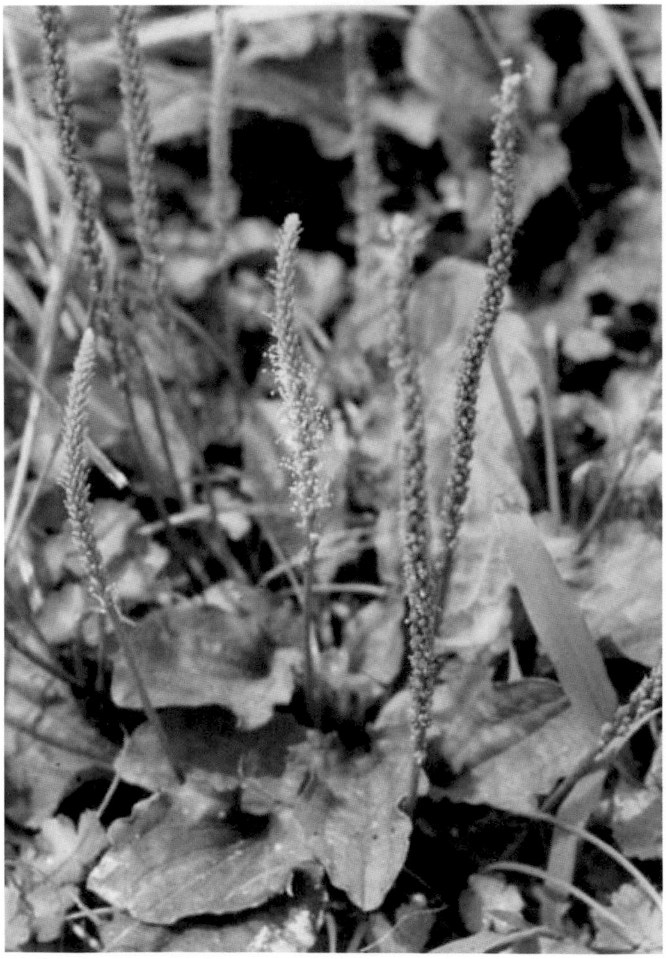

車前草 *Plantago asiatica* L.（車前草科）

在漢方中車前子是利水滲濕藥，能清熱、補益、止痛、鎮咳、祛痰，進一步兼有止瀉。配合牛車腎氣丸、清心蓮子飲、龍膽瀉肝湯等，主要用於泌尿系統疾病的藥方。所謂利水滲濕主要是利尿作用，除去體內的「水」的停留、痰飲，不只是利水的作用，伴隨著除去因為濕熱證外邪的「濕」和「熱」，成分為環烯醚萜苷配醣體、aucubin等的利尿作用、作為苯酚配醣體的plantamajoside和acteoside的抗菌作用、抗炎症、鎮痛解熱等的作用，是應付清熱、除濕的藥能。另外，含大量的多醣類粘液質plantasan，對消化道有抗潰瘍作用，具有改善消化道停水的效果。

牛車腎氣丸是八味丸加上牛膝和車前子，和八味丸同樣是以四肢冰冷、全身倦怠感、尿量減少，或頻尿、下半身的疼痛、麻痺、胃內停水等作為目標，尤其是適用於下半身的嚴重水腫，強烈腰沉重感的症狀。

清心蓮子飲有很好證據顯示對上盛下虛、心火焰上的症狀，即所謂虛熱有效的藥。蓮肉和麥門冬是心熱的清熱藥；車前子和地骨皮是冷卻腎熱，兼利尿；人參、茯苓、甘草是補脾虛、肺虛。用於慢性的腎炎、膀胱炎、濁尿、白帶下等的虛證。

龍膽瀉肝湯是泌尿器和性器下焦諸病的藥，應用於急性及慢性尿道炎、膀胱炎、腎炎、實證的陰部炎症。

日本藥局方附錄的藥效分類，把車前草也一起列為祛痰藥，但不存在於一般漢方處方用的祛痰藥。

在歐洲認為種子是緩下藥。種子的粘液吸收水分而膨脹，為了在腸內保持水分，被認為有吸收過剩水分的效果，利於治便秘。

使用花期全草的車前草，並沒有出現在漢方的藥方，無論日本、中國，當民間藥應用的多。利尿作用不如種子，抗菌、消炎、止血、止瀉等作用強烈，也被應用為鎮咳祛痰藥。

根據北海道醫療大學的西部三省教授團隊的研究，比較各種車前草成分的報告，結果全都含有利尿作用的aucubin，而車前草和大車前草已知含有多量抗菌作用的plantamajoside和具有抗過敏作用的plantagimin；平車前草和長葉車前草已知含有多量也有抗菌作用及顯著鎮痛解熱作用的acteoside。不管在亞洲或歐洲，主成分和藥效不同的其他組合，分別都是存在的原因。暫且放棄全都是同類的想法，對這些傳統的用法和成分的關係，有必要詳細地重新調查。這些主成分的含量都很高，有二~一〇%，這種差異是確定的。另外，長葉車前含有環烯醚萜苷化合物的aucubin，以及梓樹有顯著利尿作用二%的的catalpol成分，由成分來判斷，利尿作用也應該相當強烈。

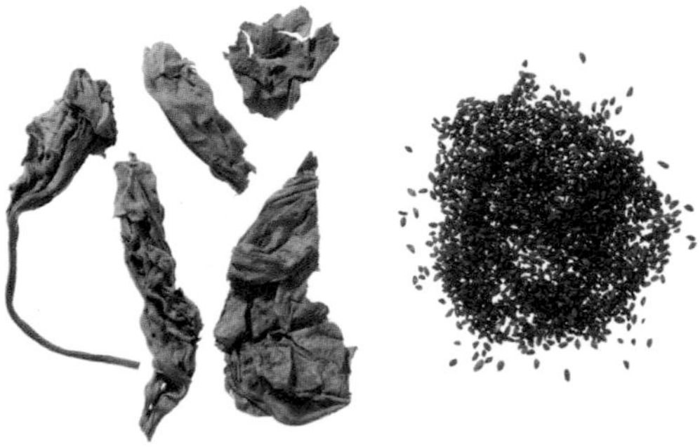

左：車前草 右：車前子

金銀花（きんぎんか）

日本的茶道，在茶席上如果沒有話題就會顯得尷尬。無論老人或年輕的女性，從拿起茶杯的姿態到室內精緻的擺設，都能成為聊天的話題才不會無聊。初次見面的客人偶爾同席，會以主人為中心，由供茶期間的持茶姿勢，當做談話開端，互相突顯出個人的風格，應該是茶席的本質吧！

在茶席間最不希望的就是發生冷場，為了避免客人間因找不到話題而有不愉快的感受，所以必須準備掛軸、陳設品，介紹茶杯、各式各樣道具、茶點、茶及花等的導引，轉換話題。

即使煞費苦心的安排，遺憾的是，客人裡有人完全沒有這方面的知識，連茶室裡掛的書畫的字都不會讀，即使會讀，也不明白其中含義，擺設的陶瓷器是志野燒還是樂燒，都無法區別，在觀賞道具時，作為茶道家的主人，卻常常沒有注意客人有被測試智力和家庭教養的感覺，意識形態上像是個受害者。如果三番兩次有這樣的客人，那麼也就不需要太在意任何人都能成為全部精通的「茶人」了。

「這朵花是吸葛吧！」

「是忍冬。」

「忍冬也稱吸葛。因為花瓣的基部有花蜜，摘花來吸會甜，所以稱吸葛。英文稱為Honeysuckle。花瓣初開是白色，漸漸變成黃色，所以也稱金銀花。」

「這樣啊！是好名字。雖然是五、六月開花，卻為什麼用忍耐冬天的名字呢？」

「在中國本草綱目上寫著：即使到了冬天，也因為耐寒冷，葉不枯萎。」

「喔，是藥用植物吧！對什麼有效？」

「嗯！」

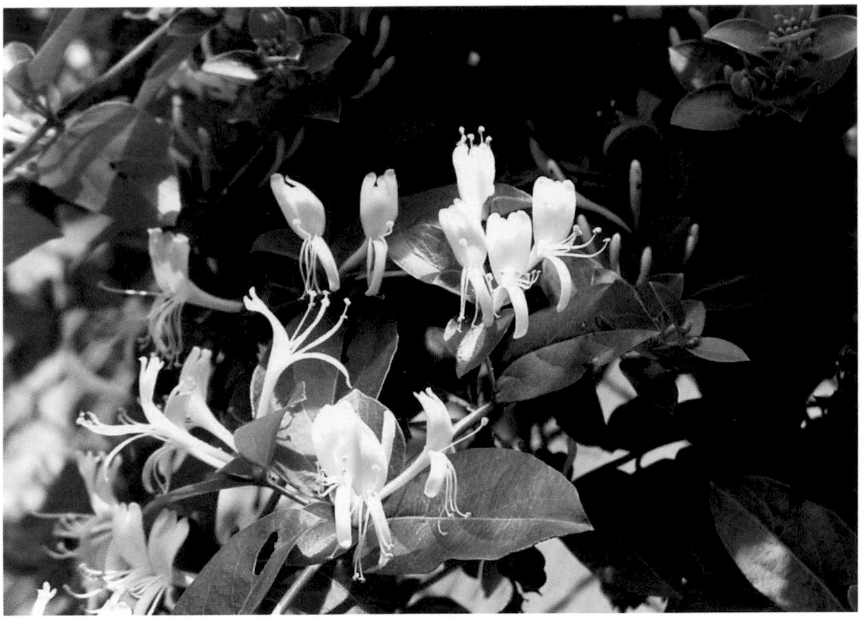

金銀花 *Lonicera japonica* THUNB.（忍冬科）。
在四國、九州有很多叫做テリハニンドウ的變種。花稍大，花瓣的筒狀部分比起分裂彎曲的部分更長是其特徵。

忍冬 *Lonicera japonica* THUNB.（忍冬科）從北海道到九州，朝鮮半島到中國陝西、雲南，非常廣泛地分佈。入山後，只要在稍微向陽的地方，就能找得到的植物。蔓藤性的木本植物纏住樹枝可蔓延到任何地方，在地面上的樹枝會生根而長得非常繁茂，葉、花都美麗。和連翹經常被利用在美國有草地的庭院裡，當作不讓狗和貓穿過的籬笆。日本的庭園雖小，卻種了很多各式各樣的樹，因為忍冬長得過度茂密，反而不受歡迎。

四國、九州、中國南部等溫暖的土地，有莖和葉幾乎無毛的變種，有時以 *L. japonica* THUNB. var. *repens* REHD. 區別之。葉有光澤，花瓣的筒部外帶紅紫色，在上面四個、下面一個，打開的船舷部分比筒部長。其特徵是花看起來很大，有很強烈的香氣。

普遍認為，在中國其他地區所使用的還有六種左右。

五、六月左右晴朗的早晨，摘取開花前的花蕾，經快速陰乾的乾燥品為金銀花、或銀花。從秋天到冬天，割取帶葉的蔓藤莖，經日曬者為忍冬藤。同樣的植物，用法也幾乎一樣，卻使用完全不一樣的名字，應該是人們對這種植物非常熟悉吧！中藥大事典除此之外還列出二十個別名。

金銀花、忍冬藤都可認為是清熱解毒藥的代表藥，可治療癰腫瘡毒、溫病發熱、熱毒血痢、筋骨疼痛等。各種皮膚的化膿，

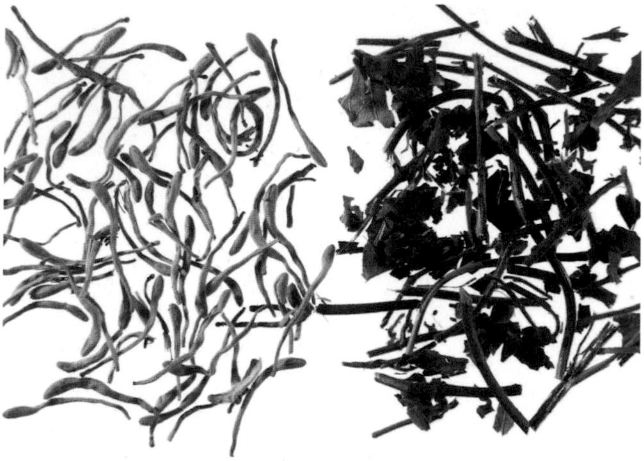
左：金銀花　右：忍冬藤

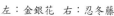

尤其是脊背和乳房等身體表面的化膿、流行性肝炎、細菌性下痢等，應用在漢方不擅長的領域，作用顯著。可內服也被用於外用。

漢方所謂的「熱」，不是溫度，而是指引起發熱物質的情況比較多。其主要的原因是受細菌及病毒的感染，像這樣由病原微生物產生的物質稱為「毒」的作用，經人體反應而使體溫上升。大體上，「熱」等於毒或者細菌及病毒來考量就容易理解。因而，清熱解毒主要是象徵抗菌作用。

金銀花應用於化膿性的皮膚疾病、腹瀉和發熱的感冒、急性腸炎和細菌性的下痢等，由其應用範圍可以明白抗菌作用是相當被期待的事。忍冬藤也類似，其應用範圍更廣，對急性肝炎和血便等內在病症有效。普遍認為葉比花具有更強的抗菌活性。

已知花的成分是黃酮化合物的木犀草素（luteolin），葉的成分是鼠李糖配醣體的忍冬苷（lonicerin）。另外，莖、葉、花都含有單寧。木犀草素具有弱利尿作用、弱鎮痙作用及抗菌作用。到目前為止，單以已知成分並無法在文獻上說明其藥效或臨床效果。應該是還有許多未研究到的領域吧！

在實驗室裡測試的抗菌範圍非常廣泛，能抑制傷寒菌、副傷寒菌、霍亂菌、赤痢菌、沙門桿菌、綠膿桿菌、黃色葡萄球菌、溶血性連鎖球菌、肺炎雙球菌、人型結核菌、梅毒等各種的病原菌。

另外，中國最近也有應用於蘑菇中毒、及有機磷劑農藥中毒、或日本腦炎等病毒的例子。

日本的一般用漢方處方，使用於濕疹等的治頭瘡一方，配伍忍冬藤；使用於皮下化膿、乳腺炎、過敏、流感等的荊防敗毒散；使用於濕疹和發癢的五物解毒散，都只配伍金銀花。

在中國、日本都有當做園藝植物，而擴展到世界的植物，雖然文獻上記載了驚人的藥效用途，但是目前忍冬在應用或研究方面也都不太被重視。

距今四百年前，李時珍在本草綱目上寫到：「凡易得之草，人多不肯為之，更求難得者，貴遠賤近，庸人之情也。」。

桔（き）梗（きょう）

夏天的長江流域很熱。那可不是普通的熱。南京、武漢、重慶這三個城市可說是三大灶。一九九四年的七月，乘坐巴士沿著長江逆流而上，由第一灶的南京，往第二灶的武漢，在銅陵附近的山中，有關鳳凰鎮的牡丹皮已另有記述。實在無法信賴所搭乘的出租巴士，由於與空調的壓縮幫浦相連的皮帶斷裂，簡直成為行動的蒸汽浴，再加上嚴重的漏油。即使想轉搭大渡口這個城市的渡輪，也沒辦法由長江往北航行。前面的區域當時外國人需要有特別許可才能進入，因為不能保證能安全旅行安徽省北部的三分之二區域，結果繞了一大圈，走完一千九百公里的旅程。

為了轉換巴士等了三個多小時，在深夜越過大別山，被誤認為是黑市交易來收購絲織品的，遭到許多拿著火把的巡守隊團團包圍，一連串的事件使得幾個團員的健康狀態受到影響，成了一趟淒慘的旅行。在岳西有栽培茯苓和天麻，有名的霍山是石斛的產地，繼續往北行，可以看到蒼朮的野生品生產與採收，搭乘渡輪渡過淮河，第五天的早上在太和縣的城鎮看到了桔梗和薄荷的栽培生產。

參觀靠近安徽省北端的亳州，這個中國最大的生藥市場，有超過五萬個以上的攤位，真的大吃一驚，再看到為了製作全蠍的養殖蠍子的飼養場，更是吃驚。在飯店的晚餐擺出來的是咖哩味的乾炸脫皮蟬，又嚇了一跳。與炸蝦味道相似竟然也能使人接受。次日，看到擺在路旁堆積如山的蟬蛻，也就見怪不怪了。回程參加在合肥的大學的演講會，八天的強行軍接近尾聲，終於撿回一條命返回南京。要全力以赴完成生藥學任務的話，需要有超乎常人的體力與神經遲鈍才可以。

桔梗 *Platycodon grandiflorum* A. DC.（桔梗科）是分佈廣泛的植物，其野生的範圍從北海道西南部到沖繩，大致是整個日本、朝鮮半島、整個中國。在山地稍乾燥的草原，再加上日照良好的地方，一般都能看見。不過，是不是花太醒目而被摘取了，今年的夏天從阿蘇、九重的高原繞了一圈，似乎也變少了。

栽培容易，排水、日照都好的肥沃土壤最好，春天的種子繁殖或通過分株繁殖。是多年生，連續多年都能享受賞花的樂趣，不過，如果植株變大了還是適當地分株為宜。若擱置的話，花會變小，顏色光澤也會變差。是秋天開花的七種草之一，不過，在氣候暖和的地方約從六月就開始開花。

桔梗在日本、韓國、與中國這三個國家也都被當作經濟植物栽培，不過，有趣的是他們的主要目的完全不同，在日本是

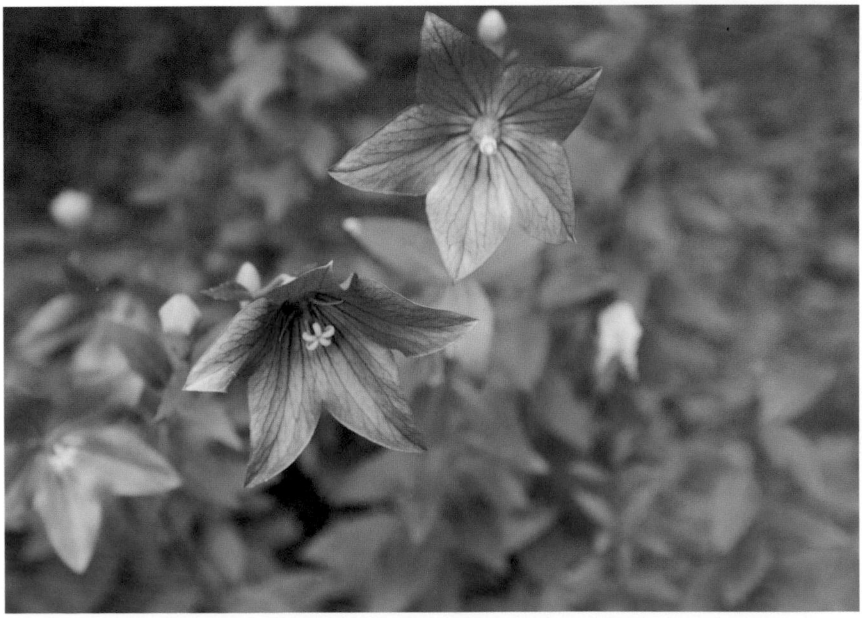

桔梗 *Platycodon glandiflorum* 的花。
雌蕊先張開（中央），承接來自別朵花的花粉，而後雄蕊才打開（右），防止自花受粉。

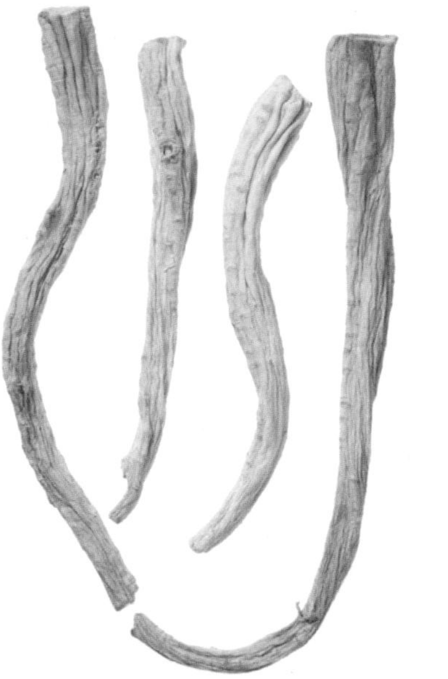
安徽省栽培的桔梗（安徽省太和縣）

插花用以觀賞為目的；在韓國稱作toraji，根切細煮、作成韓式泡菜、或者拌菜、油炸和水煮等做成可吃的食用品；在中國專門為了藥用而栽培。栽培地也多，安徽、河南、河北、湖北、遼寧、吉林、內蒙古等有栽培。太和縣的栽培一整年可出貨一○○○噸的乾燥品，不管是面向哪邊，都是接續不斷的一片藍花田地。三月播種，當年的秋天或四月定植，第二年的秋天採收。用手剝皮，日曬乾燥後，一公分以上粗的為大、五毫米以上的為中、在此以下的為小，分為三等級。因為是食用，適合韓國的，要連皮真空包裝，以冷藏運送。

桔梗的主要成分是皂苷類，區分為platycodin A、C、D、D_2與polygalacin D、D_2。polygalacin被認為與鎮咳祛痰藥的遠志和美洲印第安人的民間藥的美遠志等的皂苷類似。桔梗所表現的藥效被認為是這些皂苷類的作用，不過，另外還有三萜類的betulin，植物固醇族化合物的spinasterol和其配醣體的stigmasta-7-enol等副成分。

其作用是皂苷的一般作用，能刺激舌頭和咽喉，呼吸道等的粘膜，反射的唾液、氣管分泌液的分泌亢進，促進呼吸道粘液的排出，因而呈現鎮咳祛痰的作用，兔子、狗、鴿子等經口投與後，確認了這些作用。此外，用水提取物和皂苷混合物進行動物實驗，得到能使血糖值降低、抗潰瘍、鎮靜、鎮痛、解熱、抗炎症、抑制胃酸分泌、末梢血管擴張、中樞抑制、抗過敏等各種各樣的作用的證實。據說由果糖組成的多醣類菊糖，也有抗腫瘤活性。被西洋醫學認為是典型的祛痰藥，在日本最經常使用作為鎮咳祛痰的家庭藥，也配伍桔梗。和美遠志並列，或一同配伍成為鎮咳祛痰藥的代表藥，不過，和漢方是稍有不同。

氣血水的「水」在體內若停滯而無法順利運行就會污濁。把這污濁的水稱為「飲」。此時若伴隨著「熱」，飲被濃縮而成為「痰」，這是漢方的說明。基於這個觀點來查閱古籍的話，依據西洋醫學藥效的思考是無法說明其「祛痰」的表現。

神農草本經記載著「主治胸脇痛如刀刺，腹滿，腸鳴幽幽，驚恐悸氣。」而名醫別錄記載著「主利五臟腸胃，補血氣，除寒熱風痺，溫中，消穀，治喉咽痛。」在唐代以前簡直像當作另一個生藥使用。到了七世紀的藥性論才開始有消痰涎，主肺熱氣促咳嗽的相關記載。到了金元醫學的李東垣變成只有與氣管有關的記載。

若把漢方藥中與桔梗配伍的，並列來看的話，做為鎮咳祛痰藥的竟然非常少，只能舉出清肺湯、竹茹溫膽湯、參蘇飲等。

咽喉痛或是扁桃腺炎等，若擴大到喉嚨疼痛的範圍，就有杏蘇散、驅風解毒散、桔梗湯、小柴胡湯加桔梗石膏、聲音沙啞使用的響聲破笛丸等，不過並不是西洋醫學所期待的祛痰作用。

作為使用在胸痛如刀刺的鎮痛藥是有五積散和延年半夏湯。而雞鳴散加茯苓也是鎮痛藥，不過，是針對下半身的水症狀。而參苓白朮散，藿香正氣散是與白朮配伍，用於腹瀉等消化管的停水。

另一方面，認為是使用在「痰」的另外意義的化膿性疾病的很多，有排膿湯、排膿散，兩者合方的排膿散及湯、十味敗毒湯、荊防敗毒散、柴胡清肝湯等主要的排膿藥的大部分都有桔梗出現。

而使用於高血壓、便秘、肥胖等也含有桔梗的防風通聖散，看出與粉刺等的化膿性疾病有關聯。

艾（がい）葉（よう）

大學時代在岐阜看到。那時候岐阜藥科大學在搬遷前是位在叫做九重町的地方，相距約五〇〇公尺有單車賽場，藥大東邊是一片綠油油的水田。雲井町、瑞雲町是過去新興住宅區，是帶有喜氣的城鎮名。恩師嶋野武教授當時的助教水野瑞夫老師就住在雲井町。水野老師租賃房間的對面有間澡堂，經常一起去泡澡。在角落有藥浴間，浴池裡有裝了伊吹御百草的布袋浸在其中。「究竟裡面裝了什麼？」、「打開來看看」，好奇的把內容物在浴池邊一個個攤開，可以說來個植物鑑別的裸體交流。記得幾乎都是艾草、當歸或車前草，還放進去一點點長毛老鸛草。當時在滋賀和岐阜縣境的伊吹山上長了很多藥草。上大學的四年間登上伊吹山也至少也有三十次。或許我學到藥學知識的教室算是伊吹山。進入大阪大學後，又爬過幾次，但車道完成以後大約四十年，卻一次也沒去過。

希臘神話的阿波羅（Apollo）是太陽神，其妹阿耳特米斯（Artemis）是月之女神。有關月之女神因月經不順總是愛用艾草的傳說，似乎比較像是人類的故事而不像是神話。從這件事而把艾屬的學名冠以 *Artemisia*，懷疑是穿鑿附會的。

艾屬植物廣泛的分佈在整個北半球，約有二百五十種左右，而且其大部分會以某種藥用植物形式存在。光在日本就有四十種左右。艾的植物分類學複雜，依據原寬教授新的見解來說，在本州的普通艾，其和名為蓬草，學名 *Artemisia indica* WILLD. var. *maximowiczii* HARA。而根據書上記載的 *A. vulgaris* L. var. *maximowiczii*、*A. princes* PAMP. 等各式各樣的學名，其實全都是同樣的艾。

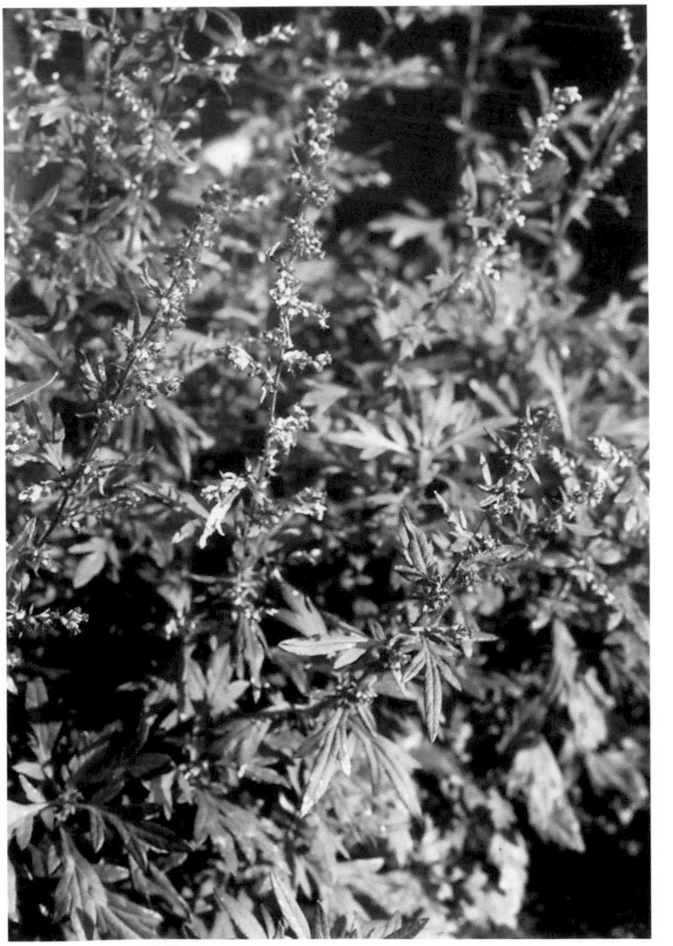

艾 *Artemisia indica* WILLD. var. *maximowiczii* HARA 的花

而，*A. vulgaris* L. 是歐洲種，*A. argyi* LEVL. & VANT. 則是中國種。

艾葉被推斷最早是記載在三世紀的名醫別錄，主灸百病。雖然針灸的歷史更加悠久，會被提起也是理所當然的，只是對這自古以來就由艾所做成的艾絨，使用於灸還是會令人為之驚歎的。伊吹山的艾絨也在百人一首的紙牌中出現，如此說來其歷史也相當悠久了。圖是十八世紀中葉的圖，仔細地傳達了艾絨的製造方法。從山上採收艾的葉子完全乾燥，敲碎去軸，把附在臼上的葉做成粉，則葉子表面上的毛

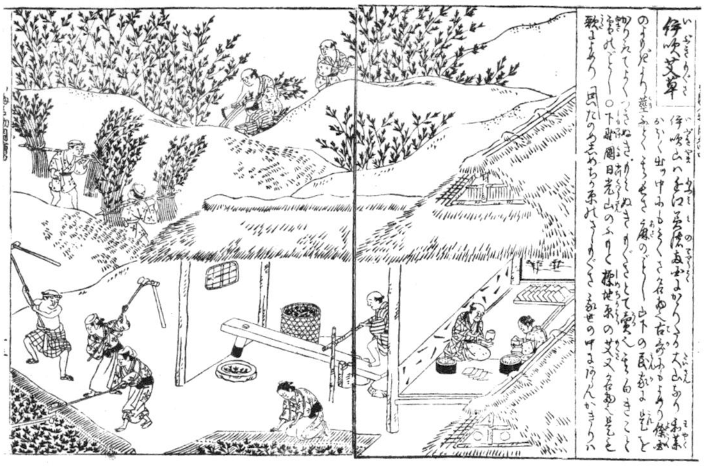

伊吹艾草的圖。
長谷川光信畫、平瀨徹齋編「日本山海名物圖會」(浪華書林 1751、1797)

會去除成為毛球，而呈現。把它篩選分開就是艾絨。

也可看到如圖的說明，伊吹山的是大型山艾或者大蓬 *A. montana* (Nakai) Pamp. 這是屬於長毛的北方系統的種類。一般的艾毛短，把完全乾燥的葉放進攪拌機，快速的攪拌就可以簡單地製造出艾絨。艾毛含有精油的腺毛很多，作成米粒大，其尖端當灸點，用線香點火灸，使其精油侵入皮膚。若只需熱的刺激，那就不一定要艾絨了。

如果提及艾葉究竟具有什麼藥效，就比較複雜了。因為有各種不同的用法。

被使用在漢方內服藥的藥方少，實用上幾乎只限金匱要略的芎歸膠艾湯。處方內容是把艾葉、阿膠、甘草加上四物湯，被分類為止血藥，稱調理氣血（調整循環）。吐血、下血、鼻血、結石等引起的血尿、痔出血、月經不順、不正常出血、月經過多、切迫流產、產後出血，進而紫斑症、外傷出血等，所有一切出血性症狀的貧血且瘀血的血虛者使用。

民間藥有各種不同的用法，很有意思。在中國把艾的抽出物做成氣霧劑，用幫浦對著喉嚨吹氣的止咳藥。艾餅的芳香非常有效。

據說有溫中逐冷的作用，腹冷而腹痛下痢時，攙入等量的橘子皮粉末來服用。味道佳，也能止咳。

搓揉新鮮的葉子，貼在外傷處，可以止血，據說如果每天重複摩擦疣處，經數日後就會去除。

把艾的嫩葉用水稍為煮一下，放進去搗成的艾草餅，在日本任何地方都是同樣的東西，作為長壽不老的妙藥而出名。在沖繩有放入黑糖的艾草年糕，真是令人懷念的味道。在韓國或中國使用艾作出很多糕點心，艾餅也不是日本獨有的。有各式各樣的艾茶、艾酒。在西洋使用於餐前酒的苦艾也是類似的艾，如同其名是苦的。

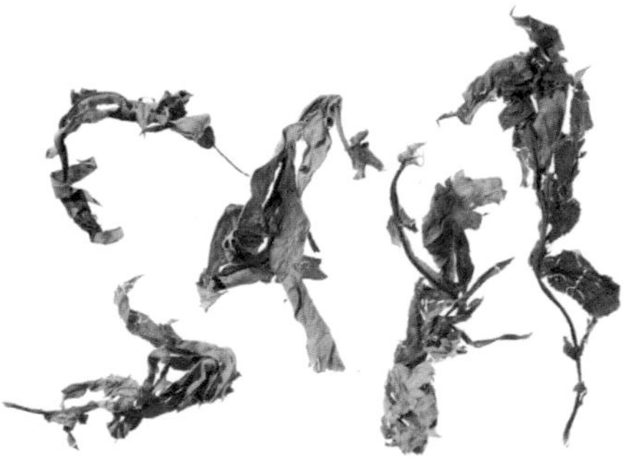

艾葉（日本產）

渡洋到南美，在巴西的日系人士，稱之為巴西千振。

據說艾草也做成藥浴，其實從伊吹御百草開始，藥浴包自古以來就經常被使用了。可溫暖腹或腰的冷症、有保溫、消炎、美肌、抑制皮膚搔癢等的效果。

包括很多精油成分，有cineole等的單萜類或具有抗菌作用的倍半萜類，而這些化合物的分子量小，很容易從洗澡水進入皮膚。灸的時候，也因火在上面燃燒，經加熱而無處躲藏的精油，因而由皮膚吸收，這是無庸置疑的。像這樣從皮膚直接潛入血管內的藥物，並沒有受到消化道或肝臟的化學變化，就和打針的效果是相同的。

茵（いん）陳（ちん）蒿（こう）

艾屬植物在全世界也有二五〇種以上。多分佈北半球溫帶地區，在生長條件不佳的地方，反而生長旺盛。如道路旁、荒地、海岸、沙漠、高山的沙礫地等。在西洋和東洋當作藥用植物的有很多群組。而這類植物多含有與眾不同的成分，其作用也極為豐富而多彩。

艾屬的艾葉在漢方中為理血藥，加入芎歸膠艾湯等之中，認為主要利用其止血作用。

從中國北部到吉爾吉斯野生的沿海艾含有山道年，當作蛔蟲驅除藥，其花很像我小時候在街上看到沿街叫賣的小餅乾。山道年和從海人草發現的kainic acid併用效果顯著，在一九六〇年代，讓全部小學生服用，幾年下來，日本孩子們的蛔蟲就完全絕跡了。

糞人參（黃花蒿）對猛爆性瘧疾也有效果。其成分artemisinin（青蒿素）在中國被發現。

茵陳蒿 *Artemisia capillaris* Thunb. 分佈於中國到朝鮮半島、日本、菲律賓等地，在河川的沙地和濱海沙灘、荒地等，經常能看到的大型雜草。原本是強壯直立莖的多年生草本，一般主幹的下部到翌年多倒下殘存，乍看之下好像是枯萎灌木狀的莖。在嚴冬時，從離地面近的部位上的節長出根生葉，形成冬天的葉和根。圖經本草對茵陳蒿名字的由來，記載了「因為陳的蒿」（舊苗生新葉）應是這緣由吧！陳字有時也做「蔯」。

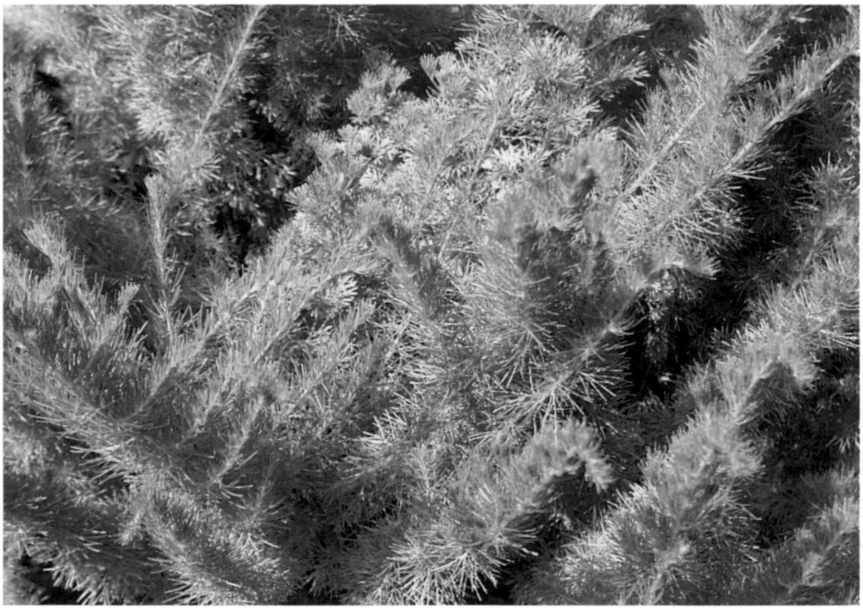

茵陳蒿 *Artemisia capillaris* Thunb. 夏之葉

在冬天茵陳蒿的葉，白毛密生而分裂淺，與普通艾草的葉相似，到了夏天枯萎。從莖較高的部位長出莖生葉，夏天的葉像絲狀般細且分裂，若只看冬天和夏天的葉，無法看出是同樣的植物。而且，帶花穗樹枝的葉長，無花樹枝的葉變短，長約只有三公分。密毛的冬葉和無毛有光澤的夏葉有共存的時期。

濱艾為茵陳蒿的基原植物，濱艾和茵陳蒿在植物分類學上被視為同一種，藥局方、植物圖鑑，把濱艾的名字刪除了。在中國，除茵陳蒿以外，有二、三種類似植物或完全不同的植物，作為茵陳蒿代用品的情形，有被混入青蒿、濱男蓬等的疑慮。又，韓國有時也使用岩茵陳。

茵陳蒿在中國和日本使用的藥用部位不同，如照片所見，雖說是一樣的茵陳蒿，可是感覺不到是相同的生藥。在中國，春天嫩葉長出十公分左右馬上收割、乾燥，是為茵陳蒿；而日本是在初秋時，開花之前摘取花的穗，是為茵陳蒿。因此，中國品是綿軟如絨毛包圍的葉，為了區別，日本稱之為綿茵陳。而日本產的看起來像花蕾，直徑約一毫米的小顆粒，是菊科艾屬獨特的頭狀花，由十幾枚包葉包圍成十幾朵小

茵陳蒿 ～きんぎんか～

綿茵陳（冬之葉　中國產）

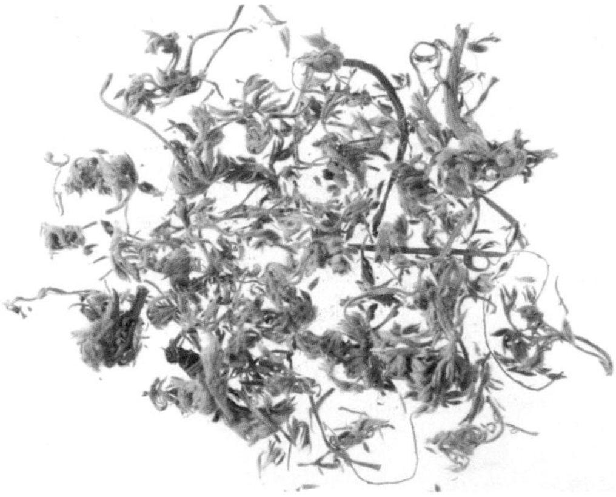

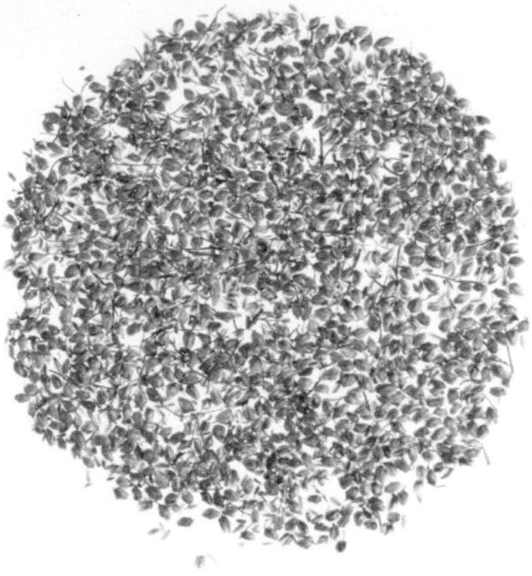

茵陳蒿
（摘取頭花。長野縣產）

花的球塊。究竟哪邊是正確的？哪種較好？若要加以比較，在嫩葉幾乎不含有效成分的scoparone（＝esculetin dimethyl ether），而花含一％以上的佔多數，所以比起中國傳統用法，日本種佔上風。有抗菌作用的capillin等，也是花含量最大。其他沒有像這樣奇妙的例子了。

茵陳蒿在神農本草經記載：「主治風濕寒熱、邪氣、熱結、黃疸」，所配伍的茵陳蒿湯、茵陳五苓散，已知全都是作為伴隨急性肝炎等的黃疸症狀之要藥。

黃疸是從肝臟分泌經由膽囊，應該是由十二指腸出來的膽汁，沒有被順利地排出。膽汁色素的膽紅素進入肝臟血液裡，因血清著色而使眼睛、粘膜、皮膚等，看起來像黃色症狀的情形，並不是病名。肝臟障礙是主要原因，這是種種因素造成，有時如引起膽囊和膽管堵塞般的障礙發生。因為便秘嚴重，大便停滯，有害的腸內細菌進入十二指腸，進而上行到膽囊，使膽囊和輸膽管引起炎症，稱之為上行性膽囊炎等。總之，有各種原因，並不是所有的黃疸都適用。但多數已知成分是能應用在大部分的黃疸症狀。主成分的蒿春豆素（scoparone）和綠原酸、咖啡酸等的膽汁分泌促進作用；持有三鍵結合的天然乙炔化合物的capillin、capillene等對種種病原菌具有抗菌性、白癬菌等真菌的發育抑制、殺菌的作用，連抗病毒作用也已被確認。除此之外，解熱作用、膽固醇等血中脂質的下降、血壓的下降等，連神農本草經上記載的防止老化的機能，也能夠說明。

因為治療肝炎的藥不多，所以幾乎都傾向使用小柴胡湯，由西洋醫學的想法，也有必要以小柴胡湯、大柴胡湯、五苓散和這些的合方等的靈活運用寫成手冊。今日，打算貫徹漢方理論，卻又無視臨床醫師的存在，也是事實。我想是不是能以西洋醫學來診斷肝炎，再選擇用漢方藥的理論也很好。

茵陳蒿湯廣泛應用在便秘、腹滿、小便不利、黃疸等，可見的裏熱證、急性肝炎、傳染性肝炎、腎炎、口內炎、齒肉炎、眼目痛、蕁麻疹、皮膚搔癢症等。與配伍的山梔子和大黃相乘的利膽作用，大黃的消炎、抗菌、瀉下的作用也有充分的意義。

茵陳五苓散是五苓散追加茵陳蒿的處方，被使用於無裏實熱證、口渴、小便不利、胃內停水等，所謂五苓散證為主而伴隨輕微黃疸。

加味解毒湯是把黃連解毒湯、茵陳蒿湯、乙字湯的三者合在一起的處方，應用在以小便不利的各種痔。

紫菀（し おん）

九月秋分時刻，日本列島經常下雨。雨多的季節花自然少，但是石蒜也是在同時期盛開。這時期開在原野的花朵，最常見的有紫菀、佩蘭或黃花龍芽草等，是秋季的法會或掃墓時，供奉所需要的花。因為石蒜的花太大，後三種花小又容易整理，所以就經常被使用。以日本全國有一千萬座墳墓，再加上佛壇也以同樣數量估算，如果分別以成對的花束供奉，就必須至少要有一億支以上的花。過去這些花都是種在自家的庭院裡，由各家自行準備。園藝熱潮隨著時代變遷，情況已有改變，這些到處都有生長的野草直到最近突然銳減，已登載在瀕危紅皮書上，成為瀕臨絕種的植物了。如果在鄉野間，其實還是有一些地方可以找到很多的。如果全部都摘取花朵，就不會有種子。為了傳宗接代，應該努力留下花，以避免全被殲滅。

繁殖最好能以切開根莖，分別增殖的方法為佳，在春分或秋分時期，挑選粗的根莖，以二～三個芽為一組分別切開，間隔二〇～三〇公分處種植。為了不讓根部乾掉，要注意澆水。根有可能會被豔金龜、日本金龜子或其幼蟲吃掉，所以需要有一套病蟲害的對策。

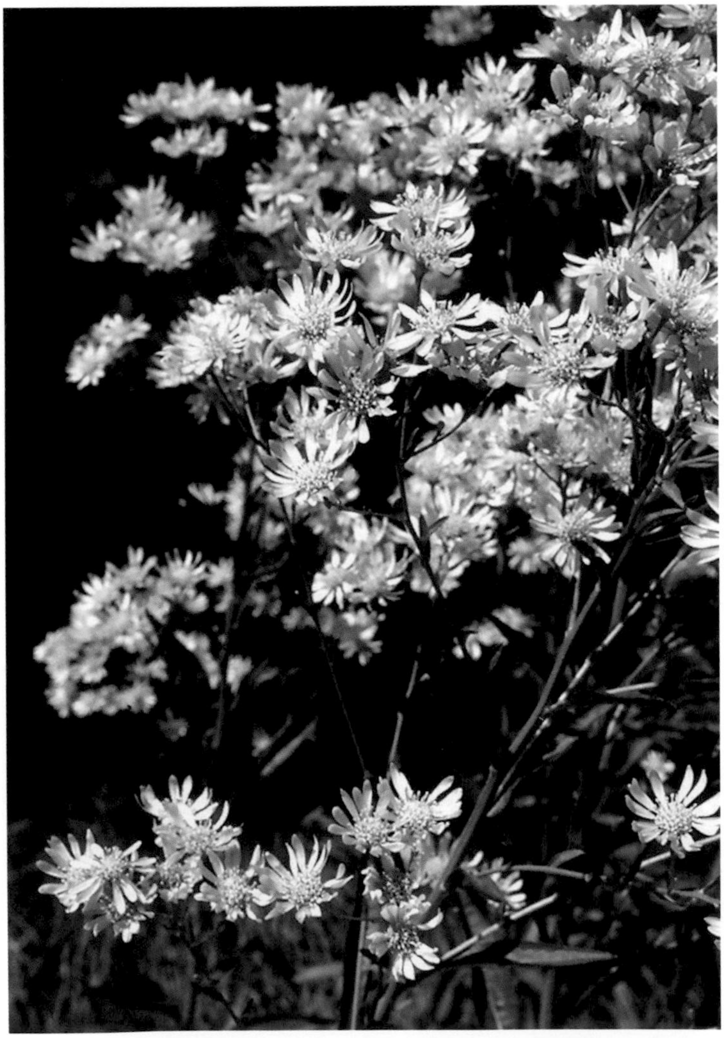
紫菀 *Aster tataricus* L.（菊科）

紫菀 *Aster tataricus* L.（菊科）是從中國東北部，分佈到日本全國、台灣的稍大型的野草。學名的Aster象徵著星星。紫菀屬植物在世界上也有五百種以上的大群組，由於莖上部的樹枝細分，多數的花同時開放，因此給予像星星的學名吧！若說是星星的話，那麼花又顯得太大了，紫菀在這屬中可說是開最大的花。紫菀的菀字表示花盛開的樣子，形容是淡紫色的花。種名的塔立克（tataricus）是指蒙古的韃靼民族，在明朝時成為韃靼國，指的是整個蒙古。日文是使用紫菀的字。

在中國稱為紫菀的生藥另外有數種，但基本上與日本種相同，栽培生產在河北省或安徽省。春天或者秋天挖出根並分株，同時也採收為生藥。根莖球狀，直徑約三公分，附有許多稍粗且長的鬚根。因為這鬚根長而容易彎曲，所以有時有仔細編織成三折小辮子的乾燥品。

紫菀根含有與眾不同的三萜類結構。

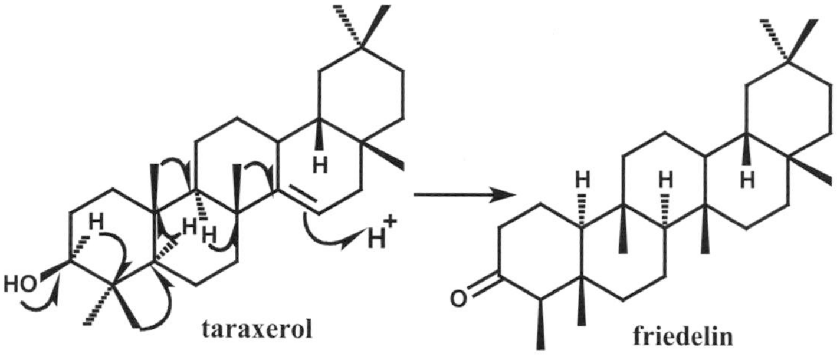

friedelin之生合成

friedelin的構造首次在一九七〇年左右發現，對研究萜類化學的筆者們，真是個奇妙的構造。Oleanane型的五環三萜是五個六員環像踏腳石一樣地排列，兩端接有二個像鬍鬚一樣的甲基，在谷之間通常是四個谷間甲基對稱排列。可是，friedelin左下的鬍鬚只有一個，谷間甲基有五個。由於對這奇妙的構造感到不可思議，因此還大膽的提出了生合成理論的說明。

廣泛分佈在菊科植物的taraxerol，其中央附近的雙鍵結合的電子，因為氫離子被拉開，使另一方形成陽離子，而拉來鄰位的甲基，脫離之後，使鄰位的氫、甲基連續的移位反應，經八次的重複，最後羥基放出氫離子中和之。的確是像「八艘飛行」（八艘飛び）（註）的理論。

其他也已知有shionone等數種三萜類及其配醣體的皂苷、aster saponin A～G等多數的成分。已知其水煎劑有強而持續性的祛痰作用、鎮咳作用、抗菌作用等。

在漢方與杏仁同樣被認為是典型的止咳平喘藥，概略區分是因外感而引起的咳嗽用杏仁，內傷引起的內因性咳嗽用紫菀，可說運用十分靈活。只是，現在日本經常使用的漢方處方配伍紫菀的只有杏蘇散一方，這個是杏仁和紫菀都配伍在一起。另外，也單獨和麻黃、桔梗、甘草、陳皮、桑白皮等作為鎮咳藥使用的生藥配合，被使用在感冒、急慢性的支氣管炎等伴隨痰的強烈咳嗽者。

（註）傳說射死源義經（日本平安時代末期出身於河內源氏的武士）愛將佐藤繼信的平教經為了追殺源義經，曾逼得源義經連跳八船而逃（即著名的「八艘飛び」）。

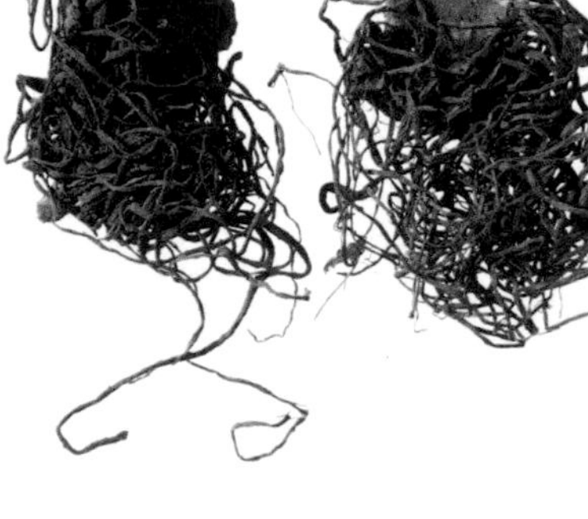

紫菀

蒼朮（そうじゅつ）

漢藥的「朮」有白朮和蒼朮二種，基原植物全都屬於菊科 *Atractylodes* 屬。白朮是另外敘述的中國原產的大花朮的根莖，在日本和韓國以成分類似的朮（和白朮、韓白朮、韓蒼朮、關蒼朮）作為大花朮的代用品使用著。

另一方面，日本並沒有蒼朮的基原植物，主要是用長江下游的江蘇、安徽、湖北、江西、河南等的低海拔山地野生的細葉朮 *Atractylodes lancea* DC. 的根莖。在江戶時代被引入新潟縣的佐渡島栽培，用「佐渡朮」這個名稱出貨，不過，現在已經沒落了，只有一點點被保存下來。反倒是在日本各地的藥用植物園還保留有佐渡來的品種。因為佐渡朮在靠近根基部的葉緣成羽狀鋸齒，所以與 Thunbergii 記載的「葉緣沒有缺損」是不同的，有一種說法認為是從中國引入的細葉朮和日本原有野生種的朮雜交而成的雜種，不過，在白朮之項已經提過，白朮、蒼朮的區別用 Thunbergii 的原標本對照已有誤認的情形，那麼 Thunbergii 的原記載變成無法信賴，因而混種的說法就沒有根據了。

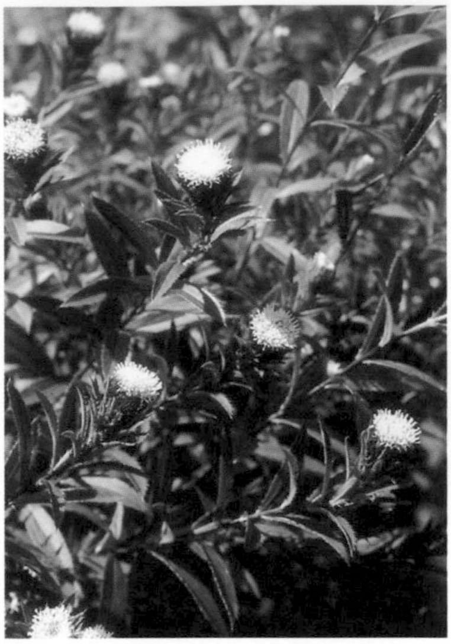

細葉朮 *Atractylodes lancea* DC.
花有白色和帶有紅色的。分株很好增殖，在日本也容易栽培。

細葉朮是難結果的植物，一株最多只會有一粒種子的程度。這也是從前認為由中國帶來的植株只有雌株的說法，不過，仔細觀察的話，一個頭狀花的中心部位，其雄蕊退化到只剩雌蕊的單性花，而周邊則是雌雄都有的兩性花。兩性花或多或少存在，並不是雌雄異株。葉的裂痕、種子難成熟這些性質也完全與在中國原產地的一樣。

栽培增殖主要是利用根莖的分株。雖然栽培容易，不過，分株並無法大量的增殖，在中國也幾乎都依賴野生品。曾經拜訪過安徽省的產地，最近的中國從農村移向城市的人口激增，能留在農家工作的人減少，再加上到山裡採集野生品的人也消失，只能在附近人家勉強採集，品質因而降低，生產正迅速而持續的減少中。

漢方藥原料的生產如果仰賴中國已經靠不住了，在日本也有必要利用栽培復活。由於已經嘗試使用生物技術的 clone 增殖，因為比較容易，所以使用人工種子的大規模栽培，感覺上好像越來越有希望。當然，如果能將價格提高，所有的問題就都解決了。而且不僅僅是蒼朮而已。

蒼朮的基原植物是支那朮（北蒼朮）*A. lancea* DC. var. *chinensis* Kit.。以黃河流域為中心，分佈在河北、山西、內蒙古等中國的北部，因為生藥是從天津交付給日本，因而在日本改稱之為津蒼朮。還有被稱呼為朝鮮蒼朮、赤峰蒼朮、鄂西蒼朮等其他的名稱，不過，全都是劣質品。

白朮、蒼朮都含有由倍半萜類和聚乙

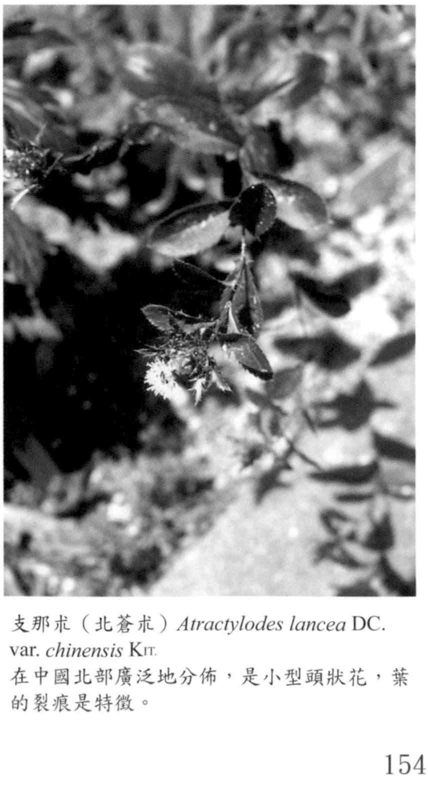

支那朮（北蒼朮）*Atractylodes lancea* DC. var. *chinensis* Kit.
在中國北部廣泛地分佈，是小型頭狀花，葉的裂痕是特徵。

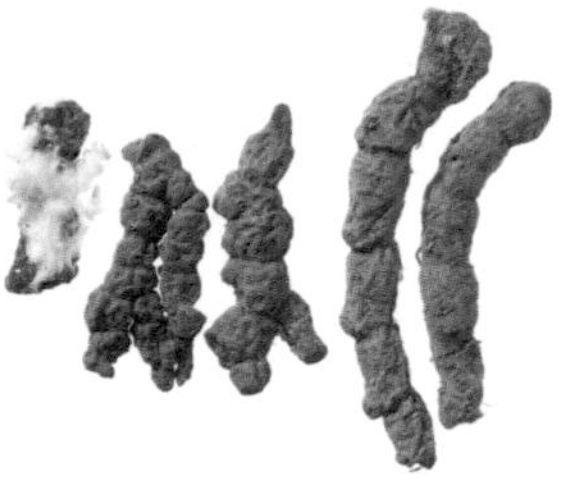
左：蒼朮，密閉放置的話會出現絹絲狀的結晶。右：津蒼朮（北蒼朮）

炔類所組成的大量的精油，精油成分的研究已有很多。白朮，特別是大花朮的精油含量比較少，而蒼朮稍多。這二種生藥的主要成分是為具有呋喃環結構的倍半萜類的蒼朮酮（atractylone），已知具有抑制肝障礙、抑制胃潰瘍等作用。蒼朮酮經過空氣的氧化而生成 atractylenolide I 和 selinadienone，具有抗炎症作用，而寡醣類的 atractan A、B、C 具有降血糖作用等。可是，直到目前的研究成果，白朮被寄予期待的補劑作用、止汗作用並沒有說明。

蒼朮特別是細葉朮，含有大量的精油，用水蒸氣蒸餾出來的精油，其乾燥重量也達到十五%。主要成分全都是絹絲狀結晶的 hinesol 和 β-eudesmol。兩者的含量有相當大的差異，不過，化學結構和作用都類似，不需要太過在意。在植物的生合成理論是到最後的階段只有一點點差異的近緣化合物。已知全都具有抗組織胺、中樞抑制、睡眠增強、抗痙攣等作用。因為這些成分含量相當多，若把新鮮的生藥裝在袋裡放置的話，成分會滲出來形成結晶，好像被白色蜘蛛網般的黴菌固定了。萃取物製劑如香蘇散等也形成同樣的狀態。這並不是黴菌，而是品質優良的證據，不過，在筆者周圍的漢方從業人員中，也有幾個草率的人把它當作是發黴而扔掉的情形。即使已經擁有執照的醫師、藥師也是如此，難怪患者會發脾氣「為什麼連發黴的藥也拿出來」。應該事先做好「用藥指導」。據說還對批發商提出「不長黴菌的蒼朮」這種訂購要求，令人感到十分為難。品質差的津蒼朮、朝鮮蒼朮應該就是具備上述條件。蒼朮也被使用當做消除黴菌的燻蒸劑。成分的 fagraldehyde 有抗黴菌作用。蒼朮的精油也被配伍作為名牌化粧品的香水原料。hinesol 的化學結構源自於筆者的研究，是六員環和五員環共用一個碳結合的螺旋環的新奇結構，是不是因此刺激合成化學家的挑戰精神，已有十種以上化合物被合成出來。此外，已知蒼朮有五種倍半萜類及九種倍半萜配醣體。蒼朮的配醣體是相當新奇的化合物，更新奇的 atractyloside F，與四個分子糖結合的倍半萜也被發現了。

蒼朮的另一個具有特徵的成分群組，是含有 atractylodin、atractylodiol 等的聚乙炔化合物，有研究報告指出具有利膽作用。聚乙炔化合物是在菊科和繖形科植物中很容易找到的成分，不過，也有精製後在空氣中變得極為不穩定，具有爆炸性的成分。既然那麼容易引起化學反應的化合物，其生理活性是十分受到期待的，不過，要取得純品是困難的，常因此延遲了研究。白朮類沒有包含以上的成分。

和白朮相同的成分是寡糖類的蒼朮多醣 A、B、C，蒼朮也含相當大量。也含有白朮的主要成分的蒼朮酮，不過，量極少。

作為津蒼朮的支那朮（北蒼朮）主要成分是和細葉朮相同，其含有量雖然差，但是作為蒼朮用是沒問題的。津蒼朮也有含量多的成分，在河北省的安國藥市看到販賣從切口湧出結晶的。如果詢問買賣的阿姨「這是北蒼朮，品質好的呢！」，「果然是日本的大師，請對那邊的官員說吧！政府只願意以很便宜的價錢收購呢！」被嘀嘀咕咕一陣子。朝鮮蒼朮好像是把「沒有黴菌」的蒼朮當做寶，不過，從成分含量的觀點來看是無法期待其藥效的。蒼朮也是放得越久結晶就變得越難出現，不過，這個結晶性成分的融點低，若其他的成分滲出來的話，會引起融點降低而溶化吧！

在目前日本漢方的一般用、醫療用、藥局製劑的處方共計二九六方中，與朮配伍的有七十方以上，不過，由於受區別不明確的傷寒論等古籍的影響，到底是用白朮或是蒼朮，有很多並沒有被明確記載。從藥局製劑開始，到了最近一般用、醫療用、日本藥局方的任何一個處方也都已明白記載是用白朮或蒼朮。可是，一樣的藥方也有可能根據表面而優先使用哪一邊，卻常變成相反，或究竟哪一邊可以用的多，反而使情況變得更不容易懂了。

白朮（びゃく じゅつ）

日本式的漢方藥是以不變更處方組成，忠實地保存傷寒論和金匱要略古籍本的處方為原則。無論是明治末期的陸軍藥局方或到戰前當時漢方三大家協議的處方等都是以處方集標準化進行，到了昭和後期，一般用漢方、醫療用漢方、藥局製劑就以一般公認的處方集出版，而確定了「不變更」的原則。這對漢方醫學的學習既方便又易懂，而且漢方藥的方便做法是以 OTC 藥和提取物製劑處理。

現代的中醫學沒有附上藥方名，與西洋醫學的處方箋同樣，看見其組成藥物、分量好像都可以自由地配合。其實在中醫師的腦海裡，根據診斷的結果，譬如「雖然適合這個患者的藥方較接近大柴胡湯，不過，應該要再加上什麼或減少什麼」首先應該考慮的是這個加減法的想法，所以其實完全沒有那麼自由，也沒有那麼的恰當。所用的生藥也沒有想像這麼單純，只要合乎藥局方規格就行了，由於中醫學使用施予各式各樣炮製的生藥，若要模仿這種作法，醫師和藥師對於各個生藥如果不從根本重新學習是不行的。無論如何，制式的日本式漢方，可以自由地決定是好的。

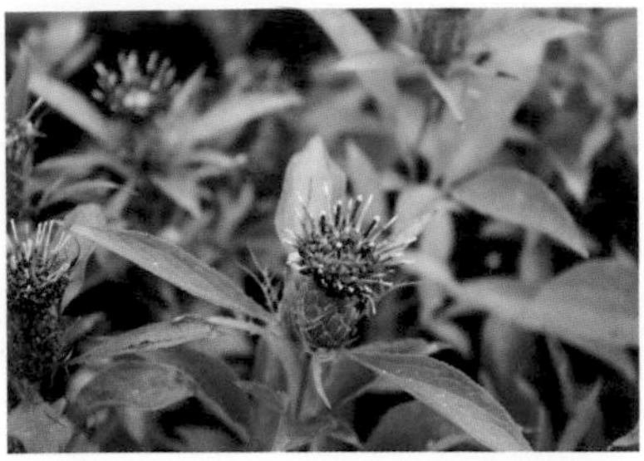

大花朮
Atractylodes macrocephala Koidzumi
種子雖少難增加，不過，在日本也容易栽培。花美麗。

漢藥「朮」有分為白朮和蒼朮二種，同屬於菊科 *Atractylodes* 屬的類似植物，不過，成分和藥理都相當不同。看了成為提取物製劑典籍的厚生省藥務局監修的「一般用漢方處方手冊」，在補中益氣湯、平胃散、防已黃耆湯等多數的處方上，只寫「朮」而都沒特別指定是白朮還是蒼朮。

這被認為是因為後漢時代完成的神農本草經、傷寒論、金匱要略等漢方藥的原著，白朮和蒼朮並沒有被區別的原因。雖然在木版印刷發達的北宋時代，傷寒・金匱的處方也有稍微區分的部分，目前是根據林億寫的再編「宋本傷寒論」。林億無法區別的部分，經過一千年後的現代大體上還留下個尾巴，因為根本沒有區別，所以到底是要使用蒼朮或使用白朮就交由臨床專家去判斷了。

從二〇〇七年藥局製劑的修改開始，一般用、醫療用、藥局方都已明白記載白朮、蒼朮的區別。可是，例如平胃散在醫療用為蒼朮，藥局製劑為白朮，一般用變成蒼朮（白朮也可以），沒有一貫性。

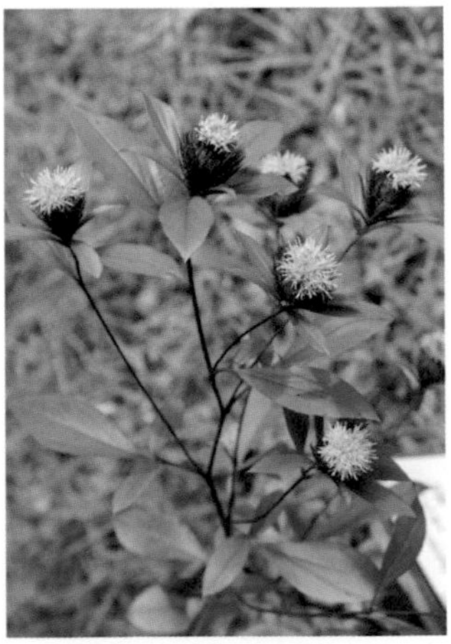

朮 *Atractylodes japonica* Koidzumi ex Kitamura
分佈日本全國，嫩芽美味也作為野菜。

蒼朮好像是五世紀末在本草書登場，最初為陶弘景的「本草經集注」用赤朮的名稱記載。神農本草經的「朮」是出現「止汗」的字眼，顯現出來其實就是白朮。若是蒼朮應該要寫成「發汗」才對。

一般在日本使用的，原本是代用生藥的「和白朮」，分佈自日本到朝鮮半島、中國東北部的朮 *Atractylodes japonica* Koidzumi ex Kitamura 的根莖。真品「白朮」的基原植物是分佈自長江中、下游流域到中國東南部的菊科植物的大花朮。對大花朮感到為難的是使用兩個學名。在日本的書籍上寫的是 *Atractylodes ovata* DC.，而以中華人民共和國藥典為首的中國書籍上寫的是 *Atractylodes macrocephala* Koidzumi。本來一種植物只能有一個學名存在。會變成這樣的情況，其實背後有一段很長的故事。

	白朮	蒼朮
性味・歸經	甘・苦、温・脾、胃	辛・苦、温・脾、胃
分類	補氣藥	芳香化濕藥、祛風濕藥
藥能	補脾益氣、燥濕利水、固表止汗、和中、安胎	健脾燥濕、祛風除濕、解鬱除障明目、散寒解表、發汗
效用	痰飲水腫、消化不良、食慾不振、脾虛者、自汗、慢性腹瀉、胃的倦怠無力胎動不安	痰飲水腫、消化不良、食慾不振、濕損脾胃者、寒濕吐瀉、胃腹脹満、風寒濕痺、濕疹等
藥方例	人參湯、補中益氣湯、十全大補湯、六君子湯等	平胃散、桂枝加苓朮湯、消風散、疏經活血湯等

一七七五年左右來到長崎的瑞典植物學者Thunbergi，把當時栽培在長崎，一般認為是白朮和蒼朮的基原植物的標本帶回去，認為是接近西西里島等的所謂*Atractylis*植物的新品種，於一七八四年發表，分別命名為*Atractylis ovata* Thunb. 和 *A. lancea* Thunb.。到了一八三八年De Candolle把它們與地中海地方的*Atractylis*加以區別，得到的結論是東洋的為*Atractylodes*新屬，分別改為*Atractylodes ovata* DC. 和 *Atractylodes lancea* DC.。一八二三年，來到長崎的Siebold也把栽培的白朮和蒼朮的基原植物，帶回到德國去。

到了二十世紀，京都大學的小泉源一把留在德國符茲堡的Siebold的標本和在瑞典烏普薩拉的Thunbergii的標本做比較，判斷白朮的標本是不同的植物，Siebold的標本是新品種，命名為*Atractylodes macrocephala* Koidzumi。一九五四年，承續小泉教授的北村四郎教授，判斷小泉教授把同一種植物重複命名，在撰寫「有用植物學」這本書時，以*A. ovata*作為優先。這在日本已經成為定論，而在中國是以小泉的說法確定下來。

直到最近，北京藥用資源開發研究所的肖培根博士到符茲堡和烏普薩拉，重新檢討Siebold的標本和Thunbergii的標本，而Thunbergii所命名的學名*A. ovata*的原標本，已確認是蒼朮的原植物細葉朮*A. lancea*的幼嫩植物。總而言之，Thunbergii對蒼朮是重複命名。*A. ovata*原標本的學名無意義而被刪除，正確Siebold的標本*Atractylodes macrocephala*的學名則被保留下來。

那麼，雖說是代用品，朮*Atractylodes japonica*也有複雜的話題。在中國稱為關蒼朮，由生藥外形的相似性當作為蒼朮。在韓國把當年這植物新的根莖部分的皮剝除稱為白朮，側邊附皮的老根莖稱為蒼朮。在日本以前也稱呼為和蒼朮。

一九六〇年代，在大阪大學筆者的恩師吉岡一郎、高橋真太郎們針對形態學、成分兩方面進行了朮類的全面研究。當時還是最新技術的氣相色層層析法，和在日本幾乎沒有人知道的薄層色層分析法，嘗試以攝影用的乾板與規尺自製出實驗裝置，高橋老師對剛剛修一年級博士課程，自大狂妄而又什麼都不懂的我提問「到底是白朮還是蒼朮，說出你的判斷」，「再怎麼看也都是白朮」筆者給予這樣的回答。「嗯」應了一聲就離開了。不過，從內部形態來看，先呈現的是與白朮較相似的結果，非常開心能得到認同。

就是這樣，一九六六年的第七修正日本藥局方把「和蒼朮」改為「和白朮」的名稱首次登場的。對於這個變更中國的肖培根博士也支持。

已經沒有空間可以書寫有關的成分、藥效，儘管在植物學上的關係十分接近，白朮和蒼朮卻有相當的不同的組成成分。就以上表呈現依漢方解釋的藥效差異。

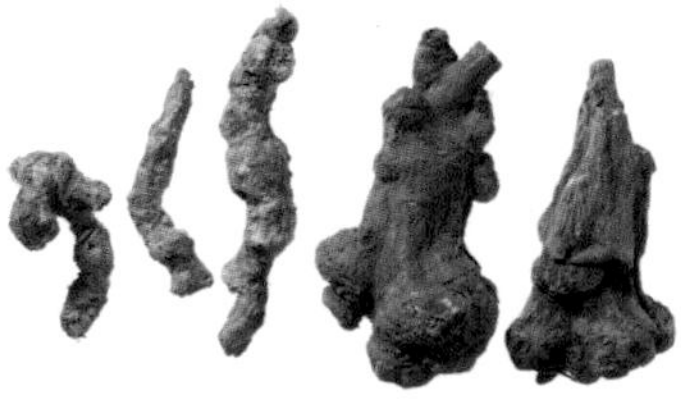

左：和白朮，右：被稱作天生於朮的野生白朮。濕而硬不易折斷。

木香（もっこう）

在美國如果快到耶誕節時，就會開始出現製作蠟燭的材料出售。在沒有電燈的時代，女性的工作就是每天製作出色彩鮮豔的蠟燭，再配上瓢蟲等精緻的造型當作禮物用。溶入香料的蠟燭，是有美國獨特的氣味。人造花與肥皂全都是同樣的香味，對從東方國家來的人們實在無法忍受。最近，日本也有美國式的工藝品店，只要從前面經過就能聞到那種一貫的氣味。相反的，美國人認為日本無論到那裡都已被醬油的氣味所污染了。

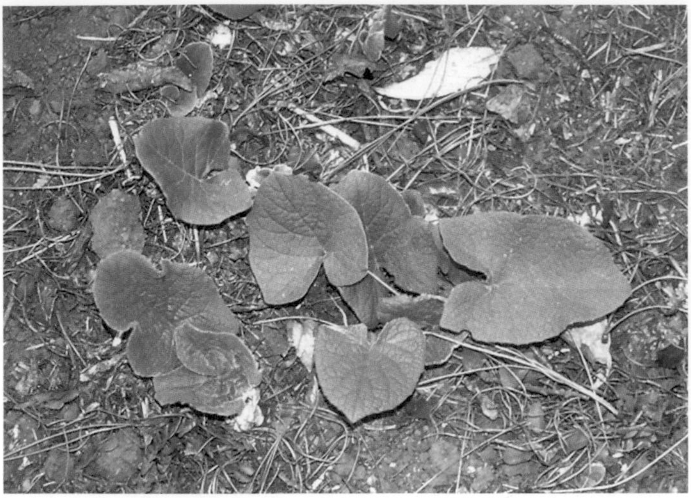

印度木香 *Aucklandia lappa* Decne.（菊科）的幼苗（在雲南省鶴慶縣5月）

在尼泊爾或印度的寺廟等的蠟燭是使用木香，散發出獨特而強烈的氣味。是不是因為這個原因？木香的基原植物雲木香（印度木香）*Aucklandia lappa* Decne.（＝*Saussurea lappa* Clark.：菊科）原本是印度或尼泊爾的海拔二五〇〇～四〇〇〇公尺的高地生長的高山植物。在尼泊爾或印度已被指定為瀕臨絕種的品種，依據華盛頓條約是限制國際交易的植物。

本來在中國是沒有木香的，古代本草書籍記載的大概是進口的，其基原不明確。現在的廣州雖然還有各式各樣被稱為「廣木香」的進口木香，但不知道實際上是什麼？日本的正倉院殘存的木香，被確認為是雲木香，至少能說唐代的木香和現代真正的木香是相同的。

雲木香在相當古老的年代，無法確定是否在唐代就被攜入雲南，栽培在絲路西南路線正門口的大理附近了。到底是經由緬甸的道路？或者經由西藏的拉薩沿著喜馬拉雅山脈北邊順道而下的布拉馬普特拉河的路線？直到現在仍然不知道。依據筆者的直覺好像是後者，因為雲南的木香，其產地是從大理經過拉薩的麗江到梅里雪山的長江水源地區。雖然這附近沒有人煙的五～六〇〇〇公尺等級的山峰也很多，但因觀光開發盛行，這富有優美的自然風景和歷史遺產，在不久的將來也會拓展成為國際的觀光勝地吧！所謂虎跳峽的峽谷急流而下，無論高爾夫球場、溫泉，連冰河下到處都能成為滑雪場的斜坡。

總之，冠上雲南的雲字的「雲木香」，現在成為真正木香的代名詞。現在廣泛栽培在甘肅或四川、西藏等高地的，全都被稱為雲木香。在四川西部、雲南西北部高地的類似植物好像很多。根據肖培根等的「新編中藥志」（二〇〇二），被當作越西木香、木里木香等木香的代用品的菊科 *Vladimiria* 屬植物列舉了七種。然而雲木香是高度一～二公尺的大型草本植物，卻面對這些高度充其量不過約三〇公分的小植物。四川產的「川木香」是把 *V. souliei* 作為主產品，認為有數種基原。四川產的雲木香是真品，而川木香是代用品，並不容易分辨。

無法證明神農本草經記載的木香是相當於哪一種，或許原本是使用中國產的川木香，由於更優質的雲木香的輸入，在唐代時出現主客易位也不是不可能。

另一種代用品，叫做「土木香」的生藥。使用大車 *Inula helenium* L.（菊科）的根，成分也含有 alantolactone 等一部分是共同的，因為也可以在平地上栽培，所以被栽培在河北省或浙江省，即使日本也一再被種植。莖高約為一・五公尺，花也非常相似，葉是單葉細長，像雲木香的葉一樣邊緣沒有鋸齒，先端部圓而寬，不像蘿蔔葉的形狀。

粗根原本也會散發出強烈的芳香，若以水蒸氣蒸餾，有時可取得達7%的精油，從一九六〇到八〇年代間，alantolactone或saussurea lactone、costus lactone等許多新的倍半萜類的化合物被發現，化學結構一個接一個被判定出來，可說是成為天然物集化學之大成的生藥。

動物實驗用水抽出物可促進腸運動，丙酮抽出液呈現顯著的抗潰瘍作用。除此之外，精油成分對葡萄球菌等呈現抗菌作用，煎劑也呈現抗真菌作用或驅蟲作用。精油成分已知由於抑制心臟和擴張血管，有血壓下降作用。

木香記載在神農本草經上品中，內文：「主邪氣，辟毒疫溫鬼，強志，主淋露。久服不夢寤魘寐。」現在與陳皮或香附子等一起被分類為針對氣的停滯之理氣藥，能調整氣的運行。其中，木香對應脾胃氣滯者，主要是使用在消化系統的功能失調，如上腹部的脹滿、苦滿、疼痛、噁心、嘔吐、打嗝，進一步腹瀉、便秘等。

作為消化系統的漢方藥方，有香砂養胃湯、錢氏白朮散、歸脾湯、加味歸脾湯等，全都應付胃腸虛弱者。用於阻止打嗝著名的丁香柿蒂湯也是以胃腸虛弱為目標。烏苓通氣散被使用於下腹部冷痛或疝氣等。歸脾湯、加味歸脾湯是伴隨胃虛弱的精神不安、不眠或月經不順等為基礎。

類似婦人病藥，也配合作為氣劑，加入女神散、牛膝散、芎歸調血飲第一加減等方中。

九味檳榔湯是應用在心悸亢進、肩膀僵硬、疲倦感等有腳氣、動脈硬化、高血壓、頭痛等。

實脾飲和分消湯是與腎臟障礙有關，應用在浮腫或腎炎、尿量減少等。

參蘇飲是感冒藥，適應作發燒、頭痛、咳嗽、痰等的感冒症狀加上嘔吐者。

椒梅湯是使用作驅除蛔蟲、蟯蟲的驅蟲藥。

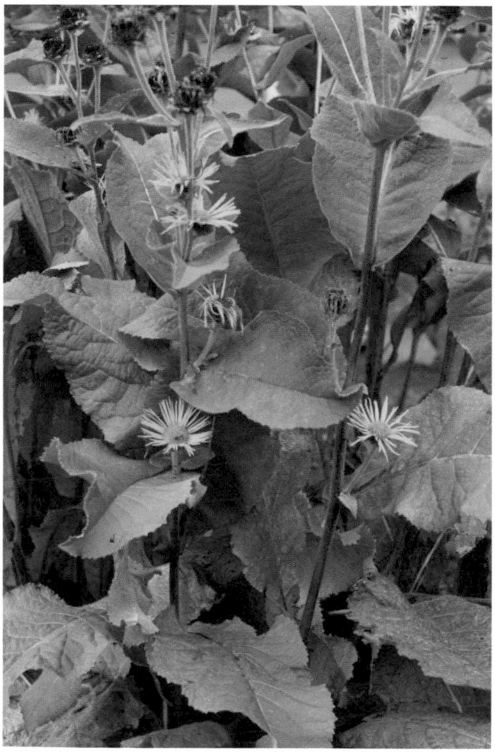

大車 *Inula helenium* L.（土木香）的花

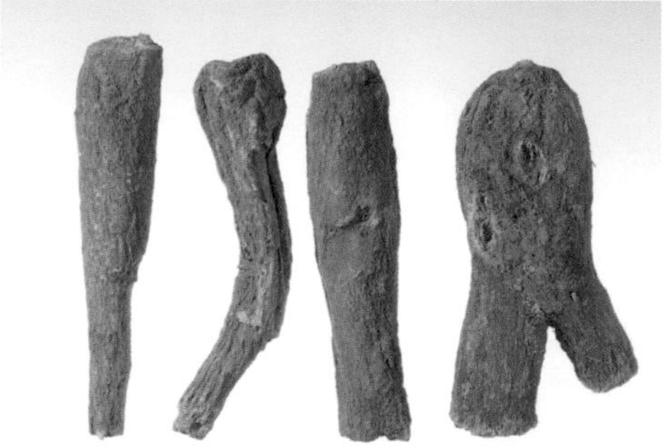

木香（雲木香）

紅（こう）花（か）

紅花從紀元前三千年的美索不達米亞、埃及時代，是在世界上留下最古老記錄的藥用植物。不僅僅作為藥用也當作染料、食用油等各種各樣的目的。一般認為原產於中東地區，很早就經由絲路傳到中國，沒有出現在神農本草經，在同時代的金匱要略中是以紅藍花的名稱出現。到了漢代已建立其地位，成為漢藥之一。

壓榨種子取得的紅花油因為味道很好，亞麻油酸含量也高，所以聲稱可以預防高血脂、高血壓、心臟病，是目前最高價的食用油。如果以亞麻油酸含量來比較，與向日葵的葵花子油並沒有顯著的差異，不過這種油相當便宜。由於不飽和脂肪結構上氫少的緣故，很難完全燃燒。燃燒紅花油取得的煤煙，可煉製成良質墨，就是書法使用的紅花墨，是中國文人追求最高品質的文房四寶之一。

日本在飛鳥時代，紅花與染色的技術一起被傳進來，聖德太子指定「紅」作為女性的最高等級顏色的表示。從安土桃山時代到江戶時代期間，在山形已栽培非常盛行了。

這種染料其實並不是簡單的東西。紅花開花時是黃色，逐漸地變成紅色。花色開始發生變化的時候，用手摘取花瓣、乾燥後就是生藥的紅花。摘取花瓣時如果不夠熟練，手指就會被花刺刺痛，莫摘花的名稱就是由此而來的。

將花瓣和水放在一起推擠，把溶在水中的黃色色素 safflower yellow 洗出。而紅花苷（carthamin）的紅色色素是不會溶解的，須用柳枝的木灰作成鹼性溶液，呈無色狀態溶解出來。這溶液用生絲浸泡，接著把烏梅弄碎作成酸性溶液浸泡之，美麗的紅色就形成了。因為操作一次只能呈現淡粉紅色，若乾燥後染色的動作重複三十次以上，會染出更深的顏色。一樣是以化學方式操作，取得的紅色色素塗在貝殼上，或小碗內側，即是日本自古以來的口紅、京紅。紅色素的紅花苷遇到紫外線會有發出藍綠色螢光的性質，是不可思議的色調。聽說京紅的作法是山形的紅屋伊勢半、現在的奇士美化粧品等的祕傳。

在乾燥地區生長的植物，為了抑制水分的蒸發，或怕動物來侵害，為保護身體，有刺的植物較多。紅花的葉變化成非常多刺和幾乎沒有刺的品種。和漢代同時期的希臘人，迪奧斯科里斯的「希臘本草」記載葉上多刺，但現在栽培在中東和歐美的紅花並沒有刺。無論人類接觸的是花還是種子，若有刺就會令人感到厭惡。在相當五千年的栽培歷史中，刺少的品種被保護下來，而刺多的品種則被捨棄，因此已被人類栽培進化為沒有刺了，可能應該稱之為退化。沒有刺的在遺傳上成為優質品種。現在中國栽培的紅花也是沒有刺的。

紅花從很早以前就傳入日本，因為沒

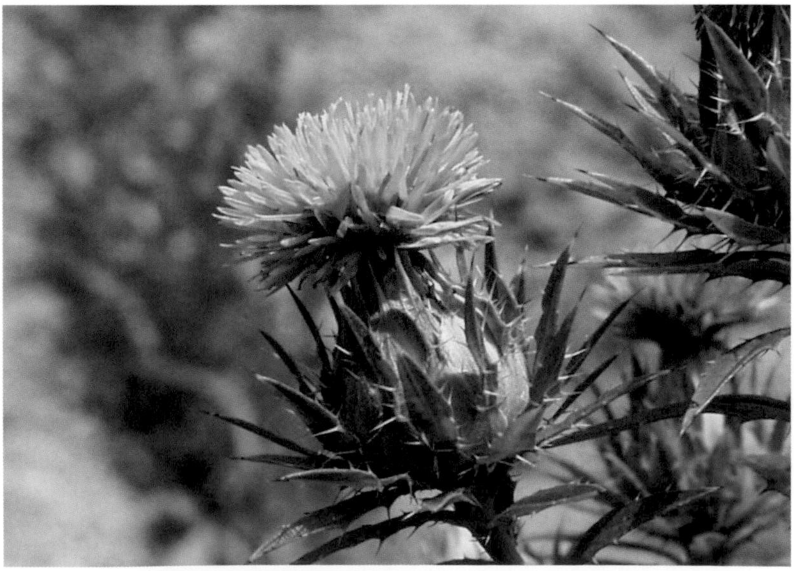

紅花 *Carthamus tinctorius* L.（菊科）
刺多的是日本原有品種。是滅絕前的狀態。如果附近有無刺的品種，其後代就逐漸變成無刺（埼玉縣桶川市）。

有多樣性遺傳基因素材引起進化，採集紅花時須用手套、綁腿把人武裝起來了，因此延遲了進化。目前多刺品種只作為日本原有物種而留存下來。植物的人為進化，在分佈範圍的末端留下原種，或許可作為植物學法則的例子。

明治以後，染料變成用合成染料，在太平洋戰爭時，山形縣的紅花栽培一度消失。到了戰後，山形市漆山農民佐藤八兵衛四處搜尋以前的栽培農家，發覺在鄰村農家的地爐上面吊著的筐籮裡發現許多種子，其中只有三粒發芽成功，而免於絕種。到了一九六〇年代，為了用作口紅色素和食用油，紅花恢復栽培。油採收量好，沒有刺的加利福尼亞的改良品種很受歡迎，現在有刺品種可能還會有再一次從地球上滅絕的危機。但是當觀賞用的花圃、鮮花、乾燥花等，仍以有刺的花較美麗。因為有這樣的想法，所以在全國各地的幾個藥用植物園裏，正進行有刺原物種的系統保存。

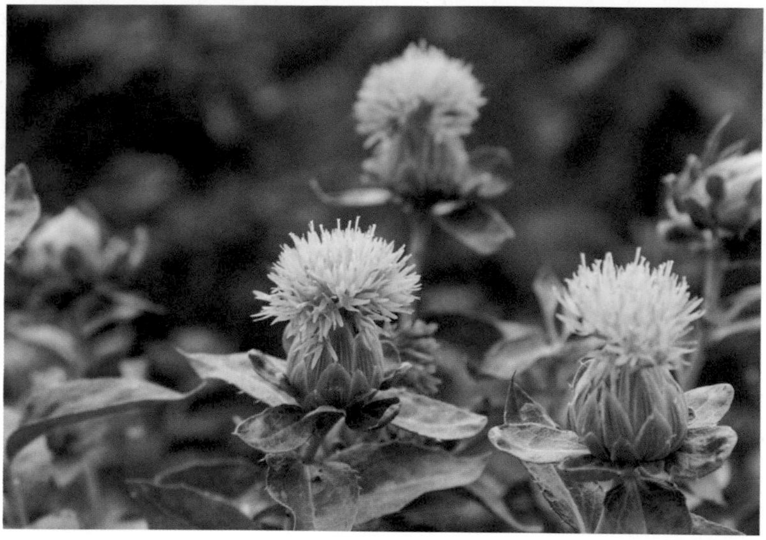

紅花 無刺品種。
已有5000年的栽培歷史，刺因人類嫌棄而喪失了（埼玉縣桶川市）。

在歐洲以希臘本草開始，紅花當做便秘藥或發汗藥，也用於發熱、皮膚病、痲疹等。即使現在以金盞花當做紅花偽品，一樣經常被使用。

在亞洲地區多被認為是婦人病藥。在漢方，有活血、祛瘀、通經等的應用，也配伍作為癰腫、打撲等祛瘀血的藥。一般用漢方處方有使用於濕疹等的治頭瘡一方、婦人藥的折衝飲、芎歸調血飲第一加減方、更年期便秘等的通導散、瀉下藥的滋血潤腸湯、眼藥的蒸眼一方、用於赤鼻的葛根紅花湯、用於痔的秦艽防風湯等。

雖然成分和藥效的關係還不明確，但已知其煎劑具有對子宮興奮和冠狀動脈擴張的作用。

對於紅花苷色素其相當複雜的化學構造和染色機轉已開始擴大研究，這是早在二十世紀初東北大學理學院，女化學家黑田チカ博士為中心進行研究，經長期持續在天然物化學領域努力，所達到的成果。

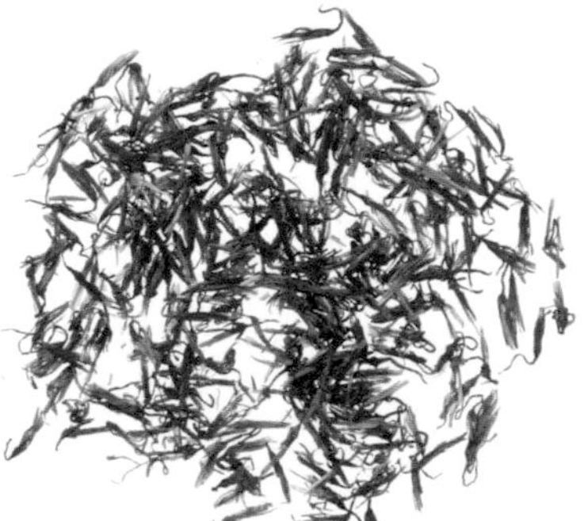

紅花（新疆產）

菊花（きく か）

菊自古以來在中國或日本栽培作為園藝植物，從唐代開始，其歷史約一千五百年以上。其祖先被認為是透過在中國北部的野黃菊或中國中部野生的山野菊等交配的雜種，在平安時代初期，進入日本以後，油菊等在日本也與野生的菊交配，因而與現在的菊有相關連。單單以花的大小就有大菊、中菊、小菊，再加上花瓣的形狀、顏色、花的數量等許多的品種被開始培植出來。日本在江戶時代末期，培植出很受歡迎的高貴大菊與垂盆菊，獨特的菊園藝因此被發展起來。

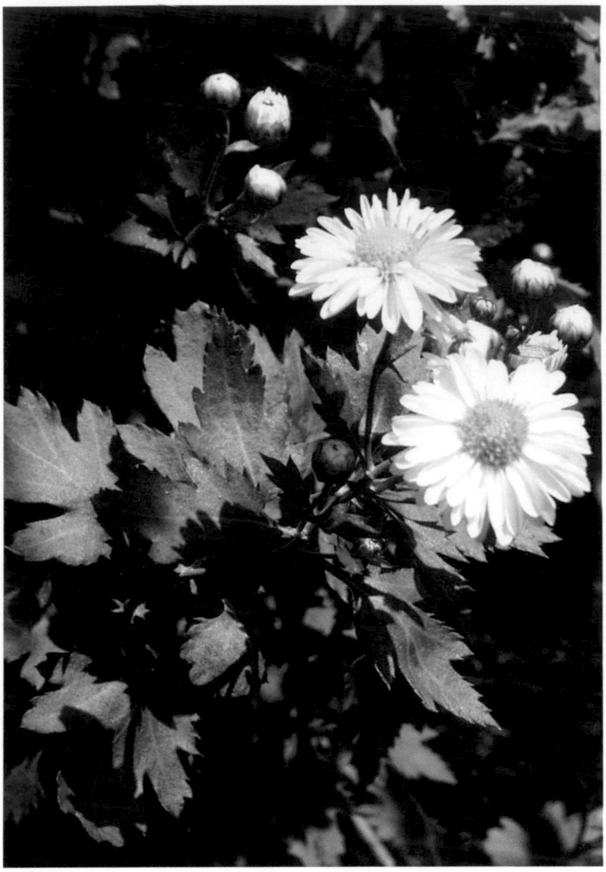

杭菊 *Chrysanthemum morifolium* Ramat.（菊科）
杭白菊、中國浙江省栽培的藥用菊花。頭狀花的直徑大約達4公分。

在平安時代，到了農曆九月九日的重陽節，會將菊花放入酒裡一起飲用，祈求永保青春和長壽，但是，一般並不常見，愛菊這件事好像只停留在貴族社會。相傳開始將菊花作為皇室家徽的是後鳥羽上皇（在位一一九八～一二二一），到了鎌倉時代，才開始把菊花變成為繪畫的題材，描繪在文具、家具等的物品上。十六瓣的菊花是日本的皇室的家徽。

到了二十世紀，歐美也開始陸續的培植出新品種，例如花成束像噴出似的開放著的噴霧菊；或與菊花的拉丁名 *Chrysanthemum* 的 mum 合成的缽花（potmum）等，有如盆栽的缽菊的小型品種，奇怪的名字可以一口氣說出好幾個。

菊科植物的花是由好幾朵花長在莖的先端上，形成好像只有一朵花的頭狀花，而各個花持有細長管狀花冠的管狀花，和有管狀的花冠從途中成癒合原狀，如舌狀長長地出現的舌狀花。先端分裂成兩個雌蕊長長地突出，雄蕊有五個，在花粉囊的地方癒合成為管狀的一部分，圍繞著雌蕊。菊屬植物中心部的管狀花周遭被舌狀花圍繞，使整個頭花看起來像一朵花。

中國藥用菊花，其舌狀花大多看起來很像八重花。把這朵頭花摘取，蒸了以後曬乾就是菊花。在中國其根稱作白菊花根，新鮮的莖葉稱作菊花苗，葉稱作菊花葉，全都被使用作藥用。

中國現在無論是為了藥用或食用而栽培的菊，均被認為是園藝品種，全都被冠上了同樣的學名 *Chrysanthemum morifolium* Ramat（=*Dendranthema morifolium*（Ramat）Tzvel.）。在日本把花作為食用的料理菊是離這個較近的植物，具黃色且大的舌狀花，而中國的菊花，代表的是安徽省亳州的亳菊，稱為白菊，就像其名那樣是白色的。浙江省的特產杭菊是有小型而雪白的杭白菊與黃色

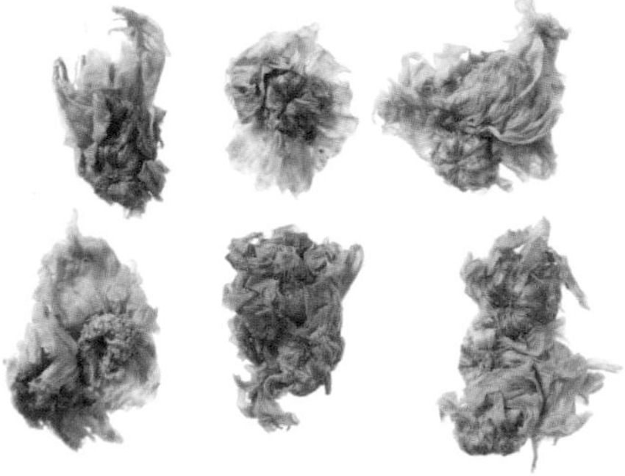

菊花 （浙江省產）

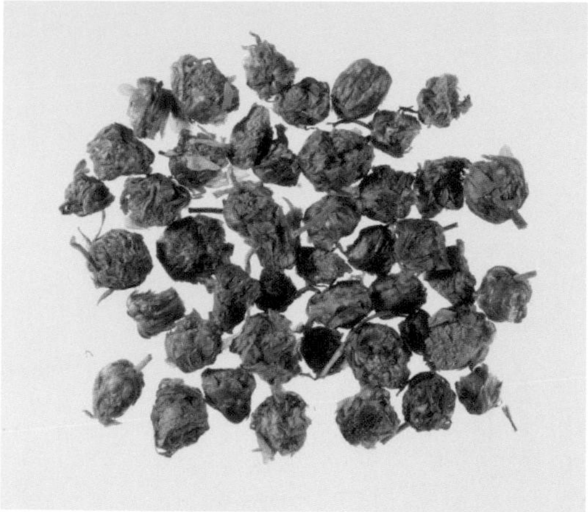

菊花 （廣東省產）

的杭黃菊兩種。河南省懷慶的懷菊、河北省安國的祁菊、四川省的川菊等，作為生藥的市場而著名的地區分別都有一點點不同的特產品。安徽省歙縣的貢菊也能稱得上是名產吧！這些全都是白色的舌狀花，在中心部只有少量的黃色的管狀花。

另外，野生的野菊 *Chrysanthemum indicum* L.（=*D. indicum*（L.）Des Moul.）作為基原，其花小，舌狀花關閉，成為徑七〜八毫米的黃褐色的圓粒狀為多。被日本進口的以這種居多。

生藥是有摘取頭花蒸後經太陽曝曬之乾燥品；配有花的枝成束陰乾，乾燥後摘取花之品；加熱乾燥之品等，雖因地區的不同加工方法有所差異，但都把頭花照原狀側壓成球形。

成分已知是有精油成分的 borneol、camphor、chrysanthenon 等，黃酮類的 luteolin-7-glucoside、cosmosiin、apigenin-7-glucoside、apigenin、apigenin-7-rhamnoglucoside 等。其作用是對黃色葡萄球菌或溶血性連鎖球菌等有抗菌作用，而被認為黃酮類的作用的抑制毛細血管滲透性的作用，是以其抽出物得到了證實。

漢方是由於外感的病因引起風和熱的侵入，對於所發生的風熱表證，被分類為辛涼解表藥。風熱表證有發高燒和些微的惡寒，自訴頭痛、口渴等的症狀，而菊花特別是由於肝臟或腎的陰虛引起的視力障礙、或因肝陽上亢、高血壓而造成的頭痛，認為有控制搖晃、頭暈等的效果。也使用於結膜炎或眼睛的充血、腫痛。有時也使用於皮膚的癰或是疔。

在中國常常把菊花做成茶或放入酒來使用。菊花茶作用緩慢有必要長期連續使用，可改善眼睛的疾病，增加視力。

清上蠲痛湯是記載在明代的壽世保元的後世方，被認為是對頭痛有用的代表的藥方，應用到由於因頑固的頭痛、慢性的頭痛、偏頭痛、伴隨月經痛的頭痛、三叉神經痛、腦腫瘍而造成的頭痛等。即使頭痛，也有左邊疼痛的，是要加入紅花、柴胡、龍膽、地黃；而右邊疼痛的，是要加入黃耆、葛根。另外，前頭部疼痛的時候，是要加入天麻、半夏、山楂子、枳實；頭頂部疼痛的時候，是要加入藁本、大黃等，各種各樣的加減方需要經驗的，矢數道明氏的漢方處方解說內有介紹。

釣藤散有如其名那樣是以釣藤鈎為主藥的藥方，使用於呈現稍虛證者的頭痛、眩暈、肩膀發硬、肩背拘急等，應用於神經痛、頭痛、頭暈、肩膀發硬、更年期障礙、動脈硬化、高血壓、慢性腎炎、腦血管症、梅尼爾氏症等。

川芎茶調散是風寒證的藥，使用於有頭痛的感冒、流行性感冒等，把這個加上菊花、白僵蠶的藥方稱為菊花茶調散，使用於眼睛的充血、口苦、口渴等的風熱證。

杞菊地黃丸在中國是經常被宣傳的製劑，使用於因肝腎不足的慢性肝炎或視神經的炎症而引起的頭腦搖晃、頭暈、眼睛矇矓等的症狀。

澤瀉（たく しゃ）

如果在中國旅行的話，放眼望去在這一望無際的廣大範圍，就能看到澤瀉栽培生產的盛況。四川省各地、上海與杭州間的鐵路沿線、安徽及河北省等稻田之間的水渠、大平原的正中央、黑龍江省哈爾濱的機場道路旁邊的水渠等，可說只要有水的縫隙就有栽種的情形。

日本藥局方規定澤瀉的基原植物是 *Alisma orientale* Juz.（澤瀉科）的塊莖。可是，在教科書也有使用 *A. plantago-aquatica* L. var. *orientale* Samuelson 這個學名的說法，在中國產的澤瀉是 *Alisma orientale*，日本產的澤瀉是 *A. plantago-aquatica*。一般藥局方都會選取品種的範圍大一點為原則，並不是只收納植物分類學的最先端。只是，關於藥用部分，澤瀉和半夏等都以「塊莖」作為藥用部分是不能接受的。在植物形態學從很早以前就稱呼為「球莖」的部分，是有除去周皮的。

現在在日本市場販賣的，大部分是四川省產被稱為「川澤」的品種。從四川省的成都附近往南，峨眉山的山腳下、樂山附近為主要產地。繞著世界遺產的樂山大佛和峨眉山附近旅遊的話，從巴士的車窗往外就可以看到低的平地上有澤瀉，山崗上面到處可看到四川名產，辣椒的田地。

與川澤並列的另一個名產地是福建省，這邊的產物被稱為「建澤」。基原植物是一樣的，不過，也許因為是溫暖氣候的影響，所以建澤比川澤稍稍大型。也是全都用刀除去表面的周皮，基本上其直徑約是三～五公分的卵球形，不過，福建的品種稍長，長卵形或如不倒翁一樣的上下顛倒的形狀。是不是因為加工的潤飾有差別，四川產的川澤其表面光滑，而建澤的表面可以看到像細毛一樣的纖維，有粗糙的感覺。若為了煎煮而被切細就難以區別，不過，輪切而成的飲片由其表面的狀態是可以區別。一般四川產的川澤較受歡迎。

在日本各地也能在沼澤地看到野生品，江戶時代，也在日本各地栽培，據說在陸前、丹波、越後等曾出產良質品，不過，現在只在長野、北海道栽培一點點而已。日本產的不能形成卵球形，而是小而壓扁的形狀，完全不同的形狀，實在很難說是相同的生藥，不過，在中國若是名產

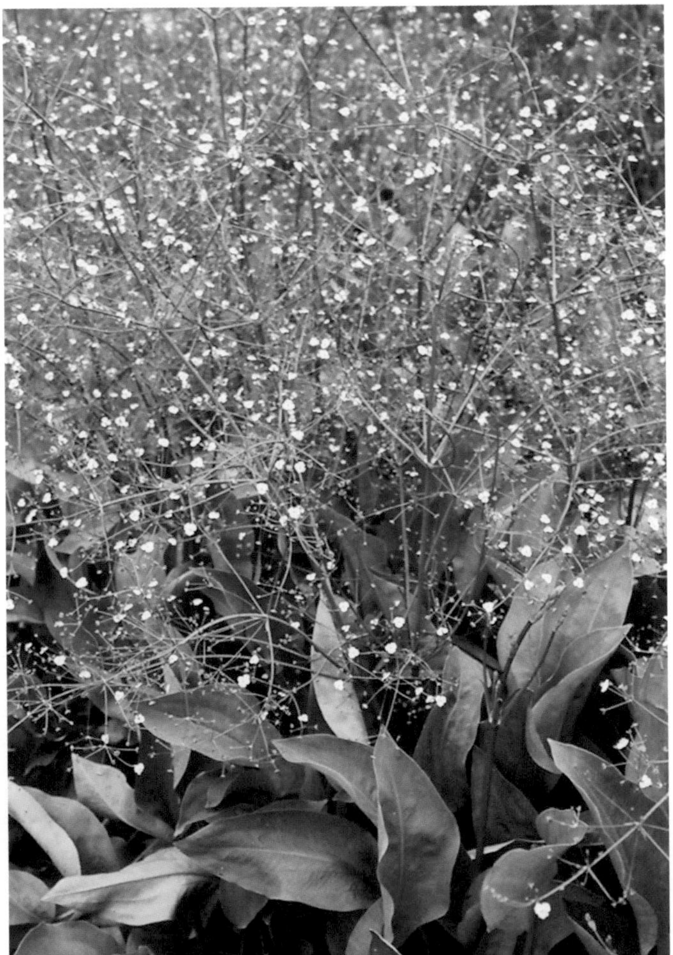

澤瀉 *Alisma orientale* Juzepc.（澤瀉科）

地以外的級外品，與日本產的就很相似。姑且不論形狀，質重而堅實的被認為是良質品。

澤瀉在中國常使用炮製品。澤瀉的修治有麩炒、酒炙、鹽水炙。麩炒是與小麥的種皮一起炒、酒炙是讓飲片滲入稱為所謂雜糧酒的黃酒、鹽水炙是使之滲入食鹽水後用鍋炒，乾燥後稍微加熱處理至焦黃。據說全都能增強利水作用，不過，經過處理後，其成分的變化等還未檢討。嘗試了以鹽水炙，不過在加熱過程中，會逸出氨系的微弱臭氣，味道確實獲得改善。

已知成分含有三萜類的alisol A、B、C和其各自的醋酸酯，倍半萜類的alisol、alismoxide、orientalol A、B、C等。

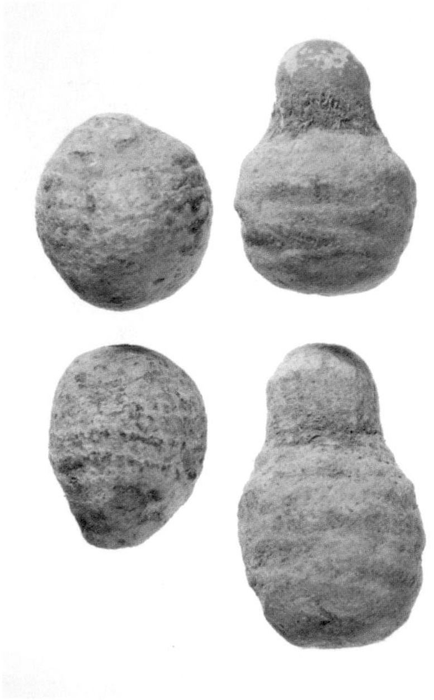

左：四川省產　川澤
右：福建省廈門產　建澤

以水提取物作動物實驗，沒有尿量增加的作用和有尿量增加的作用的結果兩方都有。另外有改善實驗性的尿毒症的報告。而對脂肪肝症作用的試驗，出現十分有趣的結果。在引起脂肪肝的飼料中混入澤瀉的粉末，其所飼養的老鼠肝脂肪的蓄積被抑制，三萜類的alisol A monoacetate的脂肪肝性飼料，會使被飼養的老鼠血中及肝臟的膽固醇量下降。

最近，一般用醫藥品由各公司推出的九味半夏湯加減方的散劑，能減少內臟脂肪而受到歡迎，是由澤瀉、生薑、桂皮、牡丹皮、柴胡、升麻、大黃、甘草、芍藥、豬苓、半夏十一種藥物組成的日本製漢方處方。根據和田高士先生在未病系統學會提出的報告，中性脂肪平均高達二四三的高血脂症患者的小組，在服用八週後減少到一四六，在肚臍位置CT的脂肪所佔的面積下降七%，BMI的減少也被確認了。作為減肥藥，除了防風通聖散和防己黃耆湯，應該可以再加上這一方。

澤瀉與茯苓、豬苓對濕證是有代表性的利水滲濕藥。能排出在體內停留多餘的水分，治療濕與熱結合的濕熱證。

澤瀉、茯苓、豬苓加上朮的四苓湯，進而再加入桂枝的五苓散，其變方的胃苓湯是使用在消化管內因不吸收水分的停留、吐氣、嘔吐、下痢、引起水樣便、因血中水分不足而尿少、口渴、想喝水但稍微喝一些就吐出的惡性循環。能把積存在胃腸中的水份當成尿排出的現象，若要當作是單純的利尿作用是很難說明的。朮是把有化濕作用的蒼朮作為基本，不過，如果在脾胃虛的障礙時則是使用白朮。還有黃疸和腎炎也使用的茵陳五苓散，和在小兒哮喘上也能使用的柴苓湯等的變方。

減去桂枝的豬苓湯和分消湯、實脾飲等是應用在全身浮腫、排尿困難、腎炎、膀胱炎等的利尿藥。進而再減去豬苓，加入當歸、川芎、芍藥的當歸芍藥散是用在婦科領域的藥，不過，與浮腫、頭暈、冷症等有關聯。方向不同的六味丸、八味丸、牛車腎氣丸的系統也含有澤瀉、茯苓，可以說是與泌尿系統關係異常、浮腫等相對應的成分。

澤瀉在日本讀作omodaka（面高）。被當作家徽使用，不過，是別種類似植物。澤瀉葉不分裂，中央凹陷成湯匙狀，而面高為箭頭型分裂，葉柄的基部向上突出尖葉的先端是三方下垂。從這個形狀給予「面高」的名稱，本來澤瀉和面高就不是同樣品種。

知（ち）母（も）

進入從北京到石家莊的幹道上，好不容易離開城鎮，渡過河寬三〇〇公尺左右的永定河。這時候，右邊平行殘存的古老公路可以看到盧溝橋。因為往武漢和西安的鐵路也緊貼著從旁邊經過，所以由車窗也能看到。一九三七年七月七日在這兒發生的軍事衝突，七七事件，日本所說的盧溝橋事件成為中日戰爭的起火點。

盧溝橋於十二世紀建造，是座美麗的橋。十三世紀馬可波羅來訪，將它的美麗介紹給全世界。為了趕在日出前來到這兒，從北京的飯店很早就出發，在晨霧裡，看到趕著山羊的老人就像圖畫一樣的情景。用大理石做的石橋，橋的欄杆有細小的雕刻，在扶手上每間隔二公尺左右，就有一個高約三十公分的獅子排成一大排。獅子的臉部和腳有被槍彈擊中的痕跡，似乎靜靜地陳述著中日關係最惡劣時的淒慘歷史。據說因為戰死亡魂的作祟，那些獅子無論怎麼數，數目都不一樣。

為了訪問中國四大藥市之一的祁州藥市，由二個擺在手裡滾動的健康用品鋼球而聞名的保定，進入鄉下道路，經河北平原南下二〇〇公里到了安國縣。參觀藥市、加工廠、試驗農場等，由藥材公司以藥膳招待，也參拜了安國藥王廟，而後再走二〇〇公里到當天的住宿地石家莊，行駛在幾乎都沒有人和車的漆黑鄉下道路上。在這昏暗中巡邏車突然出現，我們的公共汽車超速被罰款了。

在途中看見在小麥田中，正開著粉紅色的花，事後才注意到是栽培知母。

知母的基原植物是野生在中國北部各地的百合科植物花菅 *Anemarrhena asphodeloides* Bunge。雖然葉像芒和香附子，但因其花更美麗，所以有了這個名稱。

在本草綱目記載有二十個以上的別名，據說是眾所皆知的藥草。知母的中文名是因藥用部分之根莖部有很多亂蓬蓬的毛，李時珍提到狀如蚳蝱之狀，故謂之蚳母，因音同，訛為知母。葉和花都是引用其他書籍，寫著如韮菜，筆者認為除花色之外並沒有相似之處。本草綱目原本並未附圖，其三張附圖被認為是事後補充上去的。使用在頭註國譯本草綱目的是圖稍嫌雜亂的武林本（一六四〇）和有漂亮圖的合肥本

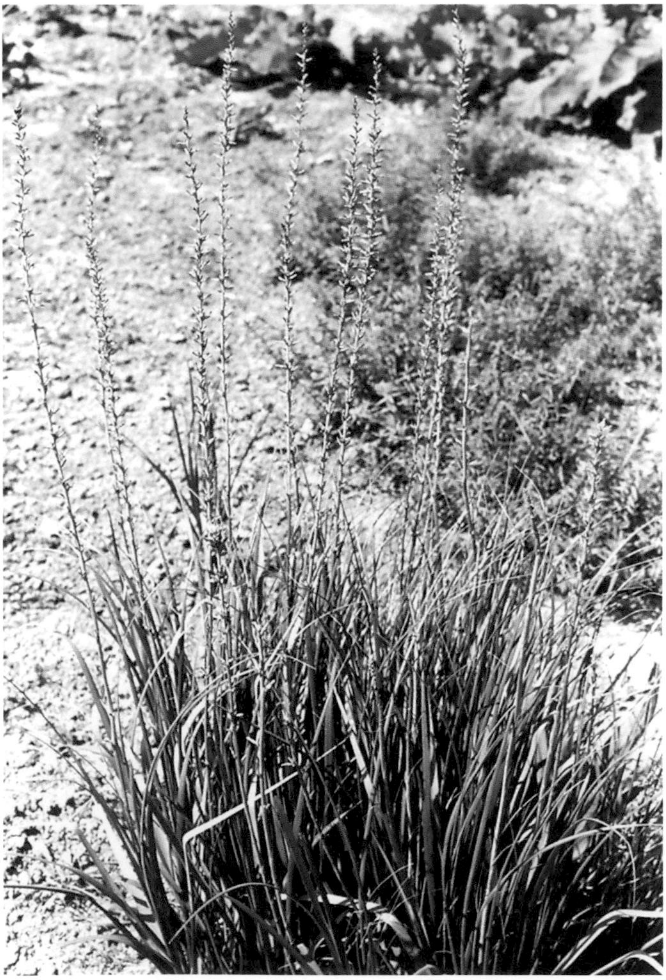

知母 *Anemarrhena asphodeloides* Bunge（百合科）
高 1m 左右，花是淡紅紫色。（在河北省安國）

因為生藥有殘餘石灰，有必要用水洗，存放時需有適當的濕氣，販賣時，有時會看到帶有石灰半曬乾的生藥。

如果以這種形式種在田裏，鱗莖就會被蟲子挖出漂亮的隧道而全毀，所以在夏天挖出後，最好保存在陰涼處。

浙貝母含有verticine、verticinone等數種生物鹼，有苦味，不適合食用。據說貝母鹼以石灰處理後生成vertine-N-oxide。浙貝母其作用普遍認為與阿托品有類似的作用。

由藥膳發展出來的貝母是四川名貴藥物之一，成都飯店在小玻璃箱裡，放置小粒高價位的「川貝」販賣。這種貝母也有生物鹼成分，苦味弱，適合於食用。要當作食品首先必須美味。基原植物也和浙貝不同，野生於四川、雲南、甘肅、青海到西藏的山地，主要為①卷葉貝母 *F. cirrhosa* D. Don、②烏花貝母 *F. cirrhosa* D. Don var. *ecirrhosa* Franch. 和 ③ *F. delavayi* Franch.。

川貝母因產地不同，而分成松貝、青貝、爐貝三種，據中藥大辭典，最高級品的松貝是四川省北部阿壩藏族自治州的①以及②；青貝是同樣的植物，但產在青海省或者雲南、四川的邊界附近；爐貝是③產在四川省的昌都、或者雲南西部的大理等。其他川貝母的類似品，有甘肅省的岷貝 *F. przewalskii* Maxim.、東北三省（黑龍江、吉林、遼寧）的平貝 *F. ussuriensis* Maxim.、新疆的生貝 *F. pallidiflora* Schrek.、河北、東北的北貝 *F. maximowiczii* Freyn 等，約二十種以上。雖然僅限定當做藥用，卻歸類為貴重品，並不是因價值高。這些小粒的貝母在加工時不會碎裂，石灰很容易沖得乾乾淨淨。如上所述，煮後堅硬緊實的鱗莖上的鱗片，有如薔薇或茉莉花的形狀。

浙貝和川貝的藥效全都是止咳化痰、開泄肺氣、清熱散結等，在中國被靈活運用，浙貝燥性強，因為清熱散結的效果強，所以針對濕熱證、急性咳嗽；而川貝作用平穩有潤肺化痰的作用，一般認為對慢性咳嗽、老人小孩等較好。

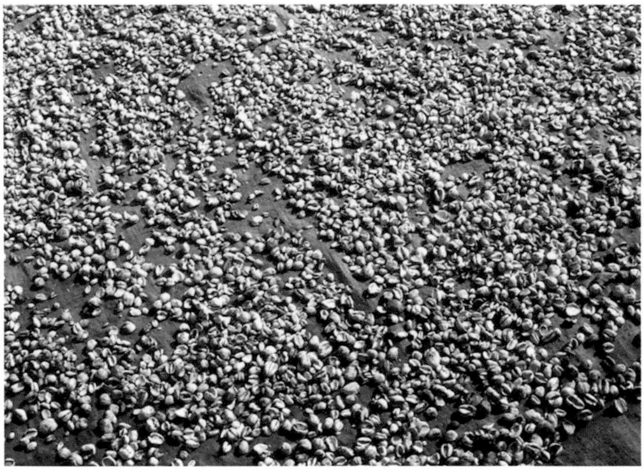
加石灰乾燥之

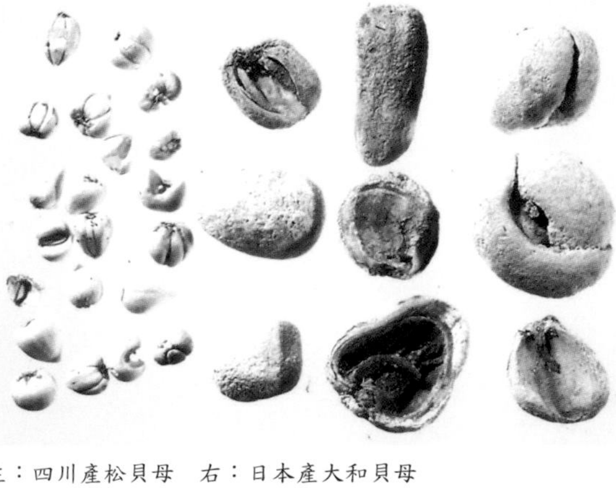
左：四川產松貝母　右：日本產大和貝母

百（びゃく）合（ごう）

百合屬在日本和中國是野生的植物，因為擁有大而美麗的花，在世界上成為花卉園藝的焦點，園藝品種也多，但若提到生藥的基原，其判斷就有困難。日本的百合 *Lilium longiflorum* Thunb. 其純白而大的花被當作聖母瑪利亞的象徵，十分合乎形象，從相當久遠以前，西歐在製作聖母瑪利亞的畫像時，好像都有附上百合花的習慣。

從一八五九年橫濱開港以來，最早被輸出的商品就是生絲和百合花。在江戶末期，日本擁有的世界水準的植物畫家施展其長才，所畫下的各種百合的原色目錄一直留存至今。可以宣稱在十九世紀植物學藝術上，製作出一級品的目錄。目前百合在鹿兒島縣生產，大量地輸往歐洲。

生藥的百合是大型百合屬的鱗莖，所謂百合根的部分是在初秋地上的莖枯萎時摘採，將鱗莖折散之後用開水煮五～十分鐘，而後將表面的粘液用冷水洗去的乾燥品，和食用部分相同。所謂鱗莖是從中央短莖長出葉子的基部的地下肥大部分，是貯藏澱粉等，在地上部枯萎之後，儲存過冬養分的部分。不管是食用，還是藥用，都將真正莖的部分切除。

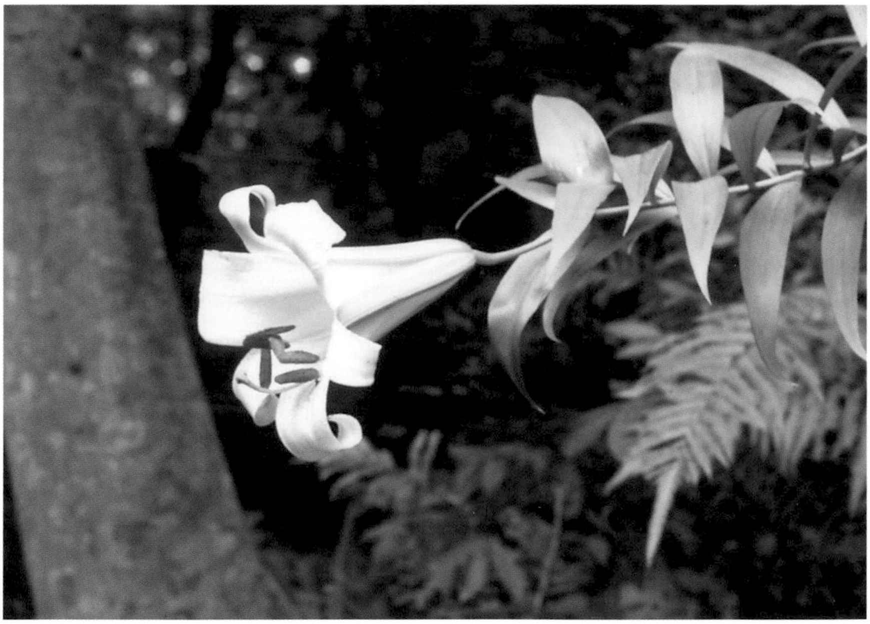

麝香百合 *Lilium longiflorum* Thunb.（四川省峨眉山）

茶碗蒸或摻有蔬菜絲的油豆腐料理，百合都會放入作為必要的材料，即使在中國也會放入粥內，經常使用在各式各樣的所謂藥膳中。與摻有蔬菜絲的油豆腐相似的京都飛龍頭（ひりようず）當然也有放入百合。所謂飛龍頭本來是葡萄牙語，指的是米粉蒸後油炸而成的點心，並不是真的將飛行在天空的龍擊落而吃其頭。

即使在日本只作為食用，也需要使用大量的卷丹 *Lilium lancifolium* Thunb.、山百合 *L. auratum* Lindl. 或是日本百合 *L. japonicum* Thunb. 的鱗莖，如今因為生產少了，所以從中國進口。目前正盛行栽培香水百合的大型花，或重瓣的明日香等的園藝品種。把一般六～七月開花的百合，經冷凍處理延遲其開花時間，據說到了十月，冷凍百合會長滿許多不知名的球根，到第二年七～八月就開花了。為了新年或葬禮需要大量白色菊花，而在結婚季節，白色的百合則是絕對必要的，可說為了配合人類自私的便利，對植物來說應該是相當的麻煩吧！而價格漲到十二月三十日的最高價，恰好接上白菊的生產開花等，這種園藝創舉應該不只在日本而已吧！

中國的百合是大型的，也能常常看到野生的百合 *Lilium brownii* F. E. Brown ex Miellez var. *viridulum* Baker，或細葉百合 *L. pumilum* DC.，使用與日本品種相同的卷丹或麝香百合。

同樣百合科的秋水仙，或嘉蘭所含

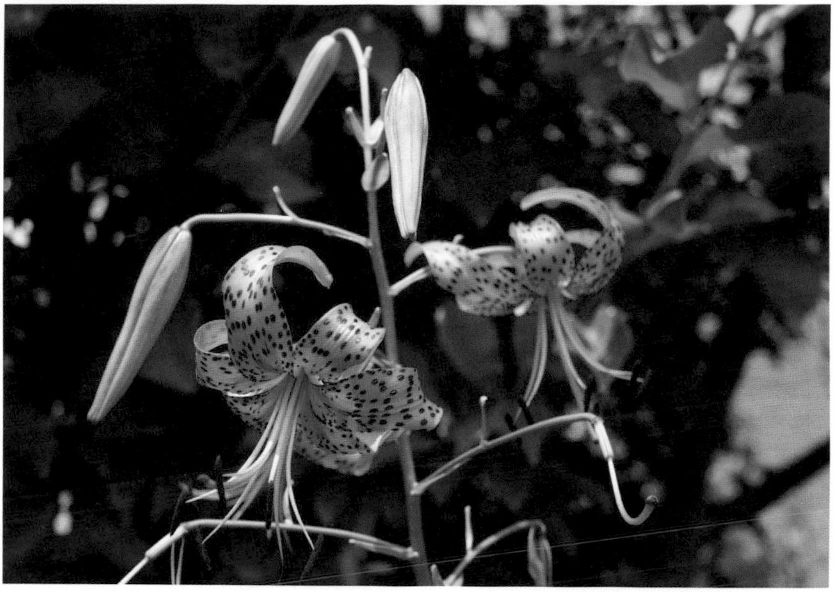

卷丹 *Lilium lancifolium* Thunb.

有的秋水仙鹼等少量的生物鹼，有微苦味。含引人注目的皂苷成分稍多，已知有 regaloside、brownioside、Lilioside 等。還有特異的成分 feruloyl glycerol 或 coumaroyl glycerol 等。

在藥理實驗上，對老鼠因二氧化硫或氨所造成的咳嗽，呈現顯著的鎮咳祛痰作用，此外，已有報告指出具有鎮靜作用、強壯作用、抗過敏作用、抗腫瘍作用等。

百合和麥門冬及石斛並列，被分類為使用在陰虛證的補陰藥或是養陰藥，特別是使用作肺陰虛的乾咳、慢性咳嗽、盜汗、血痰、喀血等的潤肺止咳藥。另外，也作寧心安神藥，被應用在夜間呈現悸動、煩燥等。在中國的書籍也有記載用作失眠、恍惚等。

在日本的醫療用和一般用漢方藥中，並沒有發現使用百合的藥方，但像以下的藥方比較常被使用。百合的使用量和其他生藥相比，量較多。

百合地黃湯是金匱要略的藥方，是只有百合和生地黃的簡單處方，被認為是滋陰清熱、安神的藥，應用在不眠、自律神經失調等。

百合知母湯是百合地黃湯的地黃以知母替換的藥方，使用在同樣證狀而熱證強者。

百合固金湯是包括生地黃、熟地黃、麥門冬、玄參、當歸、白芍、百合、貝母、桔梗、甘草的藥方，被認為是滋陰清肺、化痰止咳，應用在肺陰虛的肺結核、慢性支氣管炎、支氣管擴張、慢性咽喉炎等。一般作成丸劑的製劑在中國的市場上販售。

等量的百合和款冬花煎煮，和蜂蜜熬煮而成，稱為百合膏或百花膏，作成止咳飴在中國銷售。普遍認為對乾咳有效。

也有有趣的報告指出把百合的粉末用溫水作成糊狀後冷凍，再像高野豆腐或者瓊脂一樣地解凍，把水分離成海綿狀塞在鼻子手術時的傷口上，聽說對止血有效。

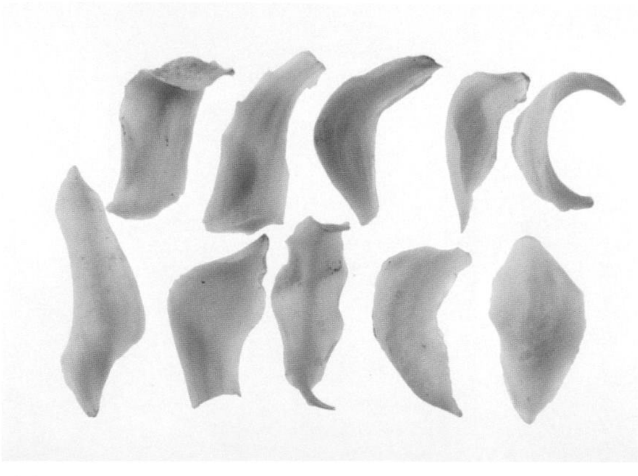

百合

麥（ばく）門（もん）冬（どう）

若希望在大樓的背光處也能綠意盎然，因為無法在草地生長，所以會種常春藤或沿階草。在沿階草類根的先端所形成的塊根就是麥門冬，是漢方使用的藥用植物，出乎意料竟然鮮為人知。

麥門冬的基原植物在生藥世界裡是一件長期間的懸案。到了最近由木村康一、田中俊弘（當時分別在東日本學園、名城大）團隊提出明確的結論，中國和日本有關書籍的記載，全部必須重新改寫。

這將會繼續混亂一段時間，但從學術的進步，到此為止，既然已明白見解與事實不符，即使煩瑣，也應該儘快訂正，不然其困惑就會越來越深。

到目前為止，麥門冬的基原植物在以前日本確定被栽培生產的只有沿階草 *Ophiopogon japonicus* Ker-Gawl.（百合科）。而從中國進口的道地麥門冬，由生藥的形態看起來是不同的，此基原曾被鑑定是在日本九州、四國等的長葉蛇鬚 *O. ohwii* Okuyama。

其後，長葉蛇鬚被提出質疑，日本藥局方不得已附註：「還有其他同屬植物」來處理，所以日本許多教科書也照辦。

糟糕的是，中國也依日本書籍的記載沿用，不只如此，甚至連沿階草真正基原植物的學名都用 *O. japonicus*，中國包括植物學者在內的相關人士，存疑的人也都相繼去世了。

沿階草的種類多，同屬植物在中國有四十三種，日本也有五種。在日本很粗略的區分，把葉子長度比較長的稱為「龍的鬚」，短的稱為「蛇的鬚」。學名及和名也都以希臘文替換，蛇 ophis 和鬚 pogon 的二單字連結。對了！蛇有鬚嗎？

在中國把沿階草類種在寺廟院子的石階及樓梯的旁邊，所以總稱為沿階草。

藥用的小葉麥門冬是浙江省栽培的杭麥冬，自古以來就很有名。到了一九八二年，木村康一、御江久夫兩位學者提出這個基原植物是新種，與別的植物都不一樣的結論，並重新給與浙江蛇鬚 *O. chekiangensis* K. Kimura et Migo 的名稱，經由本草考察，比對古代文獻記載，再由植物解剖學，對照市場品進行檢討，確定正品全部和這個一致。

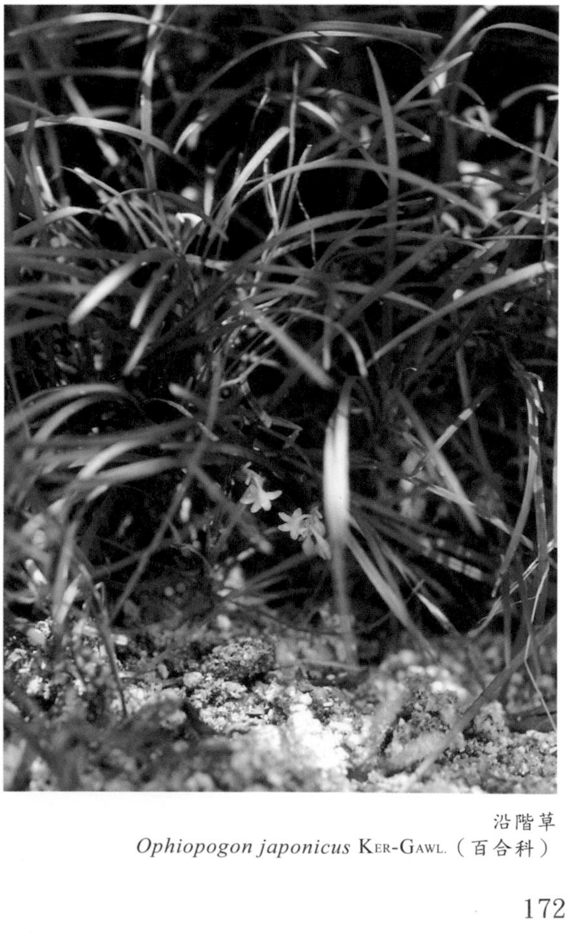

沿階草
Ophiopogon japonicus Ker-Gawl.（百合科）

沿階草葉長一〇～二〇公分，長葉蛇鬚和浙江蛇鬚較長，有五〇～公分，浙江蛇鬚葉寬三～四毫米，其他二～三毫米。沿階草和浙江蛇鬚生長在向陽的草原，從地中長出匍匐莖擴增形成很大的植株；而長葉蛇鬚生長在向陰地方，不是匍匐莖，而是一根一根的生長。果實的果皮早裂，讓人能看見光潤美麗而圓滾滾的藍色種子，浙江蛇鬚的種子稍長，先端尖呈橢圓形。

四川省栽培的川麥冬當然是同種，而杭麥冬做分株移植以後，第三年的六、七月間採收。相對的，川麥冬是第二年的四月採收。和杭麥冬相比，川麥冬稍小。把

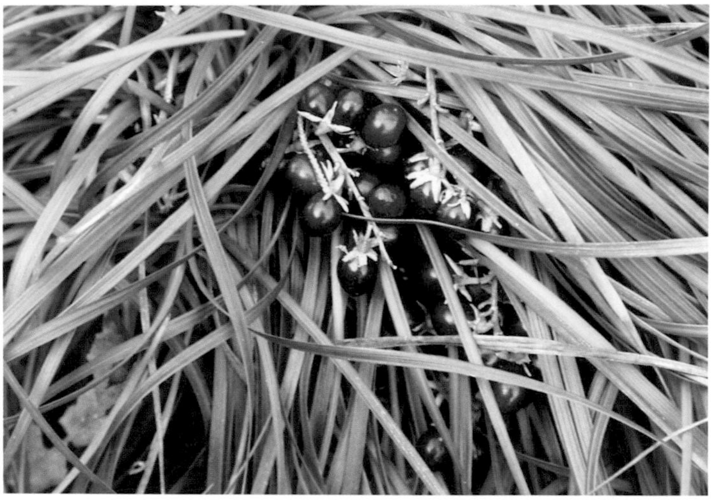

浙江蛇鬚
Ophiopogon chekiangensis K. Kimura et Migo（百合科）

沿階草當作基原的日本產更小。

所謂丸麥，就是除去麥門冬塊根中心柱的芯，經乾燥縮成圓形物稱之，以前被喜用，但最近已看不到市場品。

主產於浙江、四川，還有江蘇、貴州、雲南等，採取野生的同屬植物來製造，這些都被稱為土麥冬。土麥冬也幾乎像浙江蛇鬚一樣，偏黑色細小，纖維性強。據說西藏產的是 *O. intermedius* D. Don。

在所謂土麥冬之中，山麥冬是 *Liriope* 山麥冬屬（百合科）的植物。在一六〇九年的三才圖會，麥門冬的圖有兩個，其一為山麥冬屬植物的形態，所以近來應該已開始作為代用品上市了吧！據中藥大辭典：有

大葉麥冬 *Liriope spicata* Lour.
闊葉麥冬 *L. platyphylla* Wang & Tang
小麥冬 *L. minor* Makino
甘肅麥冬 *L. kansuensis* C. H. Wright

據田中團隊認為，其它還有 *L. muscari* Baily、*L. koreana* Nakai 等。

具有養陰潤肺、清心除煩、益胃生津、或潤燥生津、化痰止咳等藥效。雖然不算是已充分說明，但迄今為止，已知的成分除了含有 ophiopogonin A、B、C、D 等固醇皂苷以外，還有 ophiopogonone A 及稱為 ophiopogonan A 的 homoisoflavonoids 類稍特異結構的化合物，並且，已知還有含粘多醣類等的成分。

漢方藥方很多，有麥門冬湯、麥門冬飲子、清肺湯、補肺湯、滋陰降火湯、滋陰至寶湯、炙甘草湯、清心蓮子飲、釣藤散等。

麥門冬無論在向陰或向陽處，潮濕或乾燥的地方都能成長，再加上有不需要剪短的方便性，作為替代草地的運動場，稱為玉龍或矮雞蛇鬚，近來經常被使用。矮品種的沿階草與「玉龍」的相撲手一樣的品種名，葉長只有五公分左右的可愛植物。

浙江蛇鬚適合作為劃分草地範圍的植物，或者作為鋪設庭園的草。筆者曾看到中國寺廟的院子裡，用這植物作成蔓草花紋的模樣。

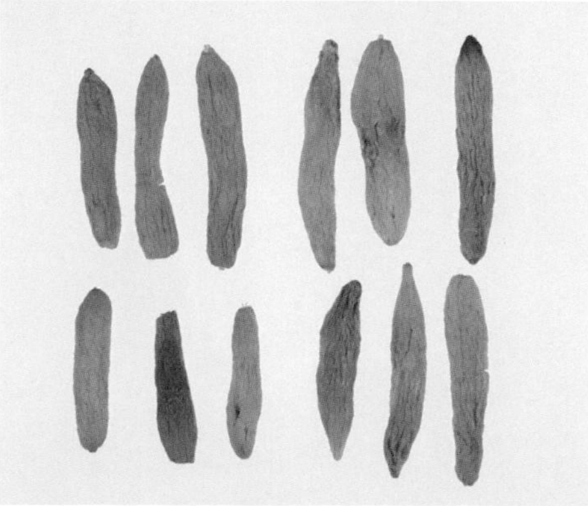

左：杭麥冬　右：川麥冬

山藥（さん やく）

在黑色的大盤子裡鋪上像座山的蕎麥麵條，把白山藥汁淋在麵上，以鵪鶉蛋擺成一片雲彩，藍色海苔擺成山的形狀，描繪出美麗東山的景緻。曾經招待一位很喜歡品嚐美食的英國人在京都遊覽，途中想要讓他食用這具有日本藝術的平民料理，卻發現是一件大大的錯誤，因為無法用英文描述。形容是用與大黃同屬植物的種子和小麥粉做成的麵條、加入一種只在北邊大海才能採到的海藻醬油的湯、白色的東西是來自於以希臘Dioscorea醫生名字為學名的植物根經研磨而得的、綠色的是來自於日本海岸有很多的海藻燒烤而成的粉、「月」是比鴿子稍微小的小鳥蛋，相當於在英國是當打獵對象的食用鳥。如果經由如此的解說，相信不論任何人都沒有食慾吧！總之，筆者用盡所有心力、強調非常好吃來強迫推銷。

吃完後以為沒事了，看著裝飾在牆壁的天狗面具，「那個是神，或惡魔？」……「兩者都不是，像羅賓漢的俠客！」筆者決定以後和紅毛碧眼的賓客絕對不挨近蕎麥麵館。

在藥膳的話題裡一定會出現的是山藥。在日本的山藥汁與其說是滋養強壯藥，倒不如說是一般食品。做成山藥汁、鹿兒島特產的輕羹、山口縣的蒲鉾、用於喜慶的薯蕷饅頭等料理及點心的材料，用途廣泛。山藥糖、拔絲山藥料理的名稱原來出現在這裡。

日本的蔬菜水果商販賣的是鮮品，而中國「山藥」是經乾燥加工，在藥局販賣。生藥的山藥是由長芋的莖一直到根的部分肥大的擔根體，所謂薯蕷的部分經乾燥加工而成，與在日本生吃的部分完全一樣，的確是醫食同源。

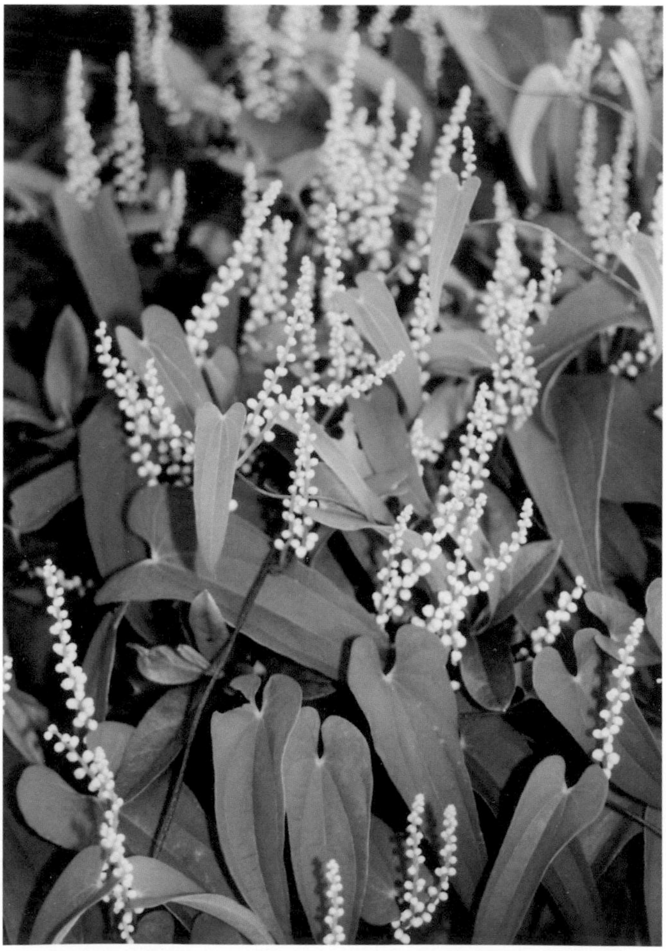

山藥 *Dioscorea japonica* Thunb.（薯蕷科）

在地上的蔓藤莖或葉枯萎的十一月左右，挖掘肥大的薯蕷，切除附帶芽的頭部分，當做第二年的種薯而留下，下部粗的部分清洗後，用竹片削除皮和鬚根，切成長度約十～二十公分，陰乾或熱風乾燥是為「毛山藥」。如果只是單純這樣處理，形狀歪斜，表面有皺紋，乾燥時滲出的汁液變黑色而不乾淨，實在看不出好吃的樣子。因此，從毛山藥裡挑選出特別粗的，在水中徹底浸泡，稍微加熱後用布蓋上，

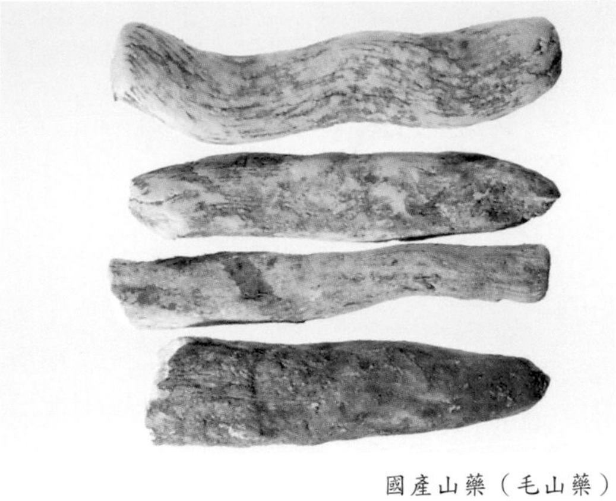

國產山藥（毛山藥）

光山藥（河北產）

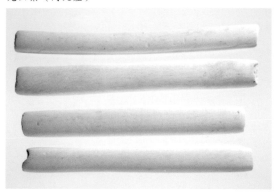

經過一段時間變軟後，用平板夾住滾轉，使成形為圓柱狀，切去兩端使長度整齊，大致乾燥後，在表面上使用砂紙磨光，使成雪白而直的「光山藥」。筆者曾在河北省的安國看過最後的加工階段，問了工人，磨光時產生的粉屑怎麼處理？但他們只是相視微笑，對生藥學者而言，筆者認為怎麼連這點小事都不肯透露，真是小氣。安國的鴨和雞是以道地的山藥飼養，特別有活力。就像砂紙磨下的金剛砂，附著在砂囊般，精力十分充沛。

把光山藥浸到水裡後撈起，薄薄地斜切成薄片使用於料理當作食用。而藥用是把光山藥弄成薄片，或毛山藥弄碎加到煎劑中。因為含有大量的澱粉，所以煎後會融化。

基原植物*Dioscorea batatas* Decne.（中國的藥典是使用*D. opposita* Thunb.的學名，是同樣的植物）其擔根體呈棒狀，粗且長；地上部在植物學上完全沒有差異的品種*D. batatas* Decne. *f. tsukune* Makino 的擔根體成塊狀，若很難加工成圓柱狀的山藥，則專作食品。全都是中國原產，而日本也自相當早以前就有栽培。中國的產地是河南省，也是地黃的產地懷慶，冠此地名的「懷山藥」，或稱為「淮山」而著名，河北省安國也因作為產地而出名。

在日本多為野生的*D. japonica* Thunb.，中國南部也有。或許因為擔根體為棒狀，兩國有時加工為山藥的代用品使用。

「神農本草經」是以「薯蕷」之名記載，後來因唐代宗名豫，宋英宗名曙，使用名稱需注意的是，不能以權力者的名字當藥名，終於歷經「山薯」而後成為「山藥」了。

在漢方的效用被分類為補氣藥，具有補脾養胃、生津益肺，補腎固精的功效。所謂脾氣虛是象徵著體力消耗、能量不足而引起消化機能的衰弱，顯示出全身倦怠感、四肢無力感、食慾不振、消化不良的下痢等症狀。另外，也被使用於因為肌肉的緊張度不足而造成的脫肛、子宮脫垂，及因慢性咳嗽、輕度糖尿病引起的口渴（山藥消渴飲）等。麩炒山藥對補脾健胃效果佳。

成分與藥效並沒有相對能印證研究成果，到現在為止已知的皂苷及粘液等成分和前述的效用一點也不吻合。

配伍的藥方並不多，有八味地黃丸、六味丸、牛車腎氣丸、啓脾湯、參苓白朮散等。

在這些原植物藤蔓莖的葉柄基部兩側，不定根的肥大物是為「零餘子」。有炒來吃的，也有被當做藥用的。所謂「零餘子」，主治補虛損、強腰腳、益腎、食之不飢。李時珍「本草綱目」記載其效用勝於山藥。

薏(よく)苡(い)仁(にん)

約一九八〇年的前半年，在北京國家醫藥管理局裡，有同行者提問，薏苡仁從中國的出貨量好像與以前相比減少了，對其回答的理由是因薏苡仁在國際流通的價格過低，不敷成本，所以中國決定減少生產，從泰國進口，令人稍微感到吃驚。

日本購買中國產的生藥，首先感到驚訝的是出現赤字的事實，不過如果對這樣的事感到吃驚的本身，當作是日本人的自大就能理解了。國際經濟是艱困的，若提到生藥的核算比例，對原料大部分仰賴中國進口的日本業界來說，會覺得是十分恐怖的。而到約三十年後的今日，麻黃及甘草的野生植物是被大量消費的生藥，但這樣的危機已開始出現了。不應該只以瀕危而置之不理。

同時，日本官員把生產過剩的米，以薏苡作為代替作物加以推廣。這種藥草即使在水田也能成長，可使用米生產用的農業機器，而且好像對癌症也有效，藥業界也知道是無法賺錢的。薏苡雖然不必像稻子以種子播種，但如果不在成熟時快速採收，種子就會自行掉落，而採收是需要非常多的勞力。

在當時，全國恐怕只有福岡縣農民協會，因為很早就開始栽種而賺錢，到了第二年，全國的農民協會就已有薏苡種子販售了。在大分縣推廣一村一品的活動，將不暢銷的薏苡作成爆米花，用糖無法作辣粟餅，就改良做成鴿餅。雖然美味，但因為標榜健康食品，反而感覺銷路並不好。也作成薏苡酒，宣稱對癌症具有療效。

把禾本科鳩麥 *Coix lacryma-jobi* L. var. *ma-yuen* Stapf. 的種子稍微加工成純白的東西，日本稱為薏苡仁、中國稱為苡米。薏苡仁在中國是帶殼的，而日本習慣稱為薏苡。本草綱目寫著「薏苡名義未詳」，不太明白。後漢書記載：馬援將薏苡從交趾國帶回中國，用他的名字作為學名的變種名而被流傳下來。在日本，因是弘法大師從中國帶回來，所以弘法麥的名字也被使用。

薏苡原產於泰國、高棉附近的熱帶植物，像日本和中國一樣寒冷的土地，並不適合栽種。在泰國，和米並列為穀物之一，曼谷的薏苡仁是在米店販賣，而不在藥店販賣。

在日本，水邊多野生的薏苡 *C. lacryma-jobi* L.，分類上是薏苡的母種，而鳩麥被認為是栽培品種。

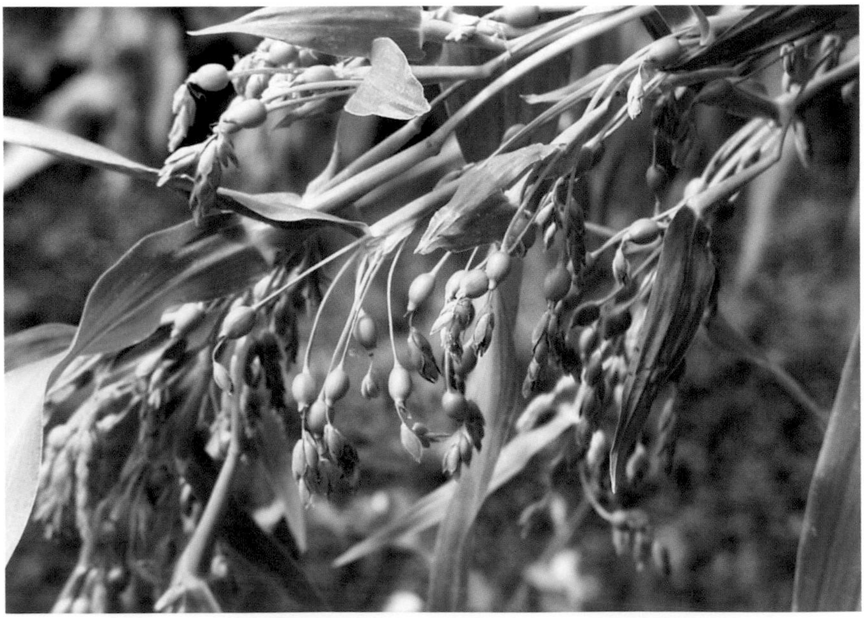

薏苡 *Coix lacryma-jobi* L. var. *ma-yuen* Stapf.（禾本科）

泰國的早餐通常是叫做kaotomu的粥。用清湯稍微地煮一下，加魚和豬肉等酥脆的材料，以少許芫荽葉裝飾。米是沒有黏性的長粒米，種類多，比起日本黏黏的粥好吃。雖然沒有列入飯店的菜單，若很想吃可請員工從食堂中帶來。這早粥偶爾摻入薏苡或一〇〇%的薏苡。氨基酸多，味道會變好。

現在，進口米成為話題。對有一年半的時間住在世界穀倉泰國，一年住在米的生產國美國經驗的筆者來說，從泰國進口的米是潔白的，但因為存放時間太長，所以容易變臭，但在泰國當地並不臭。泰國式的煮法是在烹煮中把汁液倒掉，就不會有臭味，進一步變得乾透，成為適合咖哩和炒飯等的米。這個也是長粒米，攙入十分之二左右的糯米，搓洗至水完全變透明，用電鍋煮，同樣的米變成日式的飯。

加利福尼亞的國寶米、玫瑰米等和日本的高級米沒什麼差別。或許，對墨西哥料理的菰米（印第安米）也感興趣，米也分長粒、短粒、糯米、中糯米、香米等各式各樣，料理也因烹飪不同而有很多種變化。對於不進口外來米的米食民族日本人而言，或許才是不懂料理的一群人吧！近來，電鍋已廣佈世界，日式飯開始傳遍全球，但筆者還是希望能留下各國獨特的稻米料理。

當然日本也大量進口薏苡，但大部分都被當作健康飲料。聽說藥效很多，若要問到底是什麼作用，卻無法以一句話涵蓋全部。據說可成為疣、皮膚粗糙的民間藥，而烤後可作茶飲、煎汁，可內服或塗敷等各種用法。也使用於扁桃腺炎、腹痛。

由亞洲整體來看，印度、泰國、菲律賓等，是以利尿、健胃、強壯、解熱、鎮痛、鎮靜等為目的，能治肺病、風濕病、水腫、淋病和多樣化的用途。用法也有炒的茶劑或者煎劑、粥、飯、粉末等。

依中醫學的表現，分類為利水滲濕藥，能健脾、補肺、清熱、利濕，使用於泄瀉、濕痺、筋脈拘攣、屈伸不利、水腫、腳氣、肺痿、肺癰、腸癰、淋濁、白帶等。強調對補肺作用、水腫或潰瘍的效果，最近中國書籍出現可除疣、美肌的效果，古籍中沒有這樣藥效的記載。紫雲膏攙入薏苡仁末可當做治療疣、雞眼等的軟膏，可說是從日本藥局漢方產生的傑作。對應這些藥效的有效成分，還不明白。作為制癌作用的物質很早就被發現了，只知是特殊形式的脂肪酸酯的coixenolide。

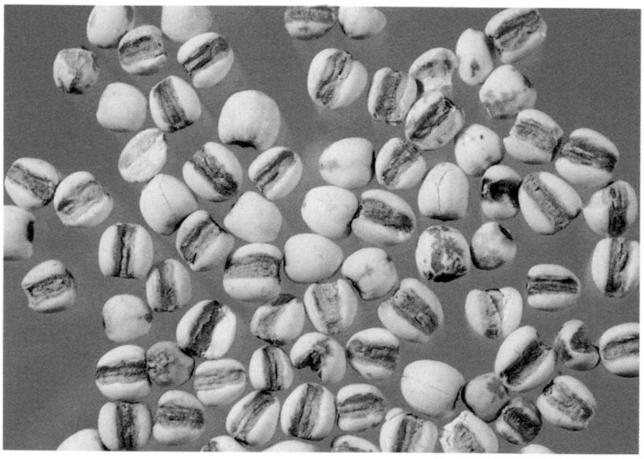

薏苡仁

在漢方以去濕除痺目的作為關節痛、筋肉痛、風濕病、神經痛的藥方，有薏苡仁湯、麻杏薏甘湯的兩方著名。以薏苡仁代替麻黃湯的桂枝或者代替麻杏甘石湯的石膏，即所謂的麻杏薏甘湯，用途是相當不同，對輕的水毒關節痛、風濕病為佳。薏苡仁湯使用於稍重症的慢性關節風濕病。

參苓白朮散是人參、茯苓、山藥、白朮、蓮肉、扁豆等都是補藥類，使用於脾胃虛、濕性胃腸虛弱、容易腹瀉、消化不良、白帶等。

在婦科方面，瘀血性下腹部痛等、肩凝、逆上（頭昏眼花）之外，粉刺、雀斑、皮膚粗糙等的皮膚症狀，使用桂枝茯苓丸加薏苡仁。另外，多花紫藤、菱實、訶子、薏苡仁製劑是作為瘀血時最好的民間藥，總之，可作為癌症用藥。

其他，在癰方面，闌尾炎（腸癰）、肺膿瘍（肺癰）等可用薏苡附子敗醬散、腸癰湯，葦莖湯等。

檳榔子（びんろうじ）

一般認為世界的椰子種類有三千四百種。其中大部分是熱帶植物，而且幾乎對人們是有用的植物，能夠帶來龐大的商機，所以也被稱為經濟植物。野生在日本九州南部以南的大致是棕櫚和檳榔樹。不過，棕櫚雖說是日本原產，不知是不是用在園藝上已被採光了，目前找不到野生種。從中國引進的唐棕櫚和棕櫚竹等也已不用生長在溫室裏，數量少。大型的椰子樹可以當路樹，鳳凰木和椰子樹雖然算是相當耐寒的植物，不過，只要有一點點寒流經過就全被摧毀。在中國的海南島和雲南、廣西、廣東等棕櫚科植物十分引人注目，不過，種類不多。

棕櫚的葉子和果實、根等被用在民間藥作為降血壓，不過，在漢方值錢的東西是檳榔樹。

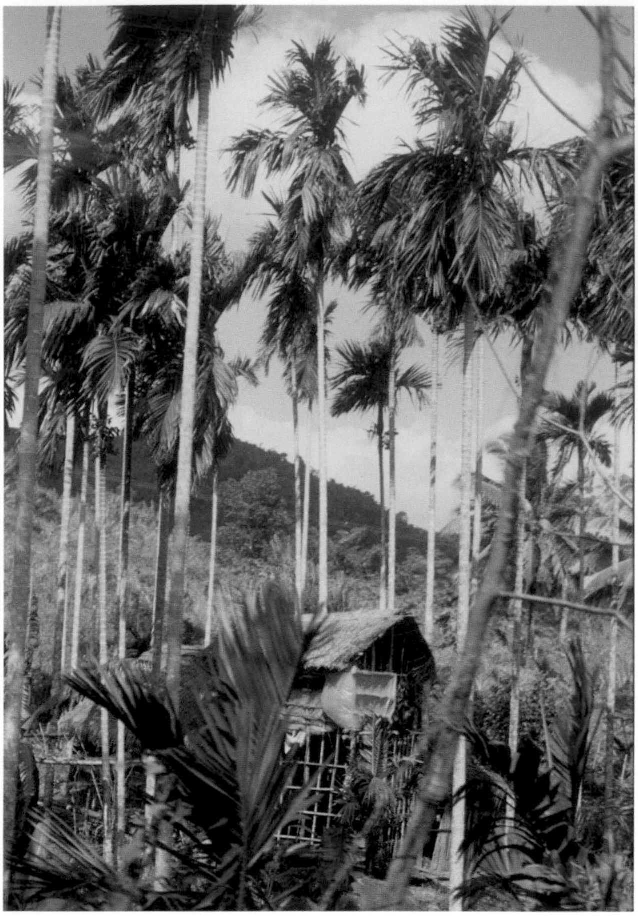

檳榔 *Areca catechu* L.（棕櫚科）
（在海南島）

檳榔樹 *Areca catechu* L.（棕櫚科）據說原產在馬來半島，大量栽培在海南島和台灣南部。莖為單一而直立，從根基部到先端大體上是一樣的粗細，高度高達到十～二十公尺。老葉枯萎就掉落，剩下環狀的葉痕看起來好像竹子的節。從留下最下部的葉鞘中會出現很粗大像竹掃帚一樣的花柄，其先端附有黃色的雄花，基部為雌花。果實長為六～七公分的橢圓球形，其中含有一顆種子。這種子就是檳榔子，成熟的果皮打碎後作為大腹皮使用。而未成熟果實就直接咀嚼，或是燃燒貝殼製作成的石灰放入丁香等調味，或用胡椒科植物蒟醬的葉捲成像雪茄煙的形狀當作嗜好品來咀嚼。據說嘴巴會感覺到有清涼感，不過唾液會變得像血一樣地紅，牙齒會被石灰削尖，並且變得很黑，因而被年輕人討厭。也有人認為像抽煙一樣無法戒掉。

根據李時珍的本草綱目，無論「賓」也好、「郎」也好，都是指客人，這個由來就是因為在中國南部，有對來客首先遞出這種未成熟果實作招待的風俗習慣。把同樣植物的果皮打碎，幾乎變成纖維狀的東西，中日現在都當作大腹皮使用，本草綱目是別種，認為可能是大腹檳榔 *Areca dicksonii* Roxb.？從中國、東南亞到新幾內亞，據說光是同屬的植物也有八十八種，在古籍上寫的大腹皮如現狀就是檳榔樹嗎？還是其他的東西？現在要作判定原本就相當困難。光是在中國稱檳榔的植物就有好幾種。

種子斷面能看見美麗褐色錯綜複雜的紋理。從子葉的形狀到種子的表面上有深深的褶紋，是由種皮深深地潛入。

種子的成分含有檳榔鹼（arecoline）、檳榔次鹼（arecaidine）等的生物鹼，大量的單寧、脂肪油等，另含有areca red的色素、具有驅蟲作用的脂肪酸等存在的報告。檳榔鹼具有使條蟲、蟯蟲、蛔蟲等麻痺的作用。

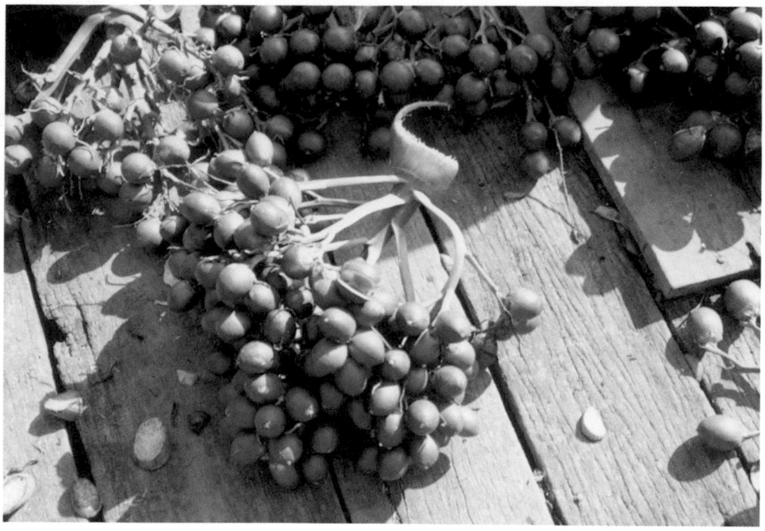
未成熟的檳榔子 當做嗜好品來咀嚼。（泰國，呑武里）

在隋代的本草經集注裡已經記載「殺三蟲」，作為驅蟲藥的應用被記錄。現在較常使用於家畜的驅蟲藥。arecoline hydrobromide具有副交感神經興奮的作用，如果當作點眼藥，有瞳孔縮小、眼壓降低的效果，因而被應用作青光眼的治療等。又以唾液為首，也有促進消化液的分泌，促進胃腸蠕動，因而呈現能減輕腸內異常醱酵，用漢方說法是有消穀、行氣導滯等健胃整腸的作用。

關於對水腫等的逐水作用，所對應的成分還不清楚。由腳氣病引起的水腫是使用九味檳榔湯或雞鳴散加茯苓等，一般種子在發芽時，通常會儲備大量需要的由維生素B_1開始的維生素類，或容易變成維生素類的物質。但有幾乎不含維生素B_1的報告，不過，維生素B_1也有可能是以其他的形式進入的。

大腹皮也被應用在腳氣病等的水腫，不過，其作用機轉還沒被闡明，只知其成分含單寧。含有大腹皮的分消湯和實脾飲也使用在水腫、浮腫有明顯的利尿作用的藥方。

女神散、延年半夏湯也加入檳榔子，不過，是利用檳榔子另外的藥能—理氣作用。

為止咳藥的杏蘇散，或夏天風邪藥的藿香正氣散也配伍大腹皮，不過被認為是具有祛痰或理氣的作用。

椒梅湯為檳榔子配伍山椒、川楝子等驅蟲生藥，使用作驅除蛔蟲、蟯蟲。

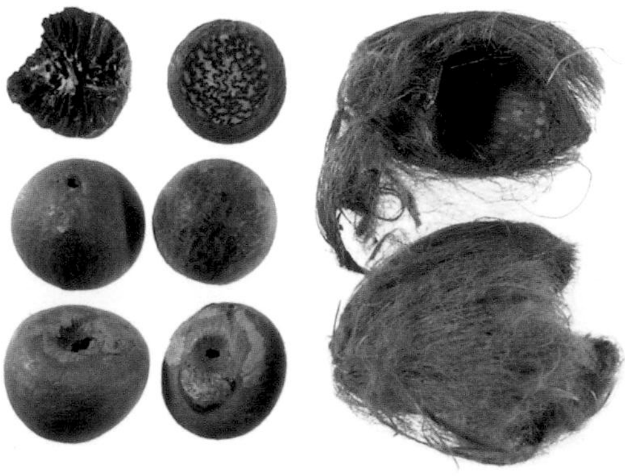
左：檳榔子　右：大腹皮

半夏（はんげ）

正確的說法是，從夏至之後的第十一天，七月初長出半夏，稱為「半夏生」。實際上，半夏長出來的日子稍微往前提早一些，在這時間點，花也已過了最茂盛的時期。也正好在佛教夏安居（在一起修行）日程的中段期。

基原植物是天南星科的半夏 *Pinellia ternate* (THUNB.) BREITENB.，好像不必用除草劑，本來在日本各地都能見到的雜草，這時期完全看不到。直徑一～二公分的地下球莖，葉柄長，直接長出一～二枚的三全裂葉，花莖一支直立。附著莖的一群花成為花序，而天南星科是附著多數的花成穗，肉質而粗的花序軸稱為肉穗花序。

而包住整個花序的葉狀鱗片稱為總苞，在天南星科就像水芭蕉一樣的佛燄苞的形式。烏柄杓的花是綠色或帶有紫色的筒狀的佛燄苞包住花序，在下部雄花成穗附著在雌花上部。佛燄苞在果實成熟前殘留。花序軸先端長長地伸出，從開匙狀的佛燄包先端突出的樣子，有如小柄勺，所以被以烏柄杓或雀柄杓的名義稱呼。在葉柄的中央有一個零餘子，也能繁殖。挖掘地下的球莖，用砂子搓揉除去薄的外皮，其乾燥品就是生藥的半夏。為了突顯出雪白的表面，在燃燒乾燥時，以硫磺燻蒸，進行漂白的操作，不過，現在已被禁止。

關於這個藥用部分，日本藥局方當作塊莖，而以植物圖鑑為首的植物分類學書籍則為球莖。藥用植物學及生藥學的教科書立場究竟如何呢？經調查後，塊莖派和球莖派的勢力各半。在植物學用語，所謂塊莖像馬鈴薯一樣，長長延伸的地下莖或者匍匐莖的肥大部分，即使地上部枯萎也會殘留，是指第二年發芽的東西。許多的天南星科植物能看到當年的葉子及莖直接長出的球狀物，一般稱為球莖。

那球莖的生藥是圓形，因為正中間的花莖的殘跡是黑的凹陷，而讓人想到肚臍的形狀，所以有肚臍眼的別名。是令農民棘手的田園雜草，雖然拔了又拔，但殘留地下的球莖，有越來越多的分球，依舊雜草叢生。

在新嫁娘地位低下的時代，「肚臍眼」因作為孕吐藥而出名，只有新嫁娘為了收集而採挖，誰都知道這是年輕新嫁娘當然的權利。可是，新嫁娘只要稍微忍受一下孕吐，即使不舒服也僅僅當作是懶惰工作的藉口，偷偷把它賣到藥房，老練的存些私房錢。這個就是「偷偷攢錢」的開始，也是庶民悲哀的故事。

半夏也和其他生藥一樣有等級之分。而分等級的第一基準好像是以大小來決定，如照片看到的按照特級、一級、二級、三級的順序變小粒，級外的小粒，形狀呈類球形的叫做珍珠半夏。與使用於重鎮安神藥的天然珍珠的形狀、大小非常相似。

在日本是使用去皮的生半夏，而以中

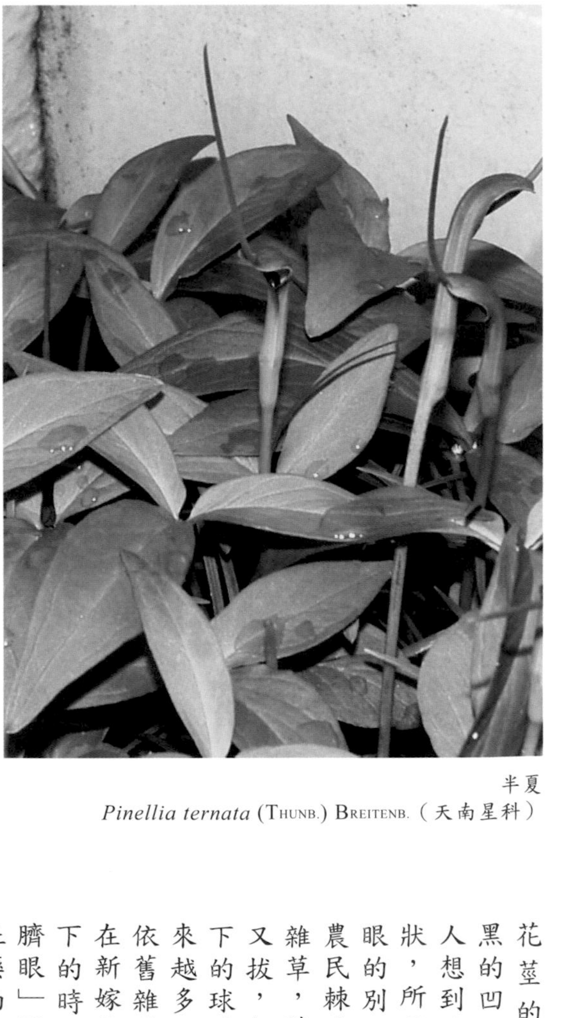

半夏
Pinellia ternata (THUNB.) BREITENB.（天南星科）

國為首的各國都認為生半夏有毒，可以外用，不能內服。到底有怎樣的毒性，好像也很少有中毒的臨床事例報告，據說會刺激嘴和喉嚨的粘膜，量多時引起炎症，有時變得無聲、呼吸困難、吐血而死亡。

生半夏的煎液有刺激喉嚨的辛辣苦澀味，其主成分和芋頭及筍的辛辣苦澀味物質相同的homogentisic acid，或是其配醣體等的苯酚性物質。化學構造上與漆的成分也有相似的地方。但是在喉嚨癢癢的時候，配合半夏厚朴湯等，還是有點奇怪！

修治的方法有很多，中國從一九八〇年代開始，各省都出版炮製基準，好像試著標準化。讀幾本比較一下，除生半夏以外還有三個。

生半夏—消腫散結（外用）
清半夏—燥濕化痰
薑半夏—降逆止嘔
法半夏—和胃燥濕

像這樣藥效也被區別，就可按照症狀靈活運用了。

總之，時常更換浸漬水，經過一到二星期直至水滲透至中心部，白色全部成半透明，在筆者研究室裡進行實驗，這階段只有葡萄糖的溶出，苯酚性物質沒有變化。日本的書上雖有「撈取泡沫」的說明，但並沒有那麼多泡沫出現。泡這個字在中文是指浸漬在水中之意，不會是誤解吧！在這水更換的階段，非常適合顆粒大小的分類收齊、分等級。

清半夏是一旦將半夏用竹簍晾乾以後，以明礬液浸漬，使充分滲透以後煮之使乾燥，在半乾時切片即完成。

薑半夏是將新鮮的生薑榨汁，把浸漬過明礬液的半夏醃漬在薑汁中，再以蒸籠蒸之，同樣切片完成。

法半夏是同樣經明礬醃漬的半夏。浸漬在用石灰水煎煮甘草而成的甘草石灰液中，不加熱乾燥而成。

homogentisic acid等苯酚性刺激成分在浸漬明礬的階段大致消失了，產品因為是按照北京市規範的試作品，在中國各地、香港、台北等的收購品，全都不含homogentisic acid。用試作的薑半夏製造半夏厚朴湯在藥局試驗，結果，味道也佳、也有效，患者的評價很好。

半夏呈現的鎮嘔作用、抗潰瘍作用等作用的成分還沒弄清楚，遺憾的是像這樣的修治，有效成分會有怎麼樣改變，這應是第一個被追究的問題點。

在日本只使用生半夏，為何沒有發生問題，是個疑問。其一是使用量少，雖然稍微有刺激，或許患者還能忍受吧！另外一個原因是在日本使用半夏的漢方藥方中，一定會配伍生薑，相當多的藥方也配伍甘草，或許在被煎出的階段已有某種程度的修治。生薑和甘草有降低半夏毒性的作用，這相關的事有待今後加以研究。最近，宣稱所謂能消除內臟脂肪含有半夏的散劑出售，是否因為沒有經過煎煮的操作過程，有很強烈的刺激性，很難服用。

半夏的粉末會刺激嘴唇的原因之一，有一說是認為被粘液細胞中的草酸鈣針晶扎上的，而煎液中粘液將這針晶包圍的原因。但在顯微鏡下觀看數量並不多，在粘液細胞中有顯著的針晶束，這針直徑約一微米（μ）、長約二〇微米，非常小，不認為會刺激人類的皮膚，而引起炎症一樣的傷口。另外，在煎液裡這針狀結晶並未被粘液包圍而是浮游的。

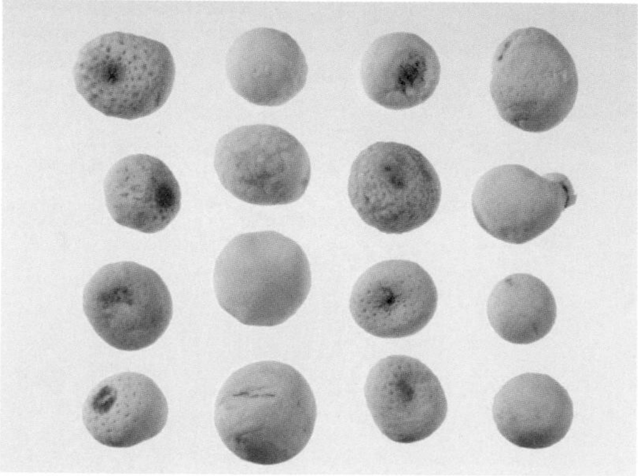
半夏（特級）

香附子（こうぶし）

所謂莎草科螺母莎草有如文字所述，不太像藥草，以路邊雜草形態出現的就是香附子的基原植物。由於繁殖力太強而不受歡迎，連藥用植物園也敬而遠之，幾乎沒有植物園有意願種植。侵入瀝青的裂縫，根莖不斷延伸，逐步的把柏油路破壞。在地下淺層處擴張其匍匐莖，這匍匐莖的先端附有深黑色的塊莖，從這裡長出新的地上莖和根，由於附著在根的先端，有帶著小孩的意義而命名為附子，也被認為是使用於叫雀頭香的薰香料，因而成為香附子。

螺母莎草（香附子）*Cyperus rotundus* L. 廣泛地分佈自朝鮮半島、日本，一直到中國、整個中南半島、印尼等。從相當乾燥的河邊或海濱沙灘到稍濕的地區，只要是日照佳的任何地方都能生長良好，反而在肥沃的田園不易生長。細長的葉片十分有光澤，因為它們是呈現V字形斷面，所以從上面是以向外般的編織，其粗糙的構造在結構上是不透水的。利用這原理而作為防水衣着蓑的材料。在中國使用與蓑同音的莎字，而稱之為莎草。編織螺母莎草的葉作成的笠，稱為菅笠。不管是中國、或日本直到現在也都還看得到。

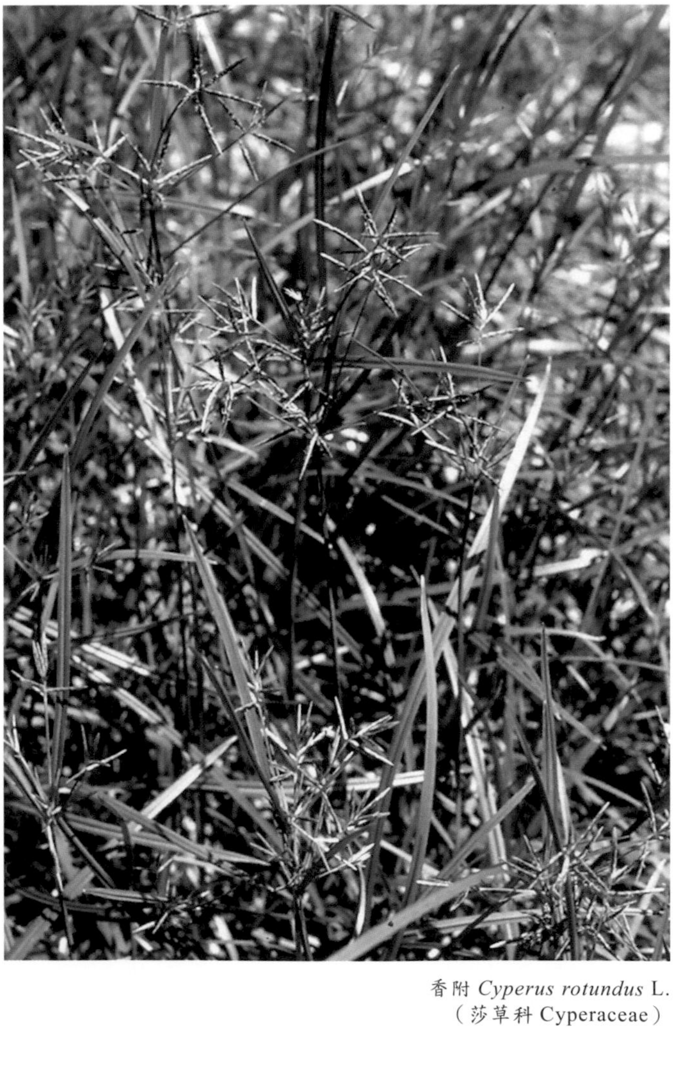

香附 *Cyperus rotundus* L.（莎草科 Cyperaceae）

在江戶時代，每月乘坐三次往返東海道的定期輪班的飛毛腿使者所戴的三度笠，據說是由又輕又通風的香附子所編成的。清水次郎長一家的三度笠及條紋的雨衣的旅裝，就是疾走也不覺得奇怪，借用飛毛腿的風采一點也不為過。

有人充滿好奇心，在線香店試了很多線香的材料，結果發現用香附子做的線香和沈香的氣味一模一樣。有一種說法是將香附子的雜草當作代用品。沈香現在是瀕臨絕種的植物，香附子的精油成分之化學構造與沈香的成分相似，以極高溫作出同樣氣味的成分不是不可能。價格更是天壤之別，香附子是相當便宜。

東北大學已故曳野教授團隊，已詳細研究過香附子的精油成分。除含pinene、camphene等少量的單萜類以外，還有α-cyperone、cyperotundone、cyperolone、cyperol、sugetriol、sugeonol、copsone、isocopsone等，許多獨特的倍半萜類被發現，化合物的命名也經過一番努力後才呈現的。倍半萜類比較難揮發，多為微甜而香的物質。雖然和沈香化學構造不同，但是，成分根據倍半萜類燃燒的熱度而發生變化，有相似氣味的煙是非常有可能的。好像也有作為薰香料的用法，不過，鎮靜作用也被期待。但作為薰香料卻沒有銷路，是不是價格太便宜了呢？到處都能生長的雜草是無法做為買賣的。香附子在日本和中國也都不會真的生產，一部分從東南亞進口，說不定也是一樣的理由。

幾乎沒有調查過香附子精油成分的各種藥理作用，在漢方方面的應用範圍相當廣泛，在本草綱目的記載非常多。李時珍總括為：「乃氣病之總司，女科之主帥也」，在汪昂本草備要更加簡明地概括：「調氣解鬱為宜」。在現代的中醫學的分類是氣劑之一，氣劑是有用於氣虛的補氣藥和調氣狀態的理氣藥，理氣藥有用於氣逆的降氣藥和改善氣滯的行氣藥。氣滯有脾胃的氣滯、肝氣鬱、加上肺氣壅滯三種，而香附子是用於其中的肝氣鬱狀態的疏肝行氣藥。

肝氣鬱若要以西洋醫學觀點來說明是困難的，如果以漢方來說，就是脾胃吸收食物能量的水穀之氣，行肺和空氣能量即是氣在一起形成「氣」，調和以肝臟作為出發點的「血」，並巡行全身是為正常的狀態。而一旦沒能從肝臟離開，停滯在肝臟，稱為肝氣鬱、肝氣鬱滯、肝氣鬱結等。相當於胸悶痛、兩脇脹痛、煩悶、不安、情緒抑鬱狀態或歇斯底里、疝痛、月經不順、慢性肝炎、神經性胃腸炎、神經衰弱、自律神經失調、不定愁訴等症。肝氣鬱的停滯變得更加嚴重時，肝鬱化火，肝火上炎，呈現熱象。引起猛烈的頭痛、面部紅潮、眼睛充血、口渴、耳鳴、急性的重聽等。

香附子特別使用於因氣滯而起的各種疼痛、月經痛、月經不順或精神症狀。

由漢方藥方的配伍情況來看，有用於胃弛緩症、神經性胃炎等的香蘇散、香砂平胃散、香砂養胃湯、香砂六君子湯；使用於疝痛等的五積散、二朮湯；經常使用於婦科病症的女神散、川芎茶調飲、芎歸調血飲、芎歸調血飲第一加減等。除此之外，作為止咳藥的竹茹溫膽湯、滋陰至寶湯；使用於浮腫等利尿藥的分消湯、實脾飲；殺蟲藥的椒梅湯等。

這十五方之中有九方是萬病回春的藥方，三方是和劑局方的藥方。在傷寒論、金匱要略不太出現。

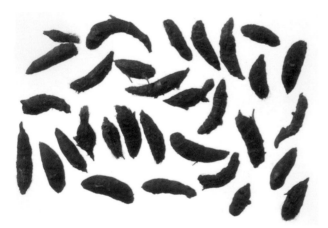

香附子

良（りょう）薑（きょう）

被稱為中國夏威夷的海南島，在一九八八年由廣東省分出成為海南省。筆者在當年的十一月到了海南島。海南島面積比日本的九州稍小。五指山位於島中央，山脈貫穿南北，高一八七九公尺。海南島是屬於亞熱帶的季節風氣候帶，雨季集中在五～六月和八～十月。每年平均氣溫是二四℃左右，確實和夏威夷非常相似的常夏島嶼。因為渡假旅館才剛開始營運，所以有特別優惠，住進那天才剛剛完成的房間裡，雖然裝潢看起來不錯，但是好像自來水管的鋪設管線弄錯了，洗澡時只有冷水出現，而廁所裡卻有熱水的奇特事件。

雖說是島嶼，幅員卻是相當遼闊，從北端的海口到南端的三亞，縱貫中央的山岳地帶行程約需二日，而後，在東海岸作二天行程的巡禮。海南島藥用植物的種類多，據說可數的出來的就有二五〇〇種。動物也以非中國本土的種類居多，現在在中國已滅絕的印度犀牛，據說最後也在海南島生存著。也有認為海南大蜥蜴就是龍的原型的說法。途中，公共汽車停在橡膠園，有個大約是國小六年級的男孩子，在棍子前端綁著有著條紋花樣很像臭鼬的動物販賣。據說是和狸很相近的果子狸，很好吃。回程時，在東海岸有果子狸料理的專門餐館吃午餐，但是感覺並沒有特別好吃。直到最近，據說那就是傳播病毒的嚴重急性呼吸器症候群（SARS）的媒介動物，還好那個時候還沒有流行。在出發前的突發事件是，約有十位美女服務生列隊送行，但是公共汽車引擎一直無法發動，我們全體和女服務生們不顧形象用力推，最後才使引擎發動，真是永生難忘的旅行。

南端的三亞海岸是過去鑑真和尚一行人打算去日本時，卻被颱風沖走所漂流到的海岸。在海濱的沙灘上躺著許多比人還高的巨大岩石，每個岩石表面都是又圓又滑，應該是洶湧的波浪所造成的。鑑真和尚短暫逗留的寺廟應該就在附近，因已經荒廢了，故未前往參拜。西海岸還留有部分在戰爭中，日本軍為了礦山用而建設的鐵路，而那令人懷念的日本製SL蒸汽火車的汽笛聲，還邊鳴放邊行駛著。三亞還有日本軍的基地殘跡，幾尊生銹的高射砲在熱帶原始林裡眺望著天空。

在海南島，有海南島熱帶經濟植物園和藥用植物專業的中國醫學科學院藥用植物資源開發研究所海

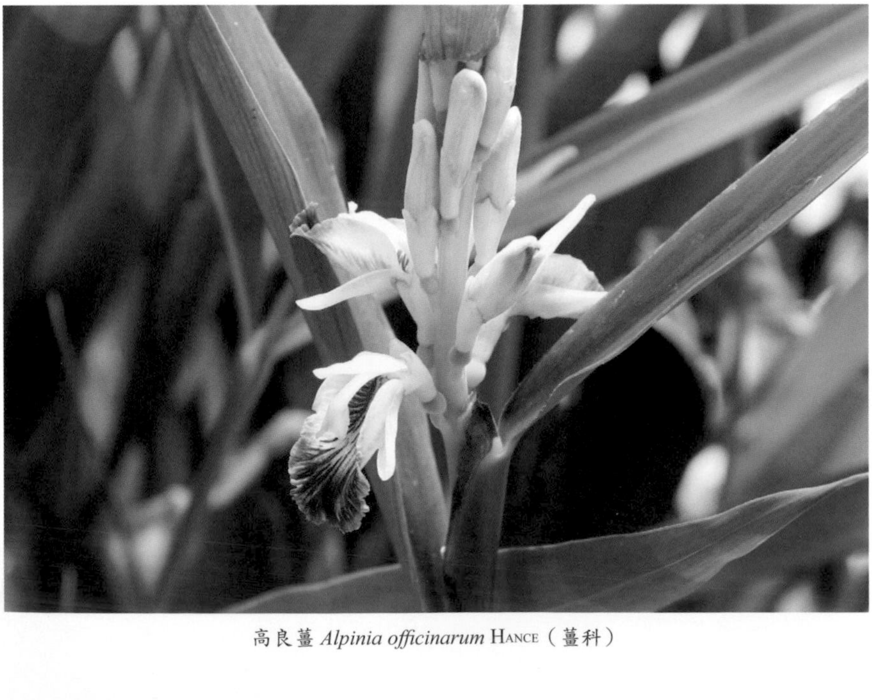

高良薑 *Alpinia officinarum* Hance（薑科）

南分所的二處，為了要推動從東南亞輸入中國的熱帶有用植物及海南島野生植物的栽培生產。植物園非常大，園內種植著檳榔、肉豆蔻、海南沈香等許多的熱帶性藥用植物，其中有很多是薑科植物，原本野生的海南縮砂、還有益智、高良薑、從泰國附近引進的白豆蔻等都被栽培著。

路旁就有很多高良薑 *Alpinia officinarum* Hance 的野生種，也有被認為可供食用而加以種植。在市場上剛挖到的新鮮根莖堆積如山。

栽培需要五、六年，在秋天採收。根莖不太會變粗，約是一～一．五公分左右，乾燥後其直徑變成〇．五～一公分。新鮮品的切口是鮮明的橙色，乾燥後就成為紅褐色。就好像是弄碎縮砂一樣的薑科植物所共有的刺鼻氣味。

雖是同樣的植物，生藥在中國稱為高良薑，日本僅稱良薑。據說高良是廣東省茂名縣很久以前的地名，這好像是語源，也有說高是高州的地名而來的。

類似的生藥有大高良薑（*A. galanga* Swartz 的根莖），這植物的果實稱為紅豆蔻。

良薑的成分是含精油 1,8-cineole、methyl cinnamate、α-pinene 等。已知包括多量的黃酮類，有 galangin、kaempferide、kaempferol 和這些甲基化衍生物等。另外，還含有數種與鬱金的 curcumin 類似的類薑黃色素（curcuminoid）。實驗結果顯示對各種病原菌有抗菌作用，但漢方被認為是溫裏祛寒藥，具有與乾薑非常類似的促進循環作用，使用作為健胃、鎮痛的藥。一般認為促進循環的作用乾薑較強，而鎮痛的作用以良薑較強。

適合所謂腹部冷的症狀，與香附子和肉桂、小茴香等配合來使用。

安中散由桂枝、延胡索、牡蠣、茴香、縮砂、甘草、高良薑所組成，被使用於虛證的胃痛、胃炎、胃酸過多、胃神經症等，佔一般銷售的漢方胃腸藥的主流。

丁香柿蒂湯是除了丁香、柿蒂、高良薑以外，還含有十一種生藥的藥方，具有溫中散寒、下氣降逆的作用，被使用於虛寒性的打嗝、慢性胃炎、妊娠嘔吐、橫膈膜痙攣，尤其是胃癌手術後引起的嚴重的打嗝。

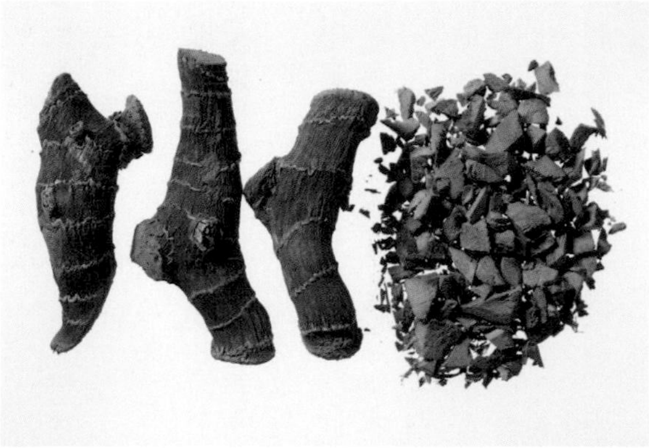

良薑（廣西產）

縮（しゅく）砂（しゃ）

在日本稱為縮砂，中國則稱為砂仁的 *Amomum xanthioides* Wall. 薑科植物，日本藥局方記載，廣泛分佈在過去一直政局不安的越南、寮國、高棉等中南半島。筆者在泰國任職期間，也積極地很想看，但仍無緣看到。

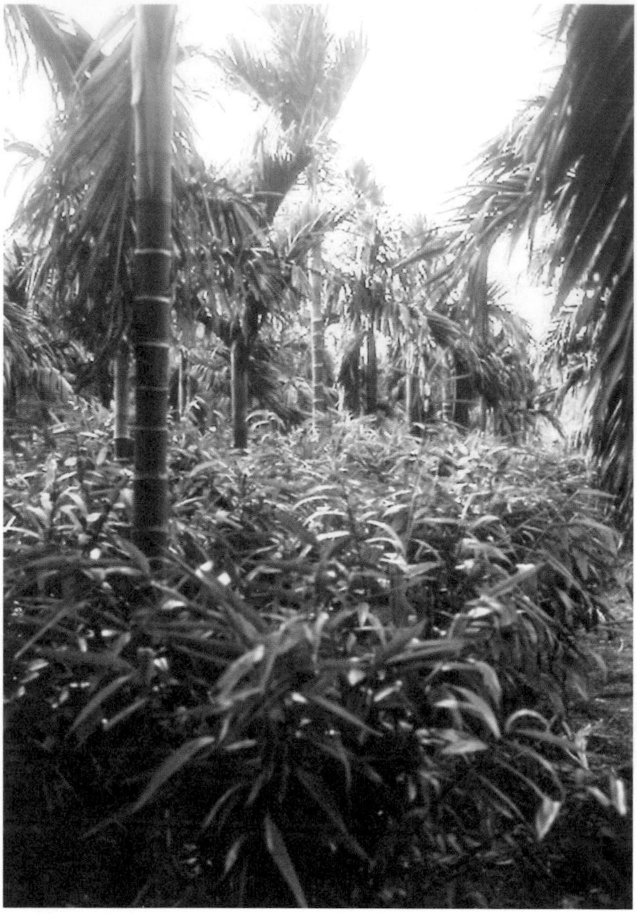

海南縮砂 *Amomum longiligulare* T. L.Wu
在海南島栽培。
為了避風和遮陽在檳榔樹之間培育。

當然，白色花的園藝植物稱為「縮砂」是薑科 *Hedychium* 屬，是不同的植物，也有叫做「山奈」的，還是 *Hedychium* 屬，但不認為與生藥的山奈完全不相同的植物。過去有些藥用植物教科書、植物園的告示牌等就有那樣錯誤的記載，應該要更嚴謹一些。這類的園藝名稱作 Ginger 筆者也不贊成。Ginger 是英語的 Zingiber。

縮砂的基原植物豆蔻屬的果實是有所不同。葉子是從土裡的根莖直接長出來，葉柄部分成為鞘，以互相環抱狀態形成像莖一樣的軸，為了平坦的葉片部分，有規律地從左右長出，全體就像一片羊齒植物的葉子一樣。至此與薑屬和花茗荷等的山薑（*Alpinia*）屬非常相像。山薑屬的花莖由葉鞘中心穿行，在葉軸的先端產生花穗，而豆蔻屬的花莖是另外生出。而且，花凋零後莖下垂，果實幾乎接觸到地面或者鑽進土裡成熟。

在泰國清邁離宮的後山上看到縮砂的一種 *Amomum krevanh* Pierre ex Gagnep.，葉高約三公尺，挖出根發現像馬鈴薯一樣的癒合果實塊。切割後發現裡面裝有十個左右，直徑約二公分，半透明瓊脂狀假種皮包圍的種子塊（圖片）。乾燥後，好像縮砂的種子塊就形成了。

中國砂仁是以栽培在廣東、廣西等的陽春砂 *Amomum villosum* Lour. var. *xanthioides* (Wall.) T. L.Wu & Senjen 為主，海南島的 *A. longiligulare* T. L.Wu 等為代用品。西砂仁是從越南、泰國等輸入中國，稱為進口縮砂。推測與中南半島各國輸入日本的縮砂是相同的。

日本把野生的山薑（花茗荷）*Alpinia japonica* Miq. 的種子叫伊豆縮砂，自古以來就為縮砂的代用品。伊豆縮砂除去假種皮，無法成塊。伊豆縮砂被大量地使用於醬油香料等的食品工業，市場上也有日本產類似植物的偽品。有白色種子稱為白手伊豆縮砂的月桃 *A. speciosa* K. Schum.，也有山月桃 *A. intermedia* Gagnep.。全都不香。

日本藥局方當然不認為伊豆縮砂是醫

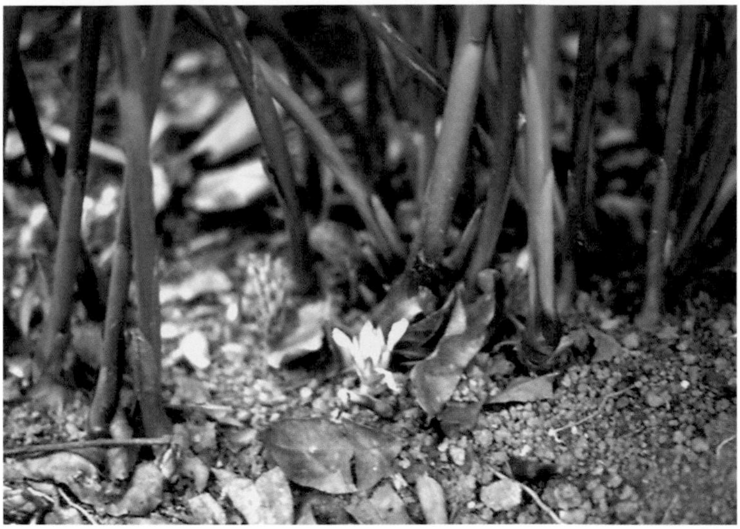
海南縮砂的花。其後，花穗潛入地中結果。

藥品。拉丁名的*Amomum*是無缺點（作為香料）的意義。

研究室裡的伙伴曾抽取過伊豆縮砂的成分。因為回收的苯比使用的苯還要多，認為十分不合理，而加以調查，結果發現大量的精油成分cineole混雜在其中。縮砂和伊豆縮砂主要成分都含有大量的單萜類精油，這一點即使在屈指可數的生藥裡也是佔首位。縮砂除含有cineole以外，還含有borneol、bornyl acetate等芳香精油成分。

聽說在相當口渴時，只要想起酸梅就會生出唾液，而能暫時忍耐，過去已學過，非常香的生藥由其芳香的反射機能而提升消化液的分泌，所以稱做芳香健胃藥。不過，也有把縮砂的抽出液注入胃，抑制胃液分泌的實驗，這個說明就變得有些含糊不清。除此之外，已知具有抗過敏性和抗組織胺等的作用，但是，作為漢方化濕藥的作用還未被充分說明。當外感「濕邪」傷害消化機能的中焦時，驅除濕邪是為治療。

被使用於因噁心、嘔吐、吞酸、食慾不振、水樣便、腹脹、冰冷、食物中毒、風邪、疲勞，暴飲暴食等的消化不良、腹瀉等。

安中散，在日本叫做〇〇漢方胃腸藥的家庭藥中，幾乎都含有縮砂。最常被使用於虛證的胃痛、胃酸過多、胃潰瘍、所謂神經性胃炎。

香砂平胃散、香砂養胃湯、香砂六君子湯的三方被應用在胃消化功能衰竭。胃內停水和胃不消化（停食）時用香砂平胃散；慢性胃弱、食慾不振用香砂養胃湯；氣虛則加入補氣要素用香砂六君子湯；進而因貧血性的手足冰冷用化食養脾湯。

胃苓湯、參苓白朮散用於脾胃腹瀉；分消湯用於實證的全身浮腫、腹水為目標之消化不良。

響聲破笛丸是治聲音嘶啞的藥。

丁香柿蒂湯是以柿蒂為主藥，加入十種非常高級的香料，能突然中止連續幾天都不停止的嚴重打嗝。

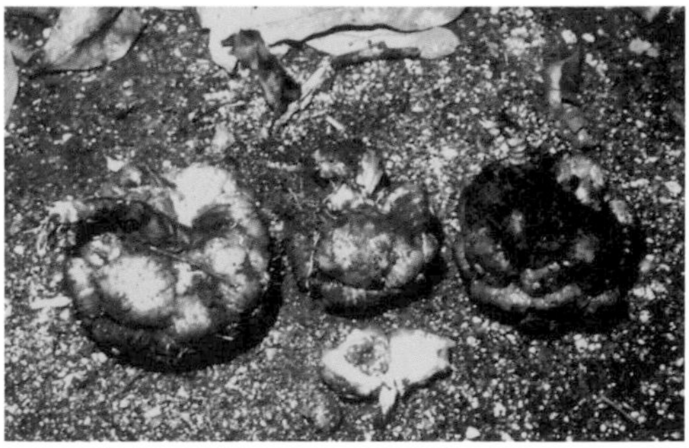
Amomum krevanh Pierre ex Gagnep. 的果實和附有假種皮的種子塊

縮砂

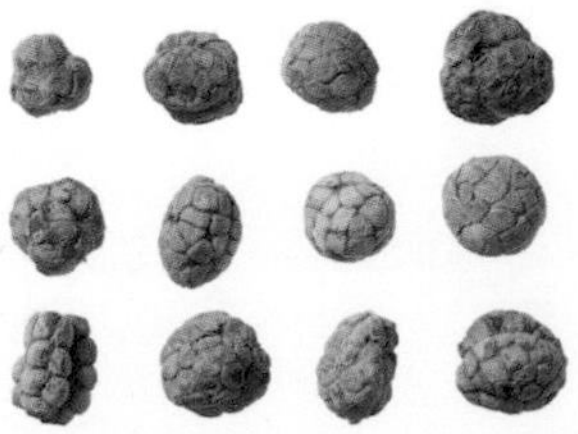

鬱(う)金(こん)

剛開始在泰國的藥用植物研究所工作的時候，曾經被研究室的女研究員們問到宗教信仰是什麼?過了幾個月後的某一天，與男研究員兩人一起去看計畫中新的藥用植物園的位置。當時，因為泰國的鄉下到處正流行痢疾，所以，出發前筆者就被提醒除了剛剛出爐熱騰騰的餐點以外，其它東西不要亂吃。正好經過馬來西亞的料理店、就訂咖哩炒飯，如此一來午餐應該是沒有問題的。到了預定地，蒟蒻正開著巨大的花，像秋吉台國定公園（日本最大的石灰岩地形景觀）一樣的到處都是很大的石灰岩，如同沙漠般的荒地。

失望之餘，回去的第二天早上，去到研究室，女性們就以白眼說「聽說木村博士是佛教徒，卻吃回教徒的料理。」因而就問「有什麼不對嗎？」原來放進咖哩炒飯的鬱金好像佛教徒是不吃的。在泰國鬱金是當做染佛僧穿著的僧衣染料的神聖植物。因為這個原因，泰國的咖哩是不加鬱金的，所以顏色也不是黃色。

有日本留學經驗的另一位男性成員就幫腔「日本的印度咖哩好好吃哦！」，他是基督教徒，如此一來在口水論戰上更是火上加油，一發不可收拾，到中午都無法平息，飲食文化竟然有如此大的差異。

且說，鬱金在日本和中國之間其生藥的名稱和基原植物是有些混亂的。

首先漢字的鬱金的「鬱」字，經查大漢和辭典，就有四種。在這兒使用的是常用字，其他全部是罕用漢字，因為本來常用漢字表並沒有，所以覺得至少在印刷時不使用像「欝」一樣的罕用漢字、簡體字還是好一些的。因為中國簡體字的發音是一樣的，使用「郁」字。在日本寫成鬱金的生藥與中國寫的郁金的生藥應該在名字上是指同樣的東西。可是實際上卻是不同的生藥。

在日本的鬱金當然就是是印度原產的鬱金 *Curcuma longa* L.（薑科）的根莖，經熬煮乾燥而成的。可是看了中華人民共和國藥典，作為郁金的基原植物被記成為溫郁金 *Curcuma wenyujin* Y. H. Chen、薑黃 *C. longa* L.、廣西莪朮 *C. kwangsinensis* S. G. Lee、蓬莪朮 *C. phaeocaulis* Val. 了，雖也包括同樣的鬱金，而剩餘的三種是總括以前作為 *C. zedoaria* Roscoe，也就是莪朮這植物。而且藥用部分不是根莖，是冬季（乾

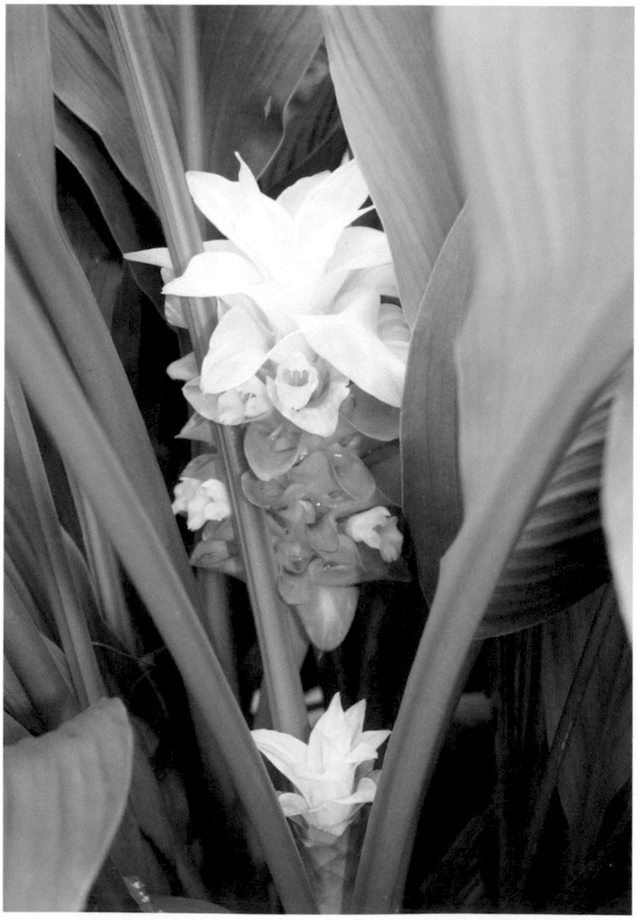

鬱金 *Curcuma longa* L.（薑科）
約 8～9 月從葉群的中心長出花穗。每個花苞有 2 朵黃色花。

季）地上部枯萎以後從根的先端長出像甘薯一樣肥大的根，經蒸煮的乾燥品。按照基原植物分別稱為溫郁金、黃絲郁金、桂郁金、綠絲郁金。

那麼，莪朮又是怎麼樣呢？在日本是莪朮 *C. zedoaria* ROSCOE，而在中國是按照上面的蓬莪朮、廣西莪朮、溫郁金的順序被記載，溫郁金被稱為溫莪朮。藥用部分全都是根莖。日本的鬱金和莪朮都從亞洲各地進口，中國的三種莪朮在植物分類學上被解釋包括在 *C. zedoaria* 中。

因而，從日本的醫療用、一般用、在藥局製劑的漢方處方中唯一露臉的中黃膏的鬱金在中文是稱為薑黃的 *C. longa* 的根莖，以現在中醫所開處方的鬱金是使用根的肥大部分，主要也是莪朮的根。在權宜變通上，日本種寫成鬱金，中國種寫成郁金來區別，郁金在日語應該讀作什麼好呢？因為日本的業者認為大部分的東西都是從四川省輸入，所以好像以「川玉金」的名義作為郁金進行交易。

明代本草綱目記載是「薑黃」而不是鬱金，在日本記載稱為薑黃的春鬱金 *C. aromatica* 的性狀，而記載「鬱金」是從西域經四川進入的，依其性狀的確是鬱金。「如蟬腹狀」的記述的確是根莖，而不是根的肥大部分。「蓬莪茂」的記載是「根如生薑，而茂在根下，似雞鴨卵。」或許這個指的是根的肥大部分也說不定。

不管怎樣，薑黃、鬱金是屬比較後世的生藥，在傷寒、金匱的古方並未出現。

鬱金的根莖被區分為圓形的主體部分和長條形的手指兩部分。作為香辛料的咖哩粉，鬱金是以長條形的較受歡迎。新鮮的根莖被硬梆梆的栓皮所覆蓋不易剝除，就算用利器也沒用，究竟要怎樣才能剝除呢？心血來潮就作了個實驗。哈哈！煮後乾燥之內部收縮，很簡單就可剝除了。

鬱金的成分含有很多黃色的色素 curcumin，含有與它相同的 diphenylheptane 的架構的所謂 curcuminoid 有十二種，被發現了有六十種以上具有強烈的芳香的萜類、倍半萜類、芳香族化合物等。其作用複雜，作為鬱金的作用已知有消化功能的亢進、促進膽汁分泌、抗炎症作用、改善心肌梗塞、制癌作用、抗氧化作用、自由基清除作用、抑制肝臟障礙、抗菌作用、促進創傷治癒、其他，如加入眼藥水中使用、改善阿茲海默症等許多作用。

根據被稱為唐本草的新修本草的記載：「治血積下氣、生肌止血、破惡血。主治血淋、尿血、金瘡」。

中黃膏是鬱金和黃柏粉末用芝麻油和黃蠟做成的軟膏，外用作瘀傷、捻挫、急性的化膿性皮膚疾病等。

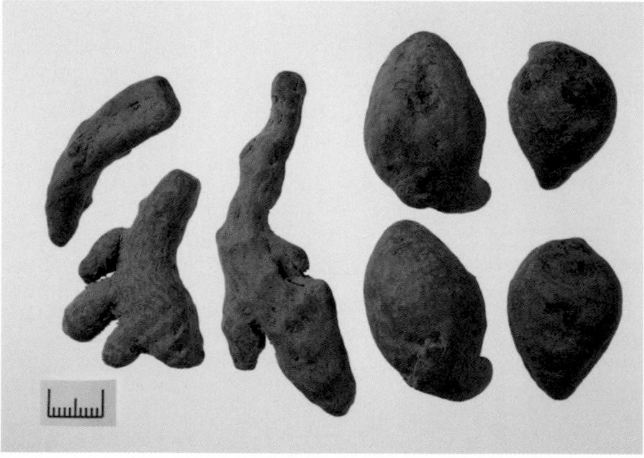

鬱金。
左邊是長的，右邊是圓的。

莪（が）朮（じゅつ）

泰國曼谷的舊王宮前，平日有個三座足球場平行排列的廣場。每週從星期五下午到星期一早上，這兒就變身成為大型的露天市場。在曼谷的泰國政府研究所工作期間，經常每到週末，就會去逛逛。那時候，有把野生蘭排列得漂漂亮亮的人，還有賣著到處嗡嗡飛翔活蜜蜂的蜂巢的人，也有將大蒜和辣椒堆得像石頭牆在販賣的人等，只是四處逛逛看看，就覺得非常有意思。不知現在還在嗎？

和在這裡專門賣薑類的老伯幾乎成為好朋友。這位老伯經常擺出一百五十種左右的新鮮根莖販賣，其中有半數以上一眼就知道是薑黃屬。這個人把根莖折斷，露出切口的顏色和味道，並加以說明，讓客人可以由切口就能馬上區別。可能是覺得我提出的問題太過煩人，最後乾脆送我一本一〇〇頁左右的小本書。因為全寫著是泰文，根本無法閱讀，鬱金類的共同名字是根莖類・××。這本書裡登載了一〇〇種以上的根莖類。當時泰國的植物學書籍，只登載六種薑黃屬的植物。

包括鬱金、春鬱金、藥鬱金、莪朮等的薑黃屬植物在植物學上是非常麻煩的群體。這屬植物在長時間的進化歷史期間沒有種子，其性質是只由根莖的分株來增殖。這種情況完全不適用孟德爾定律。極端的說法是，其個體是只有一個親代一直不斷增生的克隆植物，永久是一個體一種。隨著環境的變動，一點點外形性狀也被保存，這種存在的類似情形很多。

一般認為莪朮原產地在印度東部，其分佈最北方是日本的屋久島。屋久島的莪朮從平安時代到江戶時代期間好像是薩摩藩在專賣，有銷往本土的記錄，嚴格地說在台灣及中國並沒有完全相同的植物，因此認為是屋久島的固有種，應該是合乎情理的。

在離屋久島很遠的土地上，莪朮的根莖

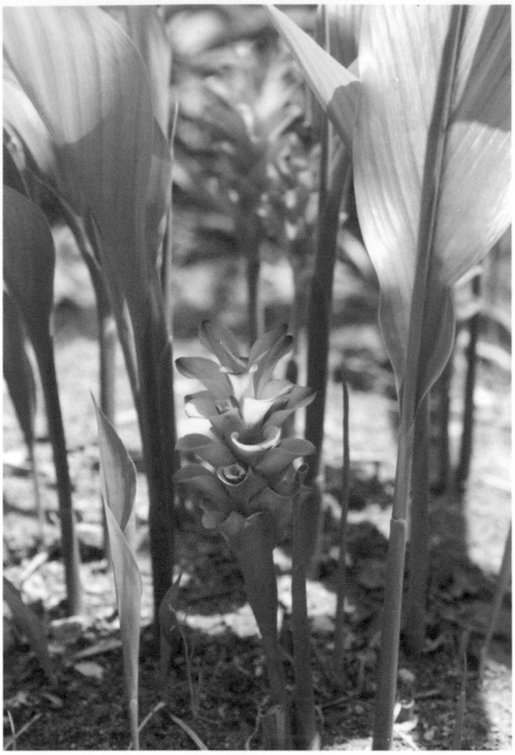

莪朮 *Curcuma zedoaria* Roscoe
（薑科、屋久島產）

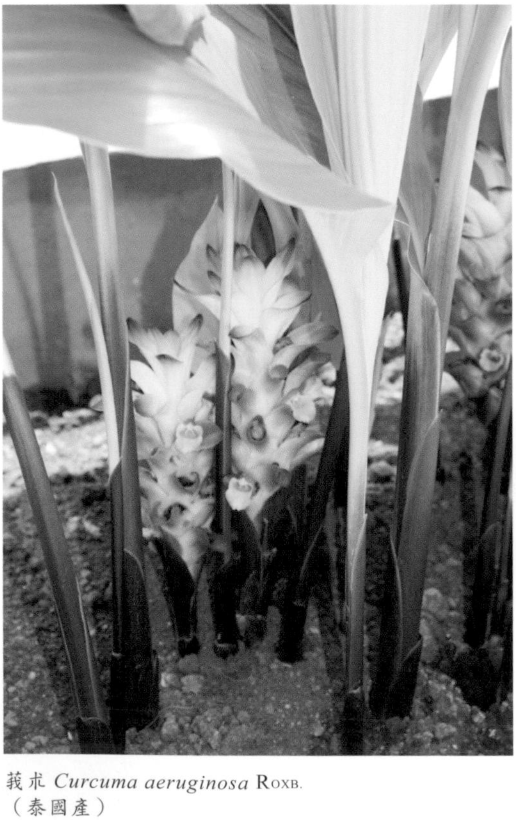

莪朮 *Curcuma aeruginosa* Roxb.
（泰國產）

偶然間掉入河裡，順著黑潮漂流到屋久島，歷經幾萬年或幾百萬年持續的生存，變成合於屋久島的氣候風土的性質，這想法應該可以接受吧！

泰國的莪朮切口有各式各樣的藍紫色和藍綠色等。簡單地區分藍紫色的是 *Curcuma zedoaria* Roscoe，藍綠色的是 *Curcuma aeruginosa* Salisb.，但好像不是那麼簡單。連英語 aeruginous 也是銅綠色的意思。

植物學的原始記載著 *C. zedoaria* 的切口是白色，*C. aeruginosa* 的切口像綠銹一樣的綠色。根據中華本草和中華人民共和國藥典，在中國莪朮的原植物是有蓬莪朮 *C. phaeocaulis* Val.、廣西莪朮 *C. kwangsiensis* S.G.Lee & C.F.Liang、溫鬱金 *C. wenyujin* Y.H.Chen & C.Ling 三種。到了冬天，這些植物的根的先端會長得像甘薯一樣的肥大，這個在中國稱為郁金（＝鬱金）。

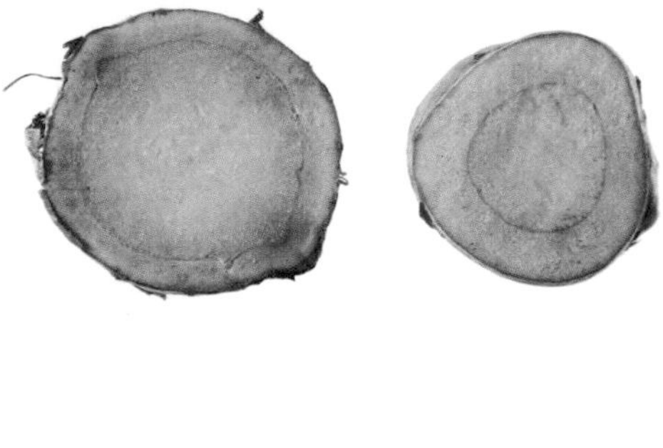
新鮮的根莖切口。
左：屋久島產的莪朮　右：泰國產的莪朮

在葉子中央附近遍佈紅紫色的斑點，是各種莪朮的共同的特徵，這一點不管是泰國、中國、屋久島都一樣。從根莖直接長出看起來像莖的葉柄下部是暗紅色，但屋久島的品種，其到根端都保持濃綠色的原樣。

屋久島的莪朮其根莖的切口是紫色，最近甚至使用紫鬱金的名字。另一個特徵是，一個穗上所長出花的數量稍少，雖然有懷疑，卻也還使用 *Curcuma zedoaria* Roscoe 的學名。

關於莪朮的成分，有東北大學的曳野、靜岡縣立大的福島、大阪大學的北川、洪谷等團隊，及其他來自中國、印度等許多研究報告，被發現的成分有十二種薑黃素（curcumin）等的類薑黃色素，單萜、倍半萜總計也有百種以上。數量上薑黃素同類僅含有少量，倍半萜類成為主成分。根據洪谷團隊報告顯示，中國產的莪朮含多量的 dehydrocurdione、germacrene、furanogermenone，台灣產的莪朮含有 curcumenol、curzerenone、furanodienone，屋久島產的莪朮含有多量這些成分及少量的 curcumenol，而且精油的總量含量也達一・一三％，呈現出是中國、台灣的二倍以上的數值。屋久島產的莪朮的精油呈現鮮明的紫色，此顏色的主體是 azulene 類，紫色的 linderazurene 和藍色的 chamazulene 等是由筆者們確定的。

莪朮作為家庭藥，是配伍成胃腸藥，幾乎沒有被使用作漢方。從腹痛、便秘、到下痢都有藥效，也有報告指出對酒精中毒、肝病、胃癌有效，最近被確定具有對異尖線蟲（Anisakiasis）的驅蟲效果、幽門螺旋桿菌的抗菌效果等。根據最近有很多中國的文獻，記載著是民間藥被使用作制癌生藥的首選。雖發現有二、三個已知的倍半萜具有制癌作用，但作用弱，有待做更進一步的探討。

以總抽出物進行動物實驗證實有顯著促進膽汁分泌作用、減少小腸內輸送機能、抑制胃液分泌、抑制胃潰瘍的形成、抑制 Ehrlich 腹水癌等。

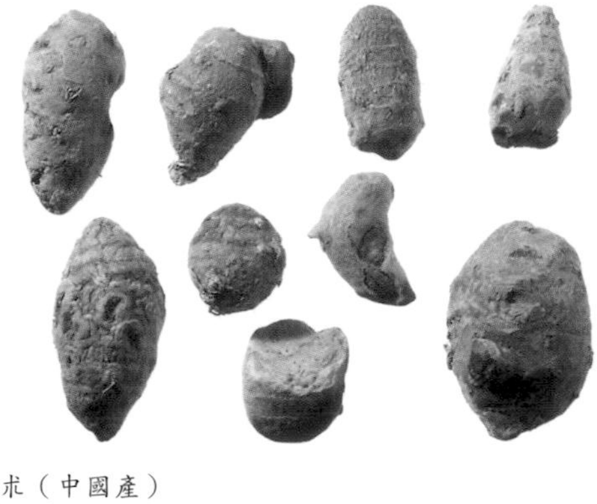
莪朮（中國產）

山奈（さんな）

薑科植物在熱帶、亞熱帶的濕潤氣候地區多，作為藥用植物而出名的也多。主要是分佈在亞洲、太平洋群島、非洲、南美等的亞熱帶季節風地帶和熱帶降雨林。亞洲大陸的南方大部分是雨季、乾季分明的亞熱帶季節風地域，從十月到三月左右雨一滴也沒有下，成為像熱帶大草原的沙漠一樣的狀態。在這樣地區的乾季時期，為了保有水分，雖然地上部枯萎，地下部有像鬱金等一樣的很大根莖，在根的先端形成貯藏根，以備水的不足。在低濕地和一年到頭下雨的熱帶降雨林裡，為了多多少少能接受到更多被熱帶原始林的巨大樹木遮攔的太陽光，就會長出不相稱的大型葉子、巨大的花穗。

其中，有些雖然開花，卻沒有結果，多由根莖的分株增殖，成為植物分類學無法演化的理由。動物和植物都因適應環境的條件，在生長期間產生變化。這是因為如果由花到種子進行世代交替，本來的樣子就會被重置，而只有經由分株增殖的植物，一個個體永遠繼續生長，極端的時候，分出的個體就分別隨便地繼續進化。

到了乾季快結束的二月，在泰國王宮前廣場的週末市場賣藥用植物的老伯，銷售一百種以上薑黃類植物。當然，也包括山奈的根莖。

那麼，關於像這樣的植物，古代典籍究竟是如何記載呢？生藥的基原植物究竟什麼才是正確的呢？真的沒問題嗎？當然會產生疑惑。近代先人努力探討的，大致都很清楚，當然也有完全無解的。因而，以本草書調查薑科生藥時，就必須特別慎重。

在日本，一般稱為縮砂的植物與生藥的縮砂是一點關係也沒有。

透過植物的書籍和園藝書調查叫做山奈的，雖然同樣是薑科，這偽縮砂別名山奈和同類 *Hedychium* 屬的植物，*Kaempferia* 屬的兩種、生藥山奈的基原植物蕃鬱金 *Kaempferia galanga* L.，乍看之下幾乎找不到有相似的。

後者是作為生藥被使用的山奈，前者是以花供觀賞的園藝植物，有時把根莖當作藥用，形態和成分都相當不同。蕃鬱金是印度原產的植物，沒有地上莖，從根莖直接長出二～四枚，長十公分左右、寬七～八公分的葉子，延伸到地上。在長很多蕃鬱金的地方，這很大的葉子密密麻麻的覆蓋在地面上，呈現非常奇特的情景，確實是熱帶降雨林型。從葉子之間一天長出一朵基部帶紫色的美麗白色花瓣，在十幾日之間的雨季清晨開花，下午凋謝。根莖是直徑一公分左右的球狀，內部含有豐富的白色澱粉。甜而香的味道

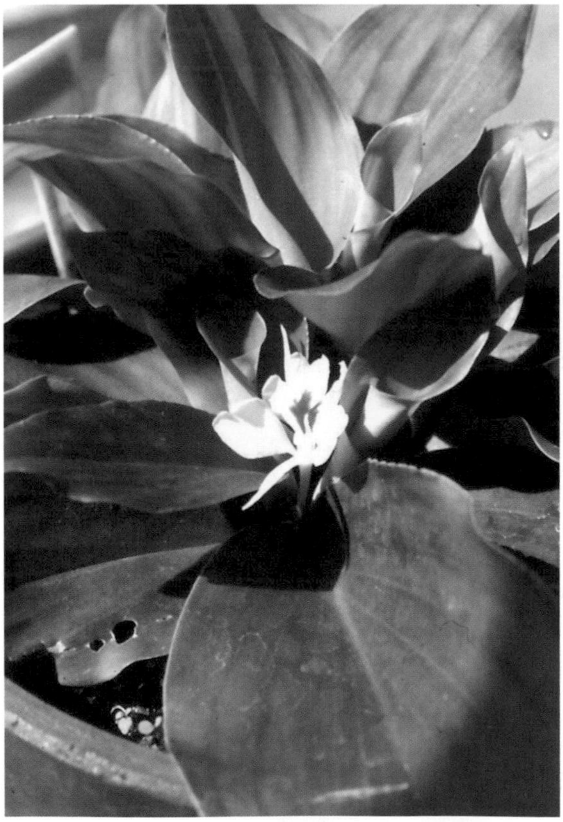

蕃鬱金 *Kaempferia galanga* L.（薑科）
根莖是山奈

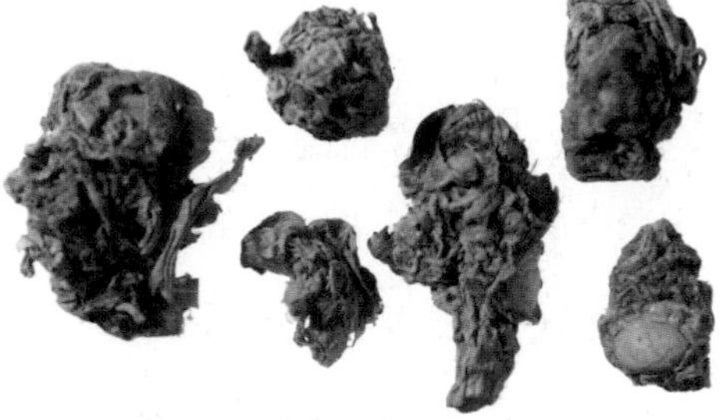

三奈（泰國產的）

很強，花朵美麗，即使當做盆花也很出色。最近在日本園藝植物雜誌的目錄上，有時也會被登載。同屬的植物也有數種，全都十分美麗。

在牧野富太郎的日本植物圖鑑裡，寫著根莖內部是黃色，但並不正確。另外，將這個作為山奈認為是錯誤的，依現在的定論生藥山奈是蕃鬱金的根莖。而牧野富太郎好像引用一九三〇年代在上海自然科學研究所的中尾萬三的論文，提出山奈不是蕃鬱金。

看了李時珍「本草綱目」的附圖，畫著一點也不相似的植物，再怎麼看還是比較像*Hedychium*屬的植物圖。會造成名字的混亂，或許「本草綱目」應該是負點責任吧！而中尾氏認為「本草綱目」所引用的古代典籍錯誤很多，是不可以信賴的。本草綱目裡山奈本來是山辣，或山柰，是由中國南部的方言發音稱為山賴或是三奈演變而來，把柰當做奈的假借字。在李時珍的記載中，除去葉子就認為能看到真正的山奈，更引用唐朝的酉陽雜俎的內容，但究竟寫些什麼就不知道了。

山奈根莖有獨特強烈的甜美芳香，從印度一直到東南亞、中國南部，自古以來就有栽培，主要被廣泛地使用作食品香料。在咖哩粉的香料中，是不可缺少的材料之一。據說幕府末期天保十三年（一八四二）就被帶進日本，但是，不在相當高溫的溫室是很難生長的，日本即使在植物園也是相當罕見的植物。

屬名*Kaempferia*也是到了日本，是根據「江戶參府紀行」的德國醫師的植物收集家坎普佛（E. Kaempfer）（一六七一～一七一六）而得名。

根莖成分包含多量的精油，芳香族化合物ethyl-p-methoxycinnamate為主要成分，已知有ethyl cinnamate、p-methoxystylene、benzaldehyde和萜類的borneol、camphene、thujene、sabinene、cineole等多數的成分。另外，廣泛分佈在高等植物的黃酮類kaempferol和kaempferid是從山奈最先被發現的化合物。

根莖的煎液以及ethyl-p-methoxycinnamate對皮膚真菌類呈現抗真菌作用，對引起子宮頸癌的HeLa細胞的實驗呈現細胞毒作用，抑制細胞增殖。據說由豬摘出的腸管給以低濃度煎液呈現興奮、高濃度呈現抑制。

就藥效而言，因為古籍的記載，基原植物含糊不清，使其根據有所疑慮，必須慎重的解讀不可。依現代的用法性味為辛、溫，重點為溫中除濕、行氣消食、止痛，使用於由於胃腸冷痛者、吐瀉者、反覆下痢的霍亂、或消化不良、食慾不振及牙痛等。

日本的常用處方看不到配伍山奈的，在中醫學上對心腹冷痛，以山奈、丁香、當歸、甘草等分作成丸劑，配酒服。

因感冒而引成的食滯、胸腹脹滿、腹痛下痢，以山奈一五、華澄茄實六、南五味子根九、烏藥四・五、陳茶葉三，做成粉末，一次服用十五公克。

牙痛以配伍麝香的藥方，或是一個掏空的肥皂角，把山奈、甘松香、花椒和鹽注入，用小麥粉包烤後，作成粉末，在牙床上按擦的使用事例。除此之外，民間藥的用法，有去除頭上的頭皮屑、頭蝨的用法，治療頭痛、胸痛、便秘，改善體質等。

在越南和泰國，是促進血液循環來治療頭痛，也使用於治療腳氣和腰痛。在馬來半島，咀嚼葉子和根莖作為漱口劑，用於止咳。在印尼，其根莖特別對女性百病有效，溫暖身體使腹痛轉好。作為塗布藥，對於發汗、肌肉風濕病有效。在菲律賓，如果將全草磨碎，在後頸部按揉，據說就可治癒感冒。用油熬煮的根莖成為外傷藥，如果內服煎液，就成為強壯藥，也可成為漱口劑，可以改善由於頭痛、消化不良、腸內脹氣、瘧疾引起的冷證等。

生薑（しょう きょう）

以噴出火焰造成很大災害的島原半島為中心，畫出一個半徑一百公里的圓。在這圓內從阿蘇、九重以北的筑豐群山、背振山系、五島列島，潛入大海，描繪出天草群島和山連山的弧形。能看見以普賢岳為中心的巨大火山口，如此雄偉的景觀能不來看看嗎？筆者對火山學完全是門外漢，曾經天馬行空的想像，聽說可噴出十倍量火焰的巨大火山。阿蘇火山號稱世界是最大的火山口，應該是無庸置疑。

由諫早灣周邊，到島原半島東北山麓的火山灰地，高知及渥美半島並列為生薑的一大產地。自古以來，要從諫早去島原，就有沿著海岸的古老公路和經由山邊的原有農業道路，但目前已在新建縱貫台地中央，有汽車所行駛的道路。這道路正好從生薑田中間經過，稱為薑路，非常適合。從這條道路可到口之津港口，搭乘渡輪跨越早崎瀨戶海峽，就到對岸的天草半島。在渡輪上能看到許多海豚，似乎和渡輪在水中游泳比賽。

因為被熟識的德國友人問到，日本有哪些獨特的辛香料，而想了又想。山葵、山椒或許能說是日本的東西吧！而紫蘇、辣椒、生薑等是從外國引進的。普遍認為其中的生薑是三世紀或更早就輸入了，紅生薑、甜醋漬、生薑泥等，已經完全是日本味，若沒有這些，就不是日本料理了。

傳說生薑原產於亞洲熱帶，但是，因為很早就開始流傳到世界上，所以無法知道究竟是在熱帶亞洲的哪兒？生薑的薑字本來不是中文，以印度為首，在整個東南亞通用，ngua（ングア）是基本叫法。相傳很早就推廣成為重要的食品、藥用植物了。

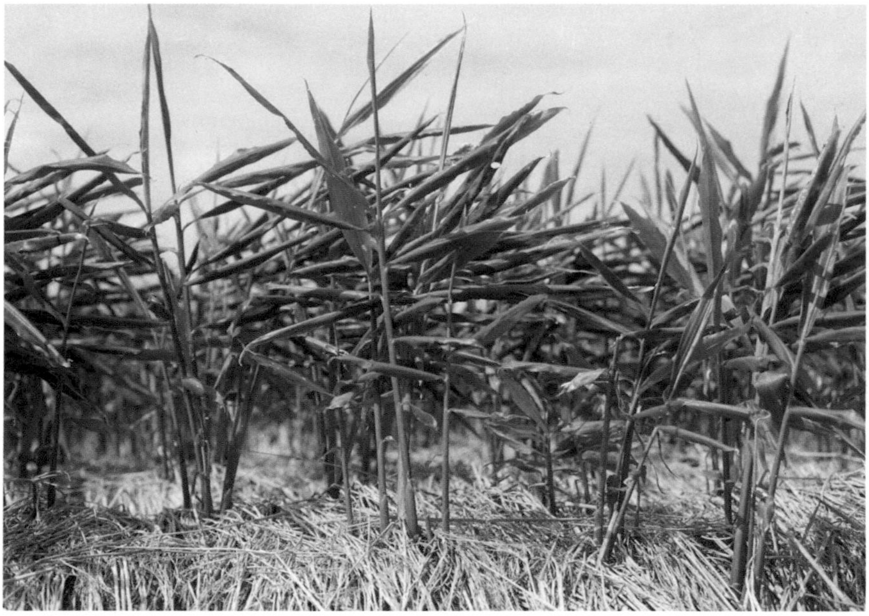

Zingiber officinale Roscoe（島原的生薑田）

生薑在亞熱帶地區開著黃色像蘘荷般美麗的花朵，有紫色和褐色的斑紋，但在日本卻看不到花。薑科植物在日本不但無法長出芋狀的根莖，而且莖好像無法長出花來，這是因為在完全成長前，日本天氣就變冷的緣故。聽說若長在溫室裡，經過多年栽培就會開花。

聽說最近放在壽司便當上的生薑，是從東南亞和南太平洋群島進口的醃漬物，有時會混雜有樹脂的臭味。這是泰國生薑當作食用的，無論其根莖、植物高度都很大，味道和形狀全都類似，只有氣味不同。聽說在曼谷高級的日本料理店裡，廚師非常有自信的認為，自己親自在市場上所買回來的生薑絕對不會有錯，反而被責備，可見有多麼相似。

在植物學上的生薑作為生藥的基原植物，被認為只有 *Zingiber officinale* Roscoe 一種，而牧野富太郎博士曾將大型根莖的大生薑 var. *macrorhizomum* Makino 和葉柄基部深紅色的小型紅生薑 var. *rubens* Makino 加以區別。自古以來，這種小型品種就有栽培，以靜岡縣為中心，金時為其品種名，辣味強，日本習慣作為藥用。

在晚秋收成時地上部枯萎以後，挖出來的老生薑辣味也變得更加強烈。栽培在愛知縣和關東的是中型且基部是淡紅色的品種；高知、諫早、島原的根莖是大型且基部顏色相當淡的大生薑，在初秋辣味變強以前採收的新生薑，味甘甜而受食用者歡迎。

田部氏團隊最近對日本產的各種生薑進行各方面研究。認為辣味的主要成分是由6-gingerol的芳香族化合物、經脫水反應完成的6-shogaol、進而由反醇醛縮合反應分解成zingerone等，及獨特芳香達三％的zingiberene等精油成分。數種黃酮類的黃色色素經由甜醋等醃漬變成紅色色素，這些並沒有太大差異。可是田部氏團隊所發現新的雙類E-8β,17-epoxylqabda-12-ene-15,16-dial及galanolactone化合物，已知在小型種含有多量，而中型種、大型種僅只含有少量。這兩種化合物可使高膽固醇血症者的血中膽固醇下降，另外能抑制在肝臟因酵素阻礙引起的膽固醇合成，和近來風靡一世的普伐他汀系統的高脂血症藥，有非常相似的作用。含生薑的藥方佔實用漢方處方的四〇％以上，雖不能一概而論，但在有名的防通風聖散、防己黃耆湯、大柴胡湯等抗肥胖藥中，都含有生薑，是非常符合。這一點在藥用上依牧野博士的區別，以紅生薑較適合，而大生薑至少在膽固醇下降並不適合的。

在日本生薑是新鮮的生品，或保持生的原樣乾燥而成的乾生薑，使用量達1／3或1／4，而乾薑是經蒸以後乾燥，來加以區別。在中國生薑是新鮮品，而乾薑是保持生的原樣乾燥而成的東西，相當於日本的乾生薑。神農本草經記載的乾薑是日本的生薑。

記載於古籍的性味，生薑是辛、微溫，乾薑是大辛、大熱的差異。藥能前者為發汗解表、溫中止嘔，而後者不是解表藥而是溫中回陽。

為使品質一致，購買整箱生薑進行實驗，從生薑到乾薑（日式）分階段地試製，改變蒸的時間，實驗並觀察其成分的變化。由其結果知道6-gingerol減少，而辛味強的zingerone以反比例增加。這實驗在北海道藥大的鹿野教授處也同時以同樣方法得出同一結果並且先行發表，使這邊實驗數據喪失發表機會。結果認為生薑與溫熱身體的作用是非常有關係，但是除了提升血壓之外，其他還沒有藥理學的證據。

在中國以日本乾薑的類似品，煨薑經常被使用。用六、七張紙包裹，以水充分浸透之後，埋在火灰中煨至包裹紙焦黃色，去紙後用；或是放在灶的網上燒焦等方法，沒有解表作用，而強化了溫中（消化器）的作用。同時，使成猛烈的辛味。除此之外，僅用鍋炒焦的炒乾薑、覆蓋黃土炒的土炒乾薑、小麥外皮的麩炒乾薑、放到預先定為攝氏二百度以上的鍋裡，急炒至表面變黑的炮薑等，有各種各樣的加熱方法。

日本在甜酒裡放進磨成泥的生薑，以驅除寒氣。而近來成為話題能改善冷症效果的生薑，應該是經加熱處理，其成分產生變化所引起的，效果比較好。也就是比起加在甜酒或豆腐的生薑磨泥，應該是薑炒豬肉更加暖身吧！

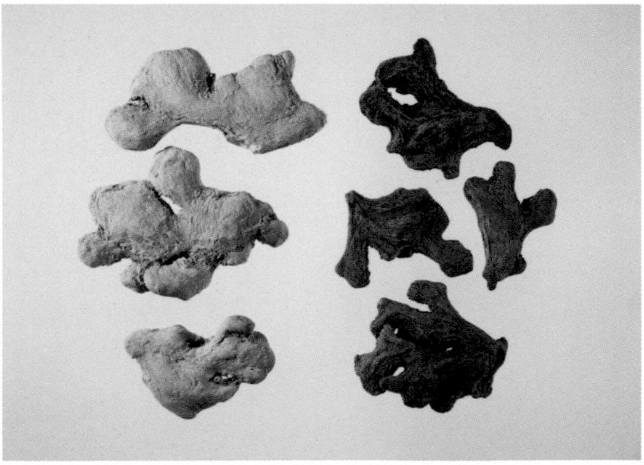

左：生薑（雲南產）、在中國稱之為乾薑。
右：乾薑、蒸後乾燥、暖身。

石斛（せっこく）

昆蟲含有費洛蒙。荷爾蒙是由自身分泌，對於自己的身體行動加以支配，相對的，被別的個體或生物體的分泌物質支配時，稱為費洛蒙。雌性吸引雄性的引誘物質就是性費洛蒙，蝴蝶會在成為幼蟲食物的特定植物葉子上產卵附著。依據首次發現蠶蛾的性引誘物質的布特南特研究，只要令人無法想像的微量就能呈現作用，聽說飛散在空中費洛蒙的量換成分子的數量並沒有幾個，卻能捕捉雄性的小小身體，雄蛾可聞出在距離一公里外雌蛾的氣味，而正確地飛過來。針對特定昆蟲，可被應用作為不會污染環境的安全農藥。

對人類而言，酒的氣味是引誘的集合體；肉及澱粉的燒焦氣味是食慾引誘的物質；而所謂女人的氣味和男人的臭味就能成為性引誘的物質嗎？只是，如果和昆蟲相比就不是那麼敏感了。聽說非洲民間藥有可以使比賽獲勝的藥，那是服藥的本人產生費洛蒙，而使未服藥的對方產生作用的藥，非常有趣。

喝石斛煎汁氣色會變好，並能發出美妙的聲音。若結果能令鎖定目標的男性傾倒的話，這個就是出色的費洛蒙作用。不是愛慕的藥，而是令人愛慕的藥。

蘭科植物數量雖多，但是當做藥用植物者少，而石斛蘭屬植物數量超過三十種，花朵美麗，作為園藝植物價值高，也是不言可喻的。現在，聽說日本進口連枝帶莖剪下的鮮花有九〇%是蘭科，恐怕石斛蘭屬就佔半數以上吧！從尼泊爾喜馬拉雅山到中國雲南、四川、日本，南下擴展到泰國、馬來西亞的植物。在泰國種類特別多，已成為許多國家的國花。泰國中部稱為皇家蘭花芭蕾的拷艾國立公園內，在自然保護區裡能看到十分壯觀的景色，有很大的溪谷，倒木和盛開各種石斛蘭的陡岸。只是，這兒有黑豹、虎、野生象，加上配帶自動步槍的森林警備隊等，在現實的世界裡，還是有些可怕。

中國的藥用石斛，即使作為園藝植物，也是最大眾化的原種春石斛 *Dendrobium nobile* LINDL. 中國名稱為金釵石斛，名稱直譯為高貴石斛。

石斛若保持新鮮的原樣，也多作為鮮石斛使用，在中國的藥局常把新鮮的石斛莖放在砧板上，用菜刀切。如果除去鬚根和葉子，經日曬或加熱乾燥就能長成約三〇公分的粗莖，棒狀表面成為光潤的黃金色。在莖的上部附帶幾個下垂花穗的殘基，被認為像簪一樣而賦予金釵石斛的名稱。在四川、雲南、貴州等溫暖的土地上好像有野生的，在各地都市周邊栽培十分盛行。成分已知含有 dendrobine 等的生物鹼和大量的粘液質。

霍山石斛的出產地是有名的安徽省霍山，大別山脈間的小鎮。原本是為了探訪茯苓栽培才到這裡，但尋問了很多藥材公司的人，遺憾的是仍沒有得到要領。從這兒再進到深山區的高地就有栽培。其基原

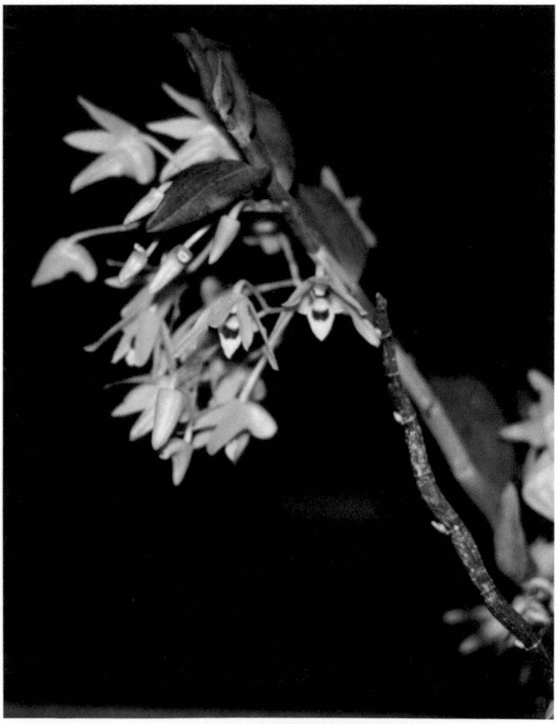

鐵皮石斛
Dendrobium officinale K. KIMURA et MIGO（蘭科）
昆明園藝萬國博覽會的展示品。

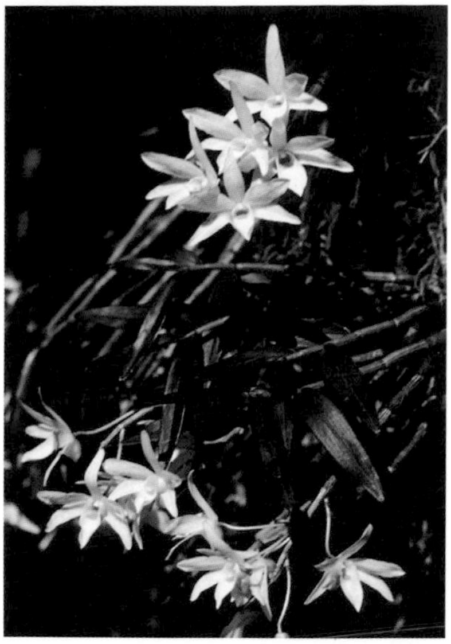

石斛 *Dendrobium moniliforme* Sw.
日本的森林中，附著在大樹的高處樹枝旁。

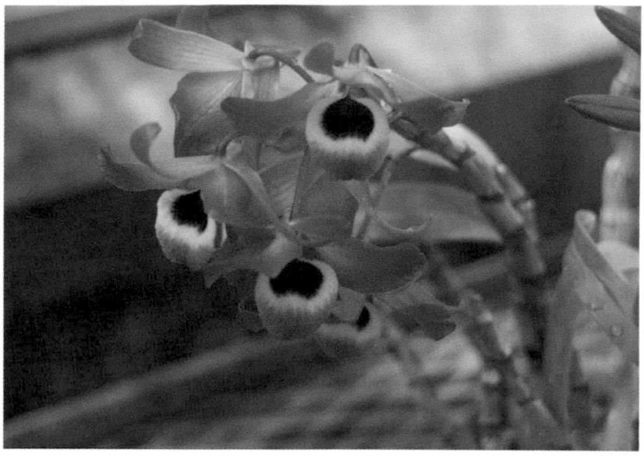

高貴石斛 *Dendrobium nobile* Lindl. 的一品種。

植物是鐵皮石斛 *D. officinale* K. Kimura et Migo，莖細，乾燥品稱做黃草石斛。乾燥的莖進一步以文火加熱，成螺旋狀或者捲曲狀，纏得像耳環一樣稱為耳環，打成小而圓的紐結則稱為結子斗等。中國習慣上偏好黃色鮮明的東西，這些經磨光的美麗成品，在中國的飯店裡放進裝飾的玻璃盒子裡，當作金耳環以相當高價販賣。好像除了安徽省以外，在浙江、陝西、河南等的山裡製作，與在日本高知、鹿兒島等的石斛非常相似。

一九九九年，昆明園藝博覽會的第一天就去看了。在藥用植物展示館的入口處裝飾著一盆連名牌都沒有的蘭花，不過，它是道道地地的鐵皮石斛，導覽的雲南中醫學院的肅教授說「這個是我的父親命名的喲！」因而大吃一驚。是教授自己從三七的產地，文山採集而來的。

日本的野生石斛 *D. moniliforme* Sw.，在中國同樣的植物以銅皮石斛的名稱使用，日本的品種花是純白中帶少許粉紅色，如果看中藥大事典的記載，花是黃綠色含褐色的斑點。附圖花的形狀也不同，要把這個當作同樣植物是有很大的疑問。在一九三〇年代，日本的石斛因以能提振賽馬的馬匹精神為目的，由日本大量輸入中國。如此一來，雖是短暫的，於是就有日本石斛當作便宜的石斛在上海的藥局流通的時期。這個時期，日本進口的石斛中好像有與日本石斛是一樣的東西。生藥學研究是困難的。

除此之外，也用數十種同類植物混入使用。連泰國也都有使用同樣的石斛蘭屬。如果打算使用，沒有相當的鑑別力，是無法安心使用。真是令人困擾的生藥。

雖然石斛在中國被當作與人參、鹿茸等，並列為高貴藥，卻因鑑定困難，在日本並不太使用。

其藥效為生津、益胃，清熱毒、養陰等。主要用於因發熱性疾病呈現脫水症狀、陰虛火旺。對白內障有效的石斛夜光丸等製劑在中國非常暢銷，含石斛等配伍二十四種生藥。

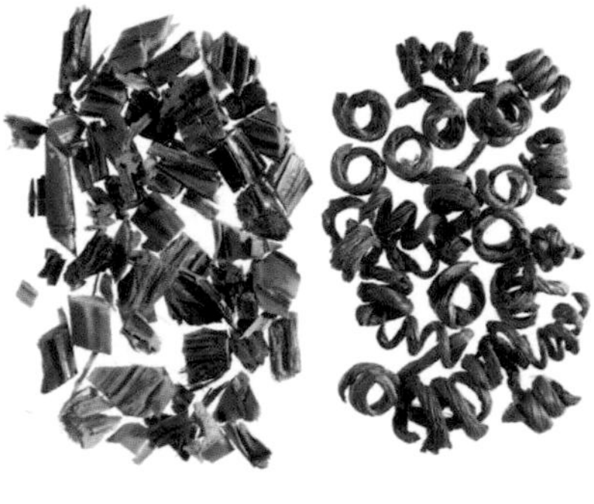

左：金釵石斛的切片
右：金耳環、鐵皮石斛等經乾燥後磨之、加熱、捲曲纏合在一起的加工品。

牡蠣（ぼれい）

呈現一個年輕大學生的頭腦，是否靈光的材料之一。「雙殼貝的一種，使用真牡蠣 *Ostrea gigas* Thunb. 的貝殼。廣島縣及宮城縣是主產地」聽說這生藥是如此記述的，用漢字寫「牡蠣」考選擇題，能答對的不到一半。並不是沒有判別漢字的能力，食品的牡蠣（カキ）和生藥的牡蠣（ボレイ）同為貝類，常因沒有察覺，而使用同樣的漢字。若讀出來，食品的牡蠣和生藥的牡蠣互相並沒有關聯。若腦細胞沒有互相聯通，也是死腦筋。

把蠣字簡寫為蛎字，可能有問題。中國簡體字把「蠣」中的萬字變成万的「蛎」字，日本原本是沒有這個漢字的。即使記載了五萬個字的諸橋轍次「大漢和辭典」、或「新漢和辭典」都沒有這個字。令人難以置信的卻在JIS（日本工業規格）的漢字表裡出現，因為個人電腦在第一水準（常用字）就有。但是，文字處理機的詞典「カキ」是牡蠣，日本藥局方記載的是牡蠣。是否有食品用牡蠣，生藥用牡蛎的區別，不能只怪學生死腦筋。而是漢字教育為同時滿足常用漢字及簡體字而弄錯了。

去北卡羅來納遊學的時候，有人把切薩皮克灣世界第一好吃的牡蠣，裝滿水桶全是附殼帶泥的，以一桶多少錢的算法，拿來賣給鮮魚店老闆。而到底是養殖的？還是野生的？用烤爐來烤，常會從裡面跳出小螃蟹或沙蠶，令人大吃一驚。在鱈魚岬附近的海岸是用網吊起來，烘烤的鹽味牡蠣和葡萄酒也非常對味好吃。美國東海岸產的較大，約為廣島產的一・五倍。其實不管是多大，都能在熊本取得。不過，聽說最近這種大型的牡蠣，在美國已經不太受歡迎，而重新由熊本輸入小型的品種。

在泰國海岸的海灘有很多高度約十公分的木樁，在那上面放石頭，幾乎接近自然的養殖。而這裡反而是小牡蠣，殼不到五公分，肉的部分像蜆貝或蛤蜊那麼小。這種牡蠣只能在邦盛海岸（Banseng Beach）才吃得到，是好吃的泰國菜牡蠣煎蛋。同樣在暹羅灣也有比湯碗還大的大文蛤，生物界真有意思！

在泰國的日本人有可能會趁著退潮的時候，到淺灘捕捉魚或撿拾貝類。拿出水果刀不僅僅是用來切水果，也能在海濱沙灘刺那巨大文蛤。泰國人不吃文蛤。其實在泰國蛤仔和貽貝等好吃的貝類，是非常豐富的。

根據神農本草經的森立之復元本記載牡蠣：「味鹹、平。生池澤。」一般海產的漢藥比陸產的少。從全國無論到那裡，附近都有大海的日本來考量，簡直無法想像為什麼在遠離大海的中國內地，須養殖在池塘或沼澤等。

基原的牡蠣（カキ）在日本只有養殖的真牡蠣，而在中國長牡蠣的種類則相當多。中國其他還有近江牡蠣 *Ostrea rivularis* Gould 和大連灣牡蠣 *O. tailenwhanensis* Crosse。近江牡蠣是小型，唯有在中國沿岸各地的河口生存的，稱為近江牡蠣。大連灣牡蠣如名字般分佈在中國北方的沿海。

生藥是將牡蠣殼外面附着物和肉片敲擊、削下、洗淨、長期間日曬，變成沒有氣味，搗碎做成五毫米左右的薄片，即是生牡蠣。由顆粒大小一致的搗碎牡蠣，可以感受到加工者的用心。

煅牡蠣是將洗淨的牡蠣殼，置於無煙爐火上，用焦炭或者炭火煅至灰白色，取出放涼，碾碎。自己試著做做看，呈現粉末狀。

藥局方的確認試驗，是把牡蠣加鹽酸，就會一邊產生二氧化碳、一邊融化，而後如珍珠般的角質硬蛋白質薄片就浮出來，若高熱則發出像骨頭燒焦般的氣味而變黑碳化，若再進一步強熱，幾乎全成為白色。因為經強熱的牡蠣幾乎就是碳酸鈣加熱氧化生成的氧化鈣、氫氧化鈣、氯化鈣。

生牡蠣是鎮靜、解熱、軟堅的力量強，而牡蠣的使用是做為增加收斂、固澀的力量。

中國古老的想法，是認為質地重能沉在水裡的藥具有安定精神作用，故分類為重鎮安神藥。和牡蠣配伍的龍骨、珍珠、朱砂、磁石等都歸入這類。陽光被硬梆梆的殼遮住，而不覺得口渴，所以也有古籍記載為止渴藥的稀奇藥理。

龍骨和牡蠣常同時配伍，桂枝加龍骨牡蠣湯和柴胡加龍骨牡蠣湯就是那種例子。

桂枝加龍骨牡蠣湯是桂枝湯加龍骨、牡蠣而成。和桂枝湯一樣，使用於稍虛弱的頭痛、頭昏眼花、動悸、精神不安、神經衰弱等。

柴胡加龍骨牡蠣湯是小柴胡湯加龍骨、牡蠣，再加入茯苓、桂枝。使用於稍虛弱，但和小柴胡湯證不同，以高血壓為選定目標，也被使用於神經官能症、歇斯底里症、神經衰弱進而腎炎等。

柴胡桂枝乾薑湯與小柴胡湯或柴胡桂枝湯都沒有直接關係，而是由柴胡、桂枝、栝樓根、黃芩、牡蠣、乾薑、甘草等所組成。用於稍微虛弱的強壯藥，尤其是應用在更年期的神經官能症、胃潰瘍、蕁麻疹、腎炎等。有時使用於伴隨精神不安的感冒。

安中散在市場上以○○漢方胃腸藥的名稱出售，大部分的胃腸藥，都使用這處方，目標是現代上班族普遍的現象，即是壓力大、腹痛、胃酸過多、胃炎、食慾不振、胃弛緩的虛證，與西洋醫學的神經性胃炎的症狀最穩合。以前漢方胃腸藥常用平胃散，但從八○年代左右開始全都改成安中散，現在漢方專業廠商也變得很少生產平胃散。病症也會因時代而變遷嗎？筆者有個奇怪的醫生親戚，專門將漢方藥用在患者的治療上，一直認為從古書找到的漢方胃腸藥很有效，現在不管什麼廠牌的效果都不佳。曾拜託筆者找出和過去相同的萃取劑，筆者也費了很多工夫尋求。

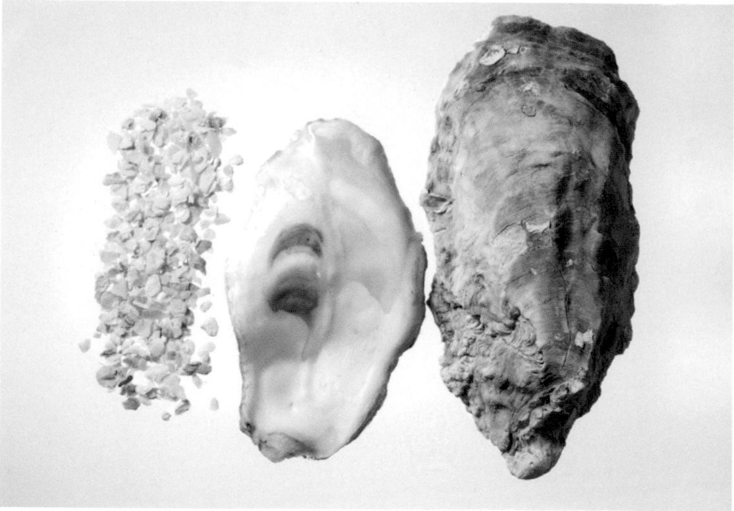

由廣島生產養殖的牡蠣
仔細的洗、磨光，日曬至無臭。

犀（さい）角（かく）

德川家康是漢藥迷，近來在電視劇和教育節目裡常常提到的話題是他會自己看書、親自調配各種藥方。一五九六年李時珍的「本草綱目、金陵本」，首次在南京出版。長崎的林道春在十一年後的一六〇七年得到，獻給家康，家康成為忠實讀者。這本本草綱目現在依然被收藏在內閣文庫裡。在家康所製作的藥方中有稱為「烏犀丸」的。在十一世紀宋朝出版的「和劑局方」中，記載是熬煮五十種的生藥，如名字那樣放入烏頭和犀角。在佐賀、金澤雖有銷售烏犀丸的藥鋪，但現在不但不能使用、也不能販賣含有犀角的製劑。

在中國犀牛也是很早以前虛構的動物。大觀本草的犀牛圖很可愛。在宋朝中國犀牛就已經滅絕了嗎？

烏犀角。在陸上的動物中僅次於大象、河馬的最大哺乳類動物，就是犀牛類，在華盛頓公約（CITES：Convention on International Trade in Endangered Species of Wild Fauna and Flora，一九七五）全都被指定為瀕臨絕種危險動物中的最高級動物，禁止國際交易。即使是在CITES生效以前進口的庫存品，其買賣也必需要有CITES合格的認定書。縱然沒有打算要販售，也不允許擺在藥局展示，若是要在大學和博物館展覽，也需要依國內法的「保存有瀕臨絕種可能的野生動植物品種的相關法律」到環保署登記。

其中，印度犀牛 *Rhinoceros unicornis* L. 以前能在中國的海南島和泰國等看到其生活狀態，現在已經算是絕種了，在尼泊爾南部的保護地區內只剩餘幾十頭而已，令人感到十分淒涼。在北京的動物園看到飼養了一頭，體長大約也有四公尺，肩高二公尺，像穿著盔甲或盾牌的堅硬的皮，與其說是龐然大物，倒不如說簡直就是恐龍來得貼切。真是不好意思，只有拍到印度犀牛屁股的照片，沒有看到角，站在那兒一動也不動。爪哇犀牛 *R. sondaicus* Desmarest 是印尼爪哇島的動物，非常像印度犀牛，但是比印度犀牛小一號。這種雌犀牛沒有角。把這二種又粗又黑的角叫做烏犀角。

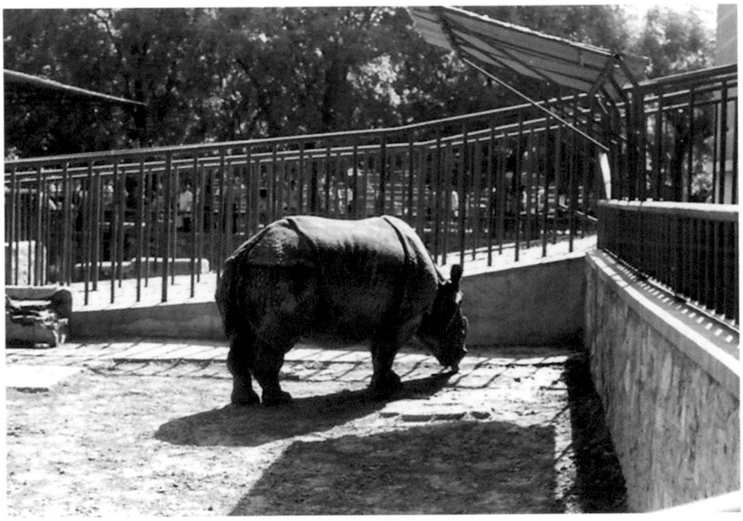

印度犀牛 *Rhinoceros unicornis* L. 在北京動物園

水犀角。分佈在東南亞、蘇門答臘、婆羅洲等的蘇門答臘犀牛 *R. sumatrensis* Fisher 其體長約二・五公尺，雌雄都有二支角，皮膚多毛。野生在非洲中南部的黑犀牛 *R. bicornis* L. 以及白犀牛 *R. sims* Burchell 也有二支角，這些角被稱做水犀角。

犀牛角被認為本質是毛的集合體，普遍相信把犀牛角割掉就會死亡。成分是硬蛋白質的角蛋白，被檢出含有各種氨基酸和膽固醇，但是還沒能看出有特別生理作用的成分。實驗證實有強心作用。

犀牛被濫殺、偷獵者日益猖獗，生存的數量顯著地減少。歐美科學雜誌等曾介紹過有一種說法是犀牛角因為被誤解，認為與麝香在中國及印度用於愛的妙藥，而被大量使用。另外一方面有這種說法是，在伊斯蘭教社會，男性喜歡在腰上配帶犀牛角刀柄的短刀。

神農本草經記載著「主百毒蠱疰、邪鬼瘴氣，解鉤吻、鴆羽、蛇毒，除邪，不迷惑魘寐」，寫著難懂的說明。翻遍辭典才讀懂：「像結核或者梅毒的慢性病、瘧疾熱病、鉤吻（野葛 *Gelsemium elegans* Benth.）的毒、叫做鴆的鳥羽毛毒（在羽毛上含有劇毒的鳥，最近在新幾內亞等被發現了）、治蛇的毒，不被夢中的魔鬼所蠱惑」。後世的本草書認為是清熱、涼血、定驚、解毒的藥，集注本草記載著對莨菪屬的毒、即阿托品中毒也有效。

自古以來，西洋歷史上常常有所謂王侯貴族被毒殺的可怕事件，晚上應該無法安心睡覺吧！特別的是，在歐洲的藥學史上有各式各樣的解毒劑問世。十三世紀，神聖羅馬帝國的國王腓特烈二世把醫師和藥師的工作分開，初次制定醫藥分業，大概也是害怕被醫師毒害吧！在正倉院的寶物裡有叫犀角器的酒杯，這也是希望毒害者把毒放入酒中時，能把毒性消除。中東的王侯貴族配帶犀牛角刀柄的小刀，也被認為是把解毒劑時常隨身攜帶。

犀牛角在無法使用之後，中國是以水牛角（使用十倍的量）代用。

在日本也以犀角地黃湯，使用於無法止住的鼻出血和吐血。和劑局方的烏犀丸很複雜，但現在的烏犀丸是以人參作為中心的簡單處方，並沒有放進犀牛角。在和劑局方中僅次於烏犀丸出現的牛黃清心丸，也是放進羚羊角和犀牛角的複雜的處方，但依據中華人民共和國藥典是以水牛角濃縮粉代用。除此之外，被使用於日本的傳統藥的六神丸及救命丸的心臟發作等的藥方也使用犀牛角，但現在也已被改變了。

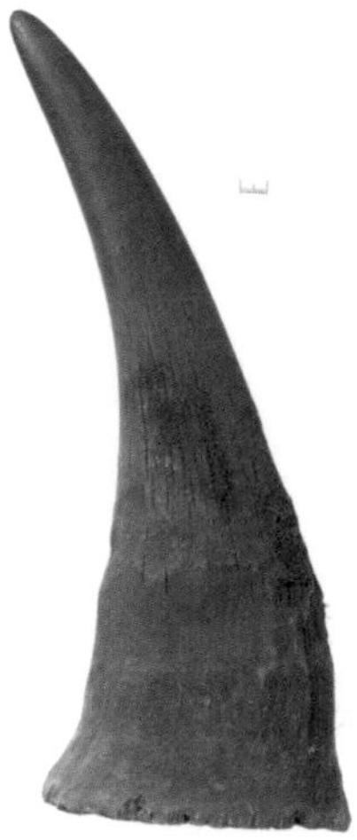

犀角　黑犀牛
R. bicornis L. 的角

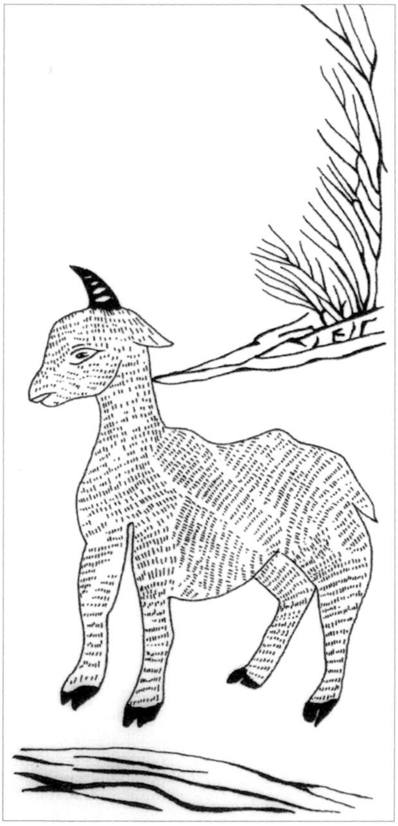

大觀本草、犀牛的圖（廣川書店 1970 摹本）

阿膠

あきょう

與汽車發展成反比例減少的是牛和馬、驢等家畜。其中驢幾乎已經看不到了。如果八〇年代到雲南省，還可以騎乘一種可愛的滇馬，隨心所欲地往返昆明的城鎮。體型比驢小，與馬一樣強壯的滇馬，在雲南的農村現在也幾乎看不到其英姿了。一般認為在交通、農耕上，若能利用使用石油的引擎，就能更加便利而快速，但是，在車子無法通行的山地交通及藥用動物的資源方面，就漸漸讓人擔心了。

驢 *Equus asinus* L.（馬科）以世界觀點來看，是和人類的關係特別密切的家畜。在中國作為藥用動物的利用，充分利用當然是不在話下。舉凡驢肉、驢毛、驢骨、驢脂、驢頭、驢陰莖、驢乳、驢蹄，甚至是阿膠等沒有不被利用的。

記載在神農本草經的生藥中，沒有哪種生藥比阿膠更花時間來製作的，對現在的藥局方而言，是出色的製劑。好像整個中國都有生產阿膠，現在最著名的產地是從山東省濟南往西南一二〇公里，曲阜往西北六〇公里的東平縣。在水滸傳著名的梁山泊的梁山涵蓋的東平湖對岸。這兒的北邊，在黃河對岸的濟南東阿是從古代開始就被記載為阿膠的產地。

將驢皮浸漬在水裡，每天換水一～二次，直到毛能去除的時候，就去毛切成小塊，繼續在水裡浸二～五日。放進鍋中，用水煮三晝夜，取出汁液。再加水繼續熬煮，同樣的操作重覆五～六次。煮汁加上少量的明礬靜置，使夾雜物沈澱。取上方澄清的部分用弱火煮乾，期間加上粟等雜糧作成的釀造酒的黃酒和冰糖，進一步煮乾，放進模型凝固成形。凝固物切成長方體，陰乾後即為阿膠。

在這過程中，據說如果使用東阿縣叫阿井的井水，就能成為良質膠，而取名為阿膠。黑褐色有光澤，看起來硬梆梆的，但如果敲打就很容易破碎，就是使用這種弄碎的東西。因為是動物的皮，無論如何氣味都是惡臭的。

經加熱修治後，服用起來就順口得多。在我們大學的「漢方藥劑學」實驗中，曾試著做過。

如果用恆溫乾燥器六〇℃將硬梆梆的阿膠加熱，就可以像切年糕一樣地用刀子切斷。準備好後快速地切成五毫米左右的立方體。把環文蛤的貝殼磨成粉即是海蛤粉，放入鍋中預熱，直到形成鬆散沒有水蒸氣時，投入切好的阿膠，仔細地

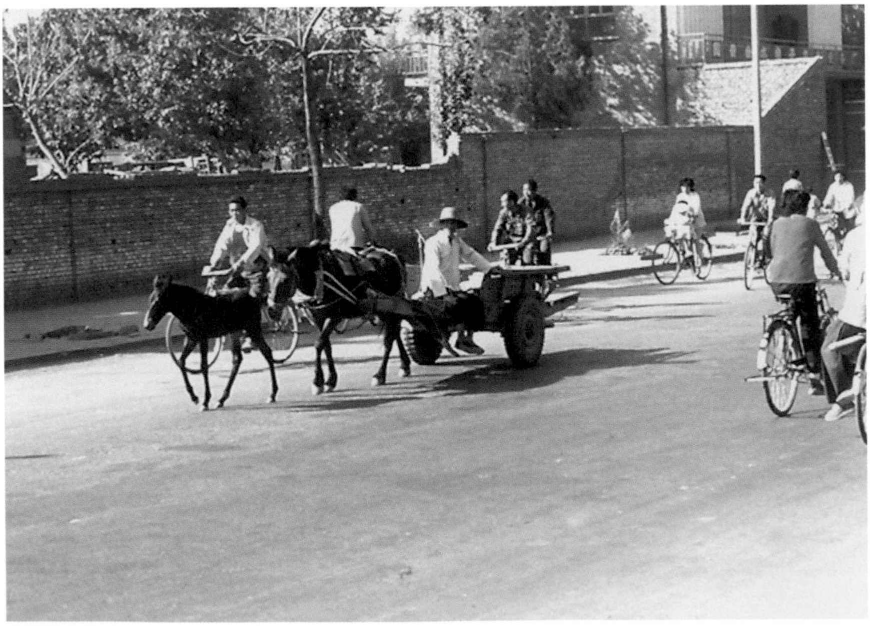

驢　在河北省保定

翻攪後，就像冰雹一樣地膨脹起來。在沒有焦化前，充分膨脹，放置在網篩的上面，把海蛤粉篩除就產生「阿膠珠（玉阿膠）」了。仔細的品嚐一番，如同剛剛燒好的蝦餅味道，好吃。據說有增強止血作用。

近來，在日本聽說很難取得阿膠珠，但如果有蛤粉，製作起來就簡單多了。海蛤粉是止咳化痰藥，其本身就是漢藥。而日本畫使用的白色顏料的胡粉，就是把密鱗牡蠣的厚殼弄碎，因為作成極細粉末，價格就變得十分昂貴，所以無法使用。

當做血虛者的補血藥或弱止血藥使用，芎歸膠艾湯和溫經湯、黃連阿膠湯等的配伍，也和杏蘇散、炙甘草湯、豬苓湯等不怎麼有關係的藥方配伍。有涼血、滋陰、潤燥的功能。矢數道明氏寫到：豬苓湯的主角是豬苓和阿膠。

成分是所謂硬蛋白、膠原蛋白。膠原蛋白和水加熱，一部分分解成為明膠。用蛋白質分解酵素很難把膠原蛋白分解，但明膠可被分解。阿膠是膠原蛋白和明膠的混合物。除此之外，阿膠獨特的成分不明確。

經熬煮鹿角的過程，從煮汁中提取的，稱為鹿角膠。聽說如果能從已成長的鹿角提取，是比較高級的，可以當做高貴藥鹿茸的代用品。據說有阿膠的三倍效果。

還有一個龜板膠，是草龜的甲殼，從龜板的煮汁中提取，被使用在滋陰、補血。

從牛的骨頭、皮、韌帶等熬製而成，類似明膠，因不認為具有補血的效果，不當漢方使用。藥用的膠囊是用明膠做成，但可怕的在於其Prion變異蛋白是即使加熱也不會被殺死的毒蛋白，所以現在已不使用牛的明膠。

目前驢漸漸減少，已經出現由豬皮作成的阿膠。

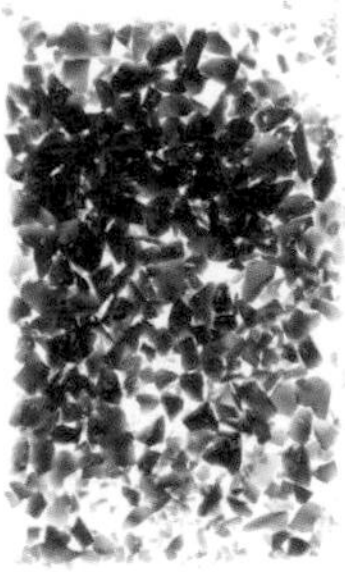

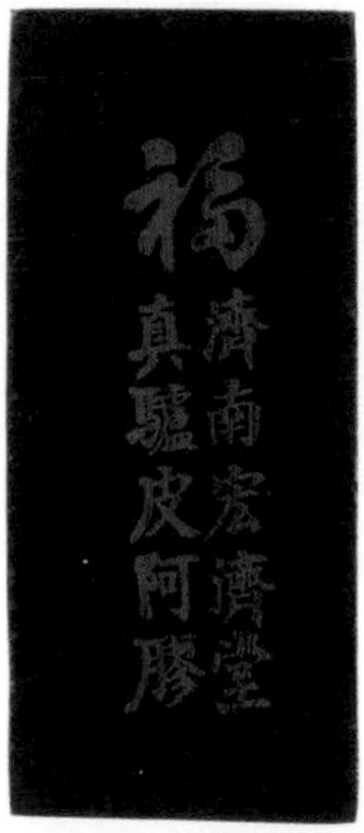

山東省產的阿膠

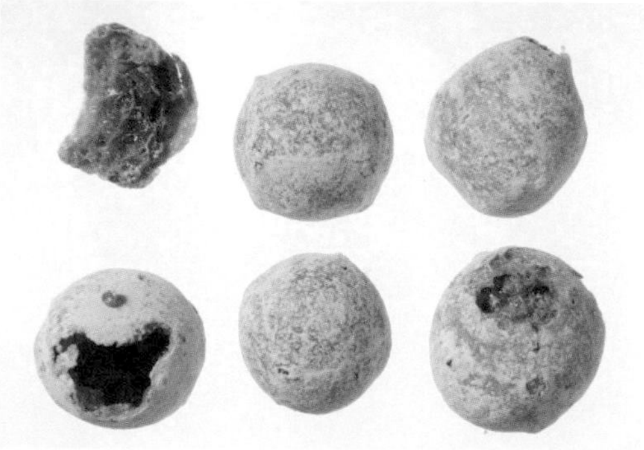
阿膠珠

麝香（じゃこう）

麝鹿是非常特殊的天界動物，不知是什麼人、在什麼因素下，開始被當作藥用，讓人覺得不可思議。棲息在從海拔二〇〇〇到四〇〇〇公尺的高山，並非群聚動物，生活在岩山上，雄麝鹿首領的領土遍及方圓一公里，是非常敏捷而膽小的動物。從遠古時代，就不被認為會出現人類住的下界。

麝鹿類從薩哈林島、西伯利亞、中國、尼泊爾、巴基斯坦進而到阿富汗，縱貫亞洲大陸的世界屋頂為其棲息地區，照常理應該不可能那麼輕易地絕種，但因為市場價格高，盜獵者橫行，即使是很早就被指定為保護動物，但成效並不好。

中華人民共和國建國之後不久的一九五八年，依毛澤東主席的指令開始研究飼養，其歷史至今也已超過半世紀了。四川省和吉林省好像有幾個飼養場，但因保密到家，無法獲得正確的訊息。

一九八一年，獲得國家副主席鄧小平的特別許可，身為日本人的我們，第一次看到四川省都江堰市南方金峰山的養殖場。一九九五年在同樣都江堰市白砂研究所本部，再次看到。以其研究成果，透過兩次參觀發現，麝香產量一直沒有增加，離提供全世界的需求還相當遙遠。就連要滿足中國內部的需要，都不知要等到什麼時候。

在研究所方面，感嘆資金不足。

認為既然是重要的醫藥品原料，就有必要整合國際的合作體制，至少須廢除目前的祕密主義，公開研究成果才是。在坐車僅一小時路程的成都市，中國數一數二的大學及相關的研究所也已進駐，取得優越的契機，對麝鹿的研究，沒有其他地方具有如此的良好條件，大致已成功克服困難的飼養，應該能獲得極高的評價。

現在，雖然依華盛頓條約禁止國際貿易，但依然盜獵不斷。雖也有出現開發代用品的聲音，但依然無法達到消除盜獵的效果。依據保護政策，越限制越助長黑市的價格，盜獵的價值也越來越高。要杜絕盜獵沒有其他方法，只有生產出更多真貨，來降低黑市的價格。若是生產動物的成分有困難，是否能試著應用生物科技加以增殖，還是麝香的生產根本不可能？應該可以努力研究看看吧！

麝香是原麝 *Moschus moschiferus* L.、林麝 *M. berezovskii* FLEROV、馬麝 *M. sifanicus* PRZEWALSKI（鹿科）等稱為麝囊或麝香腺的雄性陰莖包皮腺分泌的強烈芳香分泌物。普遍認為那氣味有如射箭般的強烈，而形成了麝字。新品的氨臭味也強，是能讓人甦醒過來的強烈氣味。在都江堰養殖的是棲身在比較低地的針葉樹林帶的林麝。

現在已否定了繁殖期的分泌能引誘雌麝鹿的說法，分泌量是有個體的差異，但

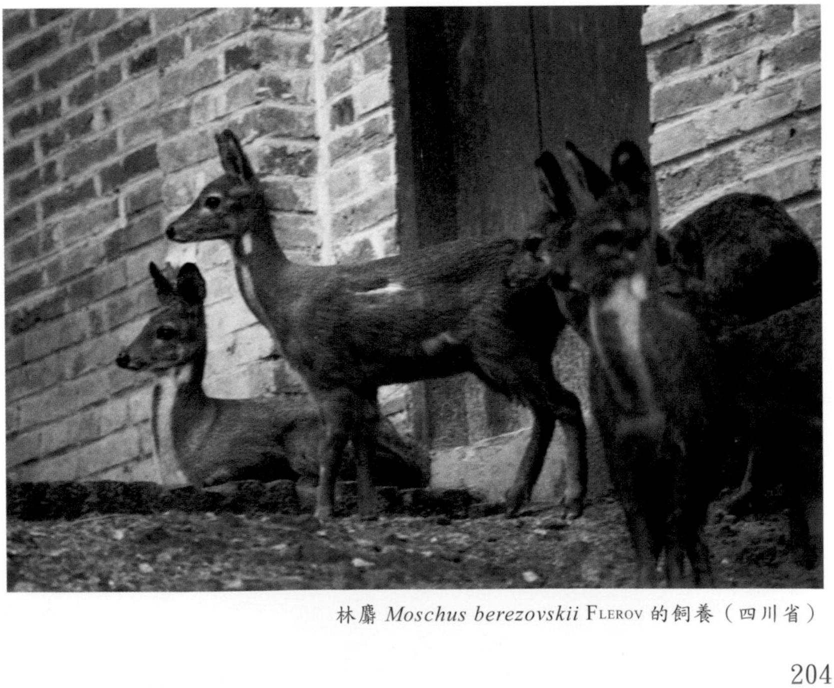

林麝 *Moschus berezovskii* FLEROV 的飼養（四川省）

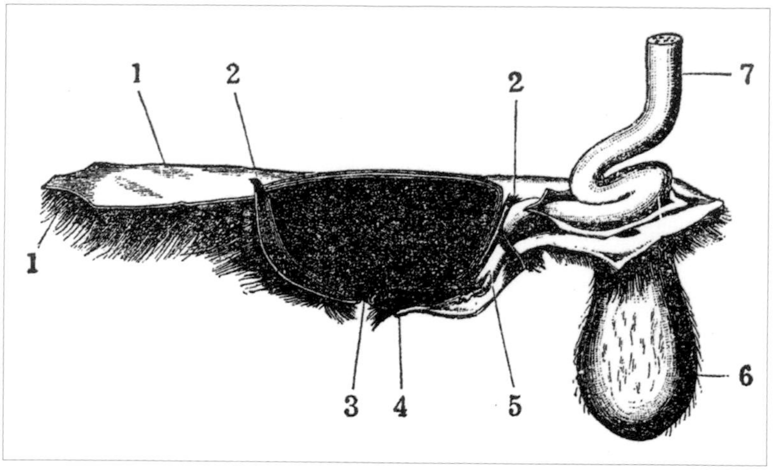

麝香囊 1. 外皮 2. 包皮筋 3. 麝香囊開口部 4. 尿道口 5. 龜頭 6. 陰囊 7. 陰莖（Brandt）

與季節沒有關係是確定的。野生的雄麝鹿除繁殖期之外，均個別生活，很少為人所見。射殺野生品，是切下腺體；而飼養的不必殺，只是用像挖耳勺的工具搔出即可。

香味的主成分是由十五員環的muscone組成的大環狀酮類，從酮基算起第二位有甲基，擁有與眾不同的化學構造，也可被合成。已知這化合物具有縮短睡眠時間、刺激肝臟代謝酵素及血壓上升、增加呼吸數等作用。類似的muscopyridine、hydroxymuscone A、B等已知是三種麝香鹿所共有的，而原麝和喜馬拉雅麝已知含有十幾種雄激素系統的男性荷爾蒙。麝香本身已知具有抗炎症作用、中樞神經興奮、抑制交織而成的各種作用。麝香本身對心臟有興奮作用、而muscone卻有相反的抑制作用。已知對子宮等有興奮作用。也利用家兔和狗等，確認了貧血性梗塞的改善效果。

即使神農本草經也記載使用在精神神經症狀、肌肉痙攣等作用。無論中國或日本都只用製劑，而不用漢方煎藥。

如上所述，因被「瀕臨絕種野生動植物國際貿易公約」（CITES）限制，現在不能進口，據說奇應丸、救命丸、六神丸等是條約生效之前的庫存。

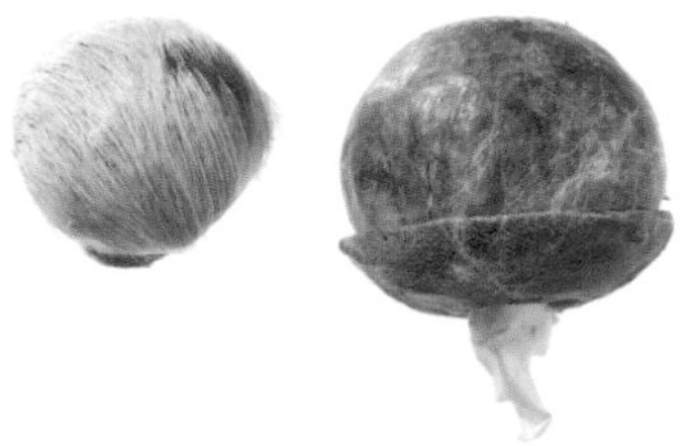

麝香（1930年代的野生品）

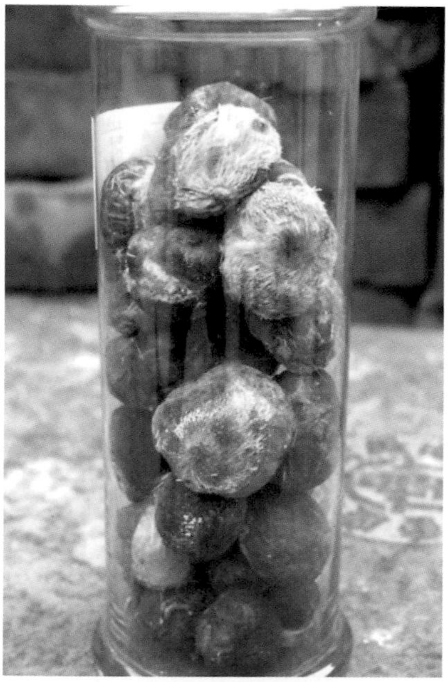

麝香的標本
以這瓶1個的價格呢？

龍骨（りゅう　こつ）

李時珍（明、一五一八～一五九三）「本草綱目」直到現在仍受到世界的讚賞，並粉碎中國自古以來引用本草書的慣例。雖然被很多書籍視為獨斷、妄想、誤解、曲解等殘酷批評，但其內容引用很多古籍，

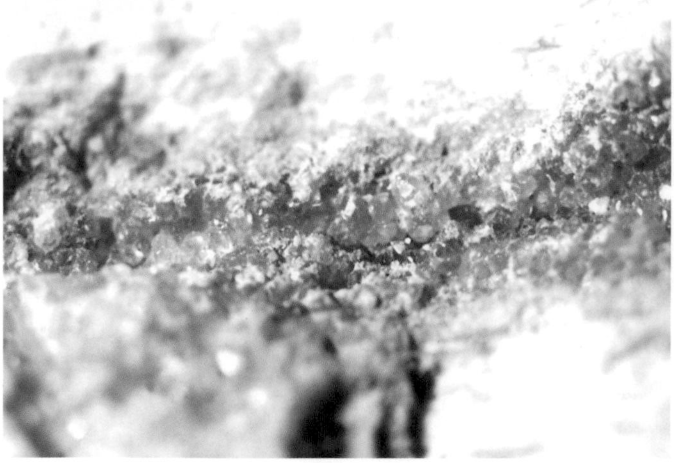

從龍骨中心出現的水晶

並把著者自己的調查和經驗作為基礎，經消化、整理，再淺顯地編列成書的寫法，或許已可通用於現代。現在已被翻譯成法文、德文、英文等各國的語言，而唯一日文全譯本是昭和四年（一九二九）鈴木真海的「頭注國譯本草綱目」。原出版的春陽堂為紀念出版一百年而再版，筆者也加入當校訂者。

一九七二年春天，在京都銀閣寺附近的白水園二樓，一邊吃著名產向月便當，一邊舉行第一次編集會議時，曾擔心將會編成什麼樣子。因為集合植物、動物、昆蟲、礦物，還有科學史、本草學、以及生藥學的頂尖專家在一起，談的幾乎都是吹噓自誇的話，在房間裡「木村先生、我們這些年歲已高的長者死後，要好好地傳承下去」，剛剛退休的北村四郎教授傳過來的聲音。雖然那樣，把像這樣跨學科的閒聊作為原動力的是京都模式，出版社方面的氣賀林一氏大概相當著急。然而我個人的感覺是，竟然能以驚人的速度在一九七九年完成了本草綱目五十二卷、拾遺十卷、全部十五冊的新註釋校訂版。每天早晨四點，我們很有朝氣的起床，努力把這部難懂的書的各個部分看過好幾次，共校對五次並製作索引。

本草綱目記載，龍為四方守護神中的東方之神，「其形有九似：頭似駝、角似鹿、眼似兔、耳似牛、項似蛇、腹似蜃、鱗似鯉、爪似鷹、掌似虎是也」，被認為「有形之物、不得生見、死方可見」。除此之外，鳴叫法因雌雄而不同。「喜嗜燕肉、畏鐵」，「龍交則變為小蛇」，實際上被形容得生動活潑。龍若是神的話，不可能在死後能看到骨頭和有人能吃到鹽漬物的道理，「漢和帝時大雨、龍墮宮中、帝命作羹賜群臣」，有可疑之處吧！李時珍認為「龍固有自死者矣」，做了這樣的結論。

現在被挖出的龍骨，大部分是滅絕動物的骨頭化石，有亞洲長鼻象、中國犀、三趾馬、瞪羚，加上鹿、豬、牛等骨頭和牙齒的化石混在一起。將混在一起的骨頭組裝而產生龍的形態。

現在生在海南島的黑珍珠巨蜥，其整體樣子的模型，與龍最吻合，是生在長江或洞庭湖的長江鱷的鱷魚類。據說有在洞庭湖的長江鱷會朝著雷吠叫，橫衝直撞的說法。以上，就是在幾次的編集會議上聽到藪內清、上野益三兩位教授跨學科對口相聲的要點。

到了最近，在桂林的動物園看見飼養著長約六十公分的小長江鱷。長大後的大鱷魚有二公尺長，好像是普通鱷魚軀幹平且粗，而這小鱷魚的軀幹能在狹窄的籠子裡捲成圓筒型，手腳長，直角彎曲張開的手肘，完全伸展的手指，凸出的大眼睛等，與故宮九龍壁上跳舞的龍的可愛模樣，真的非常相似。

目前龍骨好像產自河南、河北、山西、

陝西、山東、內蒙等，以前在香港看過堆滿龍骨的倉庫，都是化石。但是無論中國是多大的國家，龍骨也有被採光的一天。必須覺悟早晚有一天會被降低輸入量，而最早一定先輪到日本等小國的部分。

常常看到的偽龍骨是，將煮好的牛骨頭等弄碎，在石灰水裡浸漬，讓表面變得不光滑。而真正的龍骨碰到舌頭，因吸收水分有被吸附住的感覺，而假龍骨就不會吸附在舌頭上。化石呈多孔質、表面積大，因此容易吸附水分。若是真品，中空的部分也多能看到細小的水晶。成分是碳酸鈣和磷酸鈣。

不過，龍骨真的必須是化石嗎？其無機物成分與藥效幾乎都和牡蠣相同，和龍骨配伍，作用到底是什麼並不明白。高熱的修治加工，牡蠣也有可能成為多孔質。把這一切作為線索，有必要早日發現替代品。

龍骨表面有紅色或藍色等斑紋的為花龍骨，沒有紋樣的是土龍骨，牙齒的化石稱為龍齒。花龍骨在空氣中容易崩壞，比土龍骨優質。但是，其品質的基準不太清楚。普遍認為在精神安定上，龍齒的作用強。龍骨經加工至紅透的煅龍骨是因呈現微量的金屬吧！使得表面呈現藍、紅、黃等顏色。

龍骨、磁石、朱砂、紫石英等岩石，或牡蠣、珍珠等貝殼質，都是重質，全都可沈入水中，被認為能鎮靜使心神安定，故稱為重鎮安神藥，具有精神安定的作用。龍骨也有稱為固精的收斂作用，和鱉甲一樣，使用於肝陽上亢狀態的頭眩、頭痛、紅潮、耳鳴、煩躁、不眠等。另外，應用在腎陽虛引起的夢遺、滑精等遺精、下痢、帶下、不正常出血、出汗、皮膚潰瘍等，所謂鬆懈的症狀。普遍認為固精的作用是高熱燒烤過的特別強。

桂枝湯加入龍骨、牡蠣的桂枝加龍骨牡蠣湯，用於虛證的動悸、不安、頭痛、耳鳴、煩躁、不眠等，另外，也被使用於精神不安的圓形脫毛症等。

小柴胡湯加龍骨和牡蠣，再加入茯苓、大黃的柴胡加龍骨牡蠣湯，是中間或偏實證的藥。有柴胡劑共同的胸脇苦滿、心悸亢進、精神不安、不眠、不定愁訴、高血壓、心臟障害、癲癇、關節風濕病、四十肩、五十腰、肩凝、夜哭、尿床等及多種應用。處方的構成有幾種變化。

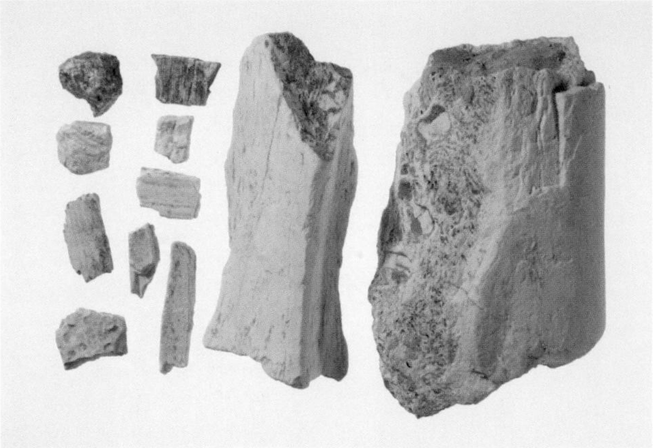

龍骨

石膏（せっこう）

比較過世界各地的民間藥，就非常有意思了。東南亞和中國、日本位於大陸的東岸，受惠於溫暖潮濕的氣候，植物的種類非常豐富。當然會把植物好好地利用，作為藥用，這些地區的藥用植物數量是壓倒性的多。如果考慮動物的利用，動物還是適合棲息在熱帶降雨林和亞熱帶季節風地帶，種類多，藥用動物的數量也多。看了泰國的民間藥，把哺乳類動物和昆蟲使用於藥用的例子非常的多。礦產豐富的中國，雖然植物與動物都多，但礦石藥也非常多。

神農本草經記載了許多礦物藥，但被使用在現在日本的漢方，除石膏以外，就只有芒硝和龍骨了。

因為礦物生藥都無法栽培和飼養，所以如果使用的話就只有越來越少而已，但石膏在除了東北以外的中國大部分地區均有生產，是資源豐富的礦物生藥。天然品種也大致是純粹的硫酸鈣結晶塊，根據結晶的形狀，可區分為硬石膏和軟石膏。依據硬石膏的形狀可區別為石膏、長石、方解石、寒水石等，但明治時代，西洋礦物學混亂的時期，長石是矽鋁酸鉀系統的白岩石；方解石是碳酸鈣的結晶形；寒水石是產在茨城縣的方解石的一種，成為園藝用的白砂的品牌名；與出現在本草書的長石、方解石、寒水石是完全不一樣的東西。硬石膏是不含結晶水的無水硫酸鈣結晶、硬梆梆，產量少。現在的石西洋膏是指軟石膏。

纖維狀石膏、理石等，也都被叫作軟石膏，是含有二分子水的結晶化含水硫酸鈣（$CaSO_4 \cdot 2H_2O$），容易破碎，有極少數僅含鎂、鐵等的。據說其所含微量元素有效，不過現在這說法是被否定的。

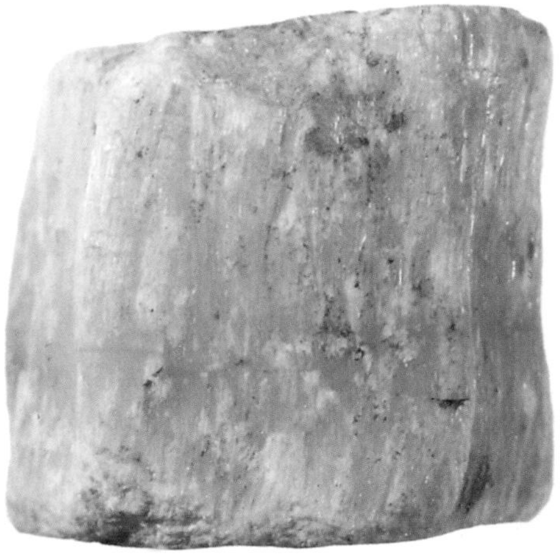

石膏　能看見纖維狀的結晶構造

如果從石灰岩的縫隙流出溫泉等是含有硫酸的話，石灰岩一旦被溶解，更難溶解的硫酸鈣也會慢慢的生長出像細針一樣的結晶來。而硬石膏成水合物溶解，也有再結晶化成為纖維狀的時候。西洋常在石灰岩及水成岩的縫隙，發現在湖底的泥裡邊會有岩鹽層形成。好像埋在細粒狀結晶集合成塊狀雪花石膏的縫隙般，生成的纖維狀石膏者，是屬後者吧！

現在，能作為藥用的是纖維狀石膏，具有雪白絹絲樣光澤的細纖維狀結晶，束得十分緊密，成為具有厚約五～十公分板狀層的構造。因為適用在中國作為四方神之一的西方守護神的白虎，其層紋和虎的皮毛類似。白虎湯是用來保護從中國西方的沙漠帶來的口渴、灼熱感、中暑的身體。

石膏是清熱瀉火藥的代表。總稱為溫熱病的急性熱病，熱的原因是「火」或「熱」，從體外侵入引起的病。溫熱病有各式各樣的治療，病位於表，伴隨惡寒、惡風、頭痛等表熱證，使用解表藥；在發熱的同時，伴隨口渴、煩躁、尿少且濃稠、便秘、腹部膨滿等的裏熱證，使用大黃等的攻下藥。除此之外，使用的清熱藥區分為：清熱瀉火藥、清熱涼血藥、清熱燥濕藥、清熱解毒藥、清熱解暑藥。而溫熱病又依衛分、氣分、營分、血分的順序進行，清熱瀉火藥是作為治療這當中氣分證的實熱。

氣分證有高熱、惡熱、口渴、尿濃稠、發汗等，體力是還沒有消耗的階段，伴隨便秘等的裏熱證。硫酸鈣是難溶在水中的化合物，在漢方方劑裡也配伍比較多量，就是長時間煎煮也幾乎沒有變化，這樣的石膏為什麼會被加入呢？不過，雖然是少量，但能被溶解也是事實，作為鈣離子或其它植物性酸性物質的鈣鹽等，而改變形態出現在湯藥裡。在四二℃水中溶解度最好，水一〇〇毫升可溶解〇．二一公克。可以確實預測的是，根據共存的生藥比例，是有很大的改變的可能性。也有把石膏研成細粉末全部服用的人，在傷寒、金匱的時代，已有把弄碎的石膏放進細砂布的袋子裡熬煮的記載，應該還是只服用溶解出來的量吧！也有對剩餘的石膏是否能再利用一次的疑問？至今的結果是，如果要再利用應該也不成問題。合成的硫酸鈣粉末也有用來代用天然石膏的問題，如果沒有包括重金屬等的有害物質，就能使用。只是粉末石膏很難過濾，也出現多量的沈澱的缺點，破碎的纖維狀石膏較容易使用。

服用石膏上清液，鈣被腸管吸收良好，根據動物實驗的報告，經長期的攝取，腦下垂體、副腎等種種的臟器鈣值降低，而脾臟和胸腺則是增加的。

漢方的利用是把口渴和三焦的身熱、煩躁等的精神症狀成為治療目標。自古以來就已經知道鈣劑能抑制神經和肌肉而呈現鎮靜作用。依據血管透過性下降來考慮認為有抗炎症作用，過熱則有以除去結晶水的熟石膏（生石膏、煅石膏）外用塗敷在瘡傷面的用法。

關於止渴作用，以三天沒有給水的絕水老鼠，讓它們喝水和石膏上清液、純硫酸鈣上清液來比較，結果，石膏和硫酸鈣群比只給水的老鼠群，明顯地喝的量少。或因發熱的高體溫、利尿劑的脫水等，也有同樣的結果，即是有口渴感被改善的實驗報告。關於石膏的解熱作用，還沒有進行明確的實驗。

與石膏配伍的漢方藥全都是把喉嚨的渴、煩渴作為特徵，應用範圍廣泛，使用於典型的溫病、中暑的有白虎湯，加上糖尿的可舉出白虎加人參湯。與動脈硬化、高血壓有關係的也有釣藤散、續命湯、防通風聖散等。

與呼吸道、氣管有關聯的藥方很多，辛夷清肺湯是使用在副鼻腔炎、肥厚性鼻炎；鼻水多，且口渴也很嚴重的時候，使用小青龍湯加石膏。口渴像火辣辣的扁桃腺炎、扁桃周圍膿瘍，則使用驅風解毒散、小柴胡湯加桔梗石膏等。

此外，使用作支氣管喘息、肺炎、肺氣腫的，可舉出麻杏甘石湯、竹葉石膏湯、大青龍湯、五虎湯、木防已湯等。也被使用於腎炎等的浮腫，相當於越婢湯、越婢加朮湯、大青龍湯等。使用在分泌物多的搔癢、蕁麻疹等則用消風散。

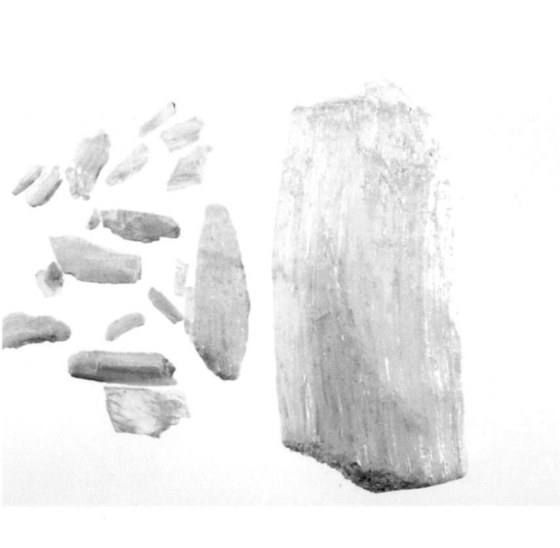

破碎的石膏

索引

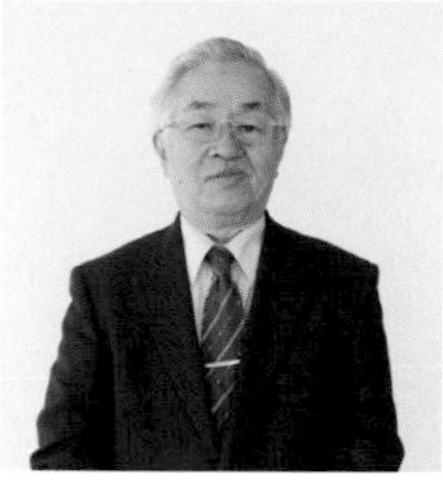

〈著者簡歷〉

木村　孟淳（きむら˙たけあつ）Kimura, Takeatsu

1936 年　在上海出生。1939 年 回京都。
1956 年　岐阜藥科大學入學。
1960 年　大阪大學大學院入學。加工附子的研究、蒼朮成分的研究。藥學博士。
1969～1970 年　泰國公眾衛生省藥用植物研究所顧問。
1971 年　第一藥科大學助教授（生藥學）。1979 年教授、2001 年藥學部長。
1975 年　北卡羅來納大學留學。由 K.H.Lee 教授指導進行植物制癌作用物質的研究。
2001 年　日本生藥學會會長。
2004 年　日本藥科大學教授。
2007 年　日本生藥學會、日本東洋醫學會名譽會員。
2008 年　日本藥科大學校長。
2012 年　退休。名譽校長。

＜主要著書＞

原色日本藥用植物圖鑑（保育社、1964、1981）
Annual Index of the Reports on Plant Chemistry in 1961 ～ 1973（廣川書店）
新註校定國譯本草綱目 1 ～ 15（春陽堂、1973 ～ 1983）
中国生薬の旅（藥事日報、1982）
新訂生藥學、藥用植物學、藥學生のための天然物化學、中國醫學—醫・藥學で漢方を學ぶ人のために（南江堂、1984 ～ 2012）
天然藥物・生藥學、資源應用藥用植物學、藥用天然物化學（廣川書店、1987 ～ 2004）
International Collation of Traditional Folk Medicine Vol. 1-4. (UNESCO, World Scientific 1996 ～ 2001)
Turmeric, The genus Curcuma. (CRC Press, New York)

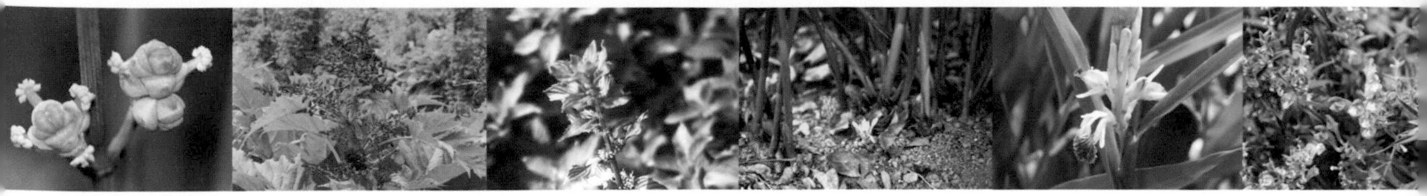

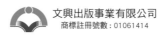

文興出版事業有限公司
商標註冊號數：01061414

漢方生藥學 大專用書 9 (D009)

Episodical Pharmacognosy in Kampo Medicine

出 版 者：文興出版事業有限公司
地　　址：407 臺中市西屯區漢口路 2 段 231 號
電　　話：(04)23160278　傳真：(04)23124123
E-mail：wenhsin.press@gmail.com
網　　址：http://www.flywings.com.tw

作　　者：木村孟淳
譯　　者：李昭瑩
發 行 人：黃世杰
發行顧問：邱泰惠、黃文興
總 策 劃：賀曉帆
美術編輯 / 封面設計：銳點視覺設計坊 04-2358-8230

總 經 銷：紅螞蟻圖書有限公司
地　　址：114 臺北市內湖區舊宗路 2 段 121 巷 19 號
電　　話：(02)27953656　傳真：(02)27954100
初　　版：西元 2013 年 8 月
定　　價：新臺幣 600 元整
ISBN：978-986-6784-21-7(平裝)

歡迎郵政劃撥
戶名：文興出版事業有限公司　帳號：22539747

國家圖書館出版品預行編目(CIP)資料

漢方生藥學 / 木村孟淳著; 李昭瑩譯. -- 初版.
-- 臺中市 : 文興出版, 2013.08
面 ; 公分. -- (大專用書 ; 9)

ISBN 978-986-6784-21-7(平裝)

1.中藥材　2.生藥學

414.3　102015260